健康延长线

于立坚 编著

HEALTHY LIFESTYLE

U0295229

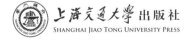
上海交通大学出版社
SHANGHAI JIAO TONG UNIVERSITY PRESS

内容提要

　　本书紧扣"长寿之道在于科学健身,健身之道在于知行同步"的主题,围绕健身的四大要素——睡眠、饮食、运动和心理有序展开,有前人、今人以及作者自身的研究和经验,有科学家的实验报告和流行病学调查资料,也穿插一些名人的养生故事。本书为科普读物,适合大众阅读。

图书在版编目(CIP)数据

健康延长线/ 于立坚编著. —上海: 上海交通大学
出版社,2021
ISBN 978 - 7 - 313 - 24029 - 3

Ⅰ. ①健… Ⅱ. ①于… Ⅲ. ①保健—普及读物 Ⅳ.
①R161 - 49

中国版本图书馆 CIP 数据核字(2021)第 000230 号

健康延长线

JIANKANG YANCHANGXIAN

编　　著:于立坚

出版发行:上海交通大学出版社　　　　　　　地　　址:上海市番禺路 951 号

邮政编码:200030　　　　　　　　　　　　　电　　话:021 - 64071208

印　　制:上海锦佳印刷有限公司　　　　　　经　　销:全国新华书店

开　　本:710 mm×1000 mm　1/16　　　　　印　　张:16.5

字　　数:221 千字

版　　次:2021 年 4 月第 1 版　　　　　　　　印　　次:2021 年 4 月第 1 次印刷

书　　号:ISBN 978 - 7 - 313 - 24029 - 3

定　　价:68.00 元

自　序

我是一名科学工作者,长期从事医学和药学研究工作,还当过8年临床医生。1942年,我生于湖南省衡阳市,其时父亲正在抗日前线与日军拼命。我则随母亲逃难,经湖南、贵州,辗转回到家乡四川省绵阳市三台县秋林乡福安寺村。父亲于德溥身体素质很好,精于骑射,还有一身好功夫,40岁前驰骋疆场,40岁后为乡亲们治病常常废寝忘食,出诊也能健步如飞,唯嗜酒,这使他患了肝癌,享年77岁。母亲杨道贞一生可谓艰苦备尝,家里仅有的一点细粮都让给子女了,她经常吃的是红薯、红薯叶和很稀的玉米粉粥,劳动强度又大(曾荣获农业合作社的劳动模范称号),但却享年92岁。弟弟于立毅在家乡是一位很有名气的医生,曾多年担任当地卫生院院长,但他的饮食习惯有问题,食物中脂肪含量高,膳食纤维含量低,结果导致他患了直肠癌,享年仅60岁。

1953年,我的家乡福安寺村划归盐亭县。四川省盐亭县与河南省林县同为世界卫生组织确认的食管癌高发区。据1971年的调查资料,盐亭县食管癌患病率高达118.5/10万。乡亲们把食管癌称为"梗食病"或"回食病"。我祖父于问泽就是因为食管癌去世的。家乡福安寺村每年都有好几位村民患上食管癌,因为父亲是医生,我从小就目睹了此病给家乡人民带来的痛苦。环境中硒、钼元素的缺乏以及亚硝酸盐在地下水和粮食作物中的富集,以及乡亲们喜欢吃酸菜、酱菜和盐腌食品的饮食习惯,可能是食管癌高发的因素。所以,我很少吃酸菜、酱菜和盐腌食品,常吃胡萝卜,坚持不吃烫食及粗糙的食物,并一直把硒作为日常的膳食补充剂。

　　父亲为家中独子,在 1946 年未返乡以前,家中仅祖母、母亲、姐姐和我,一门妇孺,家徒四壁。全家人食不果腹、衣不蔽体,那时差不多每年都发生春荒,家里连极稀的红薯叶、玉米粉粥也煮不出来,所以我自幼身体羸弱、多病,麻疹就先后得过 2 次,各个器官差不多都罹患过疾病,但经过治疗和一些养生手段,都奇迹般地痊愈了。久病成良医,吸取祖父、父亲和弟弟的教训和经验,我一生不吸烟、不酗酒,严格管理饮食,注意饮食多样化和粗细粮搭配(少年时代则以红薯为主食),坚持体育锻炼,现在已近 80 岁,但视听力、行走均正常,头脑也不糊涂,唯血压偏高,记忆力有所减退。反躬自省:如果营养能跟得上,如果不是少年时代就失眠,我可能长得比现在更高,智力也会发育更完善;如果我年轻时就懂得"科学健身",并及早采取相应的行动,那么我现在的健康状况应该好得多。因此,我决定就"健康延长线"这个题目发表一些意见,就"科学健身,科学养生,知行同步"谈谈自己的体会。再过几年,我恐怕就写不出来了。

　　从"知行合一"到"知行同步",从"道法自然""天人合一"到"人与自然和谐相处""生态平衡",从"内环境的稳定"到"内外环境与细胞的统一、平衡和稳定",从"君逸臣劳"到"心身合一"。本书内容继承了先贤们的智慧,也有所创新。

　　身体者,知识之载体,智慧之源泉,德行之寓所也。没有健康的身体,所谓"三立"——立德、立功、立言者,赖何以为"立",无从谈起也。健康对于个人,是成家和立业之本;健康对于国家,是立国和强国之本;健康对于民族,是复兴和昌盛之本。健康是一切财富中最宝贵的财富。全民健康水平和寿命长短无疑是一个国家富强的"金指标"。基于以上信念,我前后花了 10 多年时间,国内考察了广西、新疆、海南、香港等地的长寿地区,国外则考察了日本、地中海周边国家和北欧诸国的民俗。

　　生物学和医学知识是我们在健康的延长线上不断前行的力量。本书在撰写过程中始终贯彻"知行同步"的理念和"去粗取精、去伪存真"的原则,所引用的研究报告和统计数据,都不厌其详地注明出处,其用意在于提高可信度;所提供的一些保健知识,都详细地叙述其中包含的生物学和医学的基本原理,目的在于使读者明白讲的是有道理、有根据的知识,从而更加自觉地去实践。总之,一切都旨在抛砖引玉。如果读者在阅读本书后,能够"知行同步""慎思之,笃行之",总结出一套适合自身机体和所处环境的行之有效的科学健身方法,延年益寿是完全有可能的;倘若读者在阅读本书后,能够从娃娃抓起,让下一代自幼就养成良好的生活习惯,那么必将为我们民族的复兴作出巨大贡献。

本书各章节相对独立,但在逻辑上又互相贯通。读者可根据自己的需要、兴趣和时间安排选择一节或相关的几节一起阅读。

营养学和医学科学日新月异,生命科学的发展更是突飞猛进,限于著者的学识,本书的内容肯定存在诸多缺点以及谬误之处,恳请相识和不相识的读者、相识和不相识的朋友不吝赐教,提出修改和补充建议,以便后期我可以根据读者和朋友们的意见修订本书,使它跟上时代的步伐。

于立坚

2021 年 3 月

在深圳小梅沙

目录
CONTENTS

第一章
科学健身,知行同步

科学养生的最高境界是顺应自然。科学养生必须顺应体内的小环境和体外的大环境。

人类寿命的"上限"也许可以突破。即便有这一天,也要届时我们还活着才有机会在自身实现。

行"科学健身,科学养生,知行同步",敢问路在何方?路在脚下,路在健康的延长线上,健康的延长线上有爱、希望和未来。

第一节　概　　述

人的寿命主要取决于端粒长度及其缩短速度,端粒越长、缩短的速度越慢,寿命就会越长。端粒长度及其缩短速度的分布服从于统计学中正态曲线(即"中间高,两边低,左右对称"的"钟形"曲线)上随机变量的分布规律。设想"中间高"处的端粒可以保证人的寿命达到100岁的话,那么"两边低"处的端粒则分别可以保证人活到80岁和120岁。活不到80岁,不能归咎于遗传因素,不能怪父母给你的端粒不长或基因不好。绝大多数人能否活到100岁主要取决于后天因素,即心理因素(乐观还是悲观,无聊度日抑或有明确的人生目标)、环境以及睡眠、饮食和运动等生活习惯。

如果能减少或避免罹患诸如心脑血管疾病、癌症、糖尿病、阿尔茨海默病等慢性疾病,甚或只是推迟其发病年龄,估计人类平均预期寿命在现有基础上尚能延长5～10年。就当今的社会和医学发展水平而言,一般人活过80岁应该是不成问题的。说句打趣的话,80岁以前死亡的人,可以戏称为"短命鬼",其生活习惯多半是"不靠谱"的。

健即伉,强壮有力也;康即安乐、安宁也。健康指身心的健康,健全的精神寓于强壮的体魄。长命而不健康,只是活受罪;健康而长寿,才是快乐幸福。健康就像新鲜空气一样,当人们拥有它的时候,常常不知道珍惜它,甚至有时还糟蹋它;当人们失去它的时候,才意识到它的可贵,但悔之晚矣。健康又好像土筑大坝,如果任凭蚁穴蚀堤,等到管涌形成,堤坝快要崩塌了才十万火急地去修补,花费多少人力、财力、物力都可能无济于事,难以挽狂澜于既倒。

　　健康是生活和事业的基础。一个人只有身体健康，才能更好地享受惬意的生活，才能更好地为梦想而奋斗。健康是人体的第一生产力，长寿则可保持人体第一生产力的持续发展。打造一流的人体第一生产力，是个人和民族长远发展的战略需求。

　　健身、长寿之道在于科学养生，在于知行同步。知者，在于知道健康的重要性和保持健康的科学方法；行者，在于按照所知立即并坚持不断地行动。

第二节　人　的　寿　命

　　从将木乃伊保存在金字塔中的埃及法老，到迷信仙丹妙药的中国皇帝，一直到现代社会，健康和长寿都是人类永恒的追求。三皇五帝，名臣悍将，摆得平天下，却搞不定长生之术。过去人们常说，"人生七十古来稀"，可见当时长寿的难度系数极高。

一、动物生长期与动物寿命

　　动物生长期与动物寿命之间关系密切，寿命达到成熟期的5～7倍为长寿。科学家根据动物生长期与动物寿命的关系推算，人的寿命可以达到120岁（也有说可以活到100～175岁）。《自然·研究》上发表的一篇论文指出，专家们发现了脊椎动物的寿命时钟，确定了与脊椎动物寿命有关的DNA特定区域，即所谓的CpG位点。

二、人类预期寿命

　　传统上定义的人的青春期是10～19岁，也就是从性器官开始发育直到身体停止生长的阶段。但是，墨尔本皇家儿童医院的科学家在《柳叶刀·儿童与青少年健康》杂志撰文称，现在很多人的大脑在20岁以后仍在继续发育,不少人 25 岁才开始长智齿。鉴于现在的青少年已经与过去有所不同,青春期的定义应该是 10～24 岁。如果这个观点正确,那么人的寿命还可以比 120 岁更长一些。

传统上,步入老年的门槛是 65 岁。但是,英国的统计学家指出,由于寿命的延长、医疗水平的提高、饮食和生活方式的改善,2017 年 70 岁的人的身体特征和健康状况与 1997 年 65 岁的人相似。因此,他们认为,健康水平和预期寿命的提高意味着 65 岁这一门槛设定越来越过时了,70 岁应该成为新时代的 65 岁。日本、法国、巴西已将退休年龄提高到 65 岁,日本政府甚至提出要让员工工作到 70 岁。事实上,许多人 80 岁还在工作,如今日本盛行"人生 100 年时代"即将到来的说法。

世界卫生组织通过对全球人体素质和平均寿命进行测定,对年龄的划分标准作出了新的规定。该规定将人类衰老期推迟了 10 年。

实际上,"正一道"(即"天师道")天师张陵(34—156)活了 123 岁,"药王"孙思邈(581—682)活了 102 岁。巴马瑶族自治县是广西壮族自治区的一个山区县,位于南宁以西 250 千米。1990 年第四次人口普查时该县有 1 958 位 80～99 岁老人,69 位百岁以上的寿星,每 10 万人中有百岁以上长寿者 30.8 人。荷兰蒂尔堡大学和伊拉斯谟大学的研究人员 2017 年 8 月 31 日宣布,尽管人类平均预期寿命不断增长,但可能已经达到极限。人类寿命有"天花板",不超过 115 岁。研究人员分析了过去 30 年间大约 7.5 万名死亡时年龄记录精确的荷兰人的数据,并按照"极值理论"推算得出人类寿命的上限:女性不超过 115.7 岁,男性不超过 114.1 岁。当然也有例外,据称法国人让娜·卡尔芒 1997 年去世时是 122 岁零 164 天。再要想让人突破"自然"寿命,就需要延缓、中止衰老过程。而衰老速度与端粒、生活方式、自然和社会环境等多种因素有关。人口学家统计,自 1840 年以来,人类预期寿命以每 10 年增加 2.5 岁的速度增长。现在全球人口平均预期寿命是 71 岁,增长惊人,一百年来翻了一番。平均预期寿命的增长主要是靠减少夭折和过早死亡获得的。更健康的生活方式、更高的收入、更好的教育和医疗技术的发展都为近百年人类平均预期寿命的增长做出了贡献。联合国称,到 2050 年,将有 16％的人口超过 65 岁(2019 年为 9％)。人口学家预测,到 2050 年,中国人口年龄的中位数将达 50 岁。瑞士一家健康公司对 2 000 名瑞士人调查发现,男性的平均预期寿命有望达到 108.5 岁。

三、细胞核核仁大小与预期寿命

动物细胞核核仁越小,其中的纤维蛋白含量就越少,这些动物的预期寿命越长。细胞核核仁的大小可以作为预期寿命长短的指标。出生前重新编辑生殖细胞的 DNA,可能使人类在老年时少患老年性疾病,这样或许能大幅延寿,使人多活数年至数十年。

四、端粒与细胞分裂

根据体细胞分裂次数可以推算人的寿命。在培养条件下,人体细胞平均可培养 50 代,每一代相当于 2.4 年,称为弗列克系数。据此,人的寿命应为 $50 \times 2.4 = 120$ 年。

全球变暖正在对变温动物产生影响。温度上升时,其生长速度变快。生长速度变快会导致变温动物生理失衡,增加蛋白质和 DNA 的氧化损伤,甚至影响端粒长度。

一项对美国印第安纳州阿米什人进行的研究发现了一种非功能性抗衰老突变基因 SERPINE1。这一突变可使端粒延长。端粒是存在于真核细胞线状染色体末端的一小段 DNA 与蛋白质的复合体,其功能是保持 DNA 的完整性和稳定性、防止染色体两端的编码序列丢失及控制细胞分裂周期。端粒酶是合成端粒的关键物资,能够合成端粒的细胞都是全能性很高的细胞,例如造血干细胞。实际上,大多数细胞都有端粒酶,唯独体细胞没有端粒酶,因此它们不能合成端粒。端粒上的 DNA 不参与编码,在细胞分裂过程中,起到保护染色体 DNA 序列的作用。每次细胞分裂复制 DNA 的时候,端粒内侧的 DNA 全面复制,而端粒外侧的 DNA 每次都会减少一点。细胞分裂得越快,细胞死亡的速度越快,机体老化得也越快。端粒在衰老过程中会不断缩短,短到一定程度之后,对染色体的保护作用就没有了。于是染色体不能正常复制,细胞就不能分裂了。因此,衰老的本质就是端粒变短的过程。SERPINE1突变可消除衰老过程中出现的很多症状,且具有从防范糖尿病到保持血管弹性等多种效应。携带SERPINE1单拷贝基因的阿米什人比群体中的其他成员平均多活10年。

西班牙国家癌症中心研究人员在癌症中心主任玛利亚·布拉斯科带领下进行并于2019年发表在英国《自然·通讯》上的研究表明,决定寿命长短的是端粒,而基因在决定寿命方面并不是最重要的;只需延长端粒,无须改变任何基因,就能在改善健康状况的条件下延长寿命。几年前,布拉斯科带领的团队通过基因改造激活端粒酶,使小鼠的生命得以延长,但当时那些小鼠的细胞中只有一部分含有超长端粒,而最新的研究使小鼠的所有细胞都含有超长端粒。这些小鼠与普通小鼠相比拥有的特性包括:癌症发病率更低、寿命更长、堆积的脂肪更少(因而更瘦)、代谢衰老延迟、胆固醇和低密度脂蛋白水平更低、葡萄糖耐受性更好等。随着年龄的增长,这些小鼠的DNA受到的损害也更少,线粒体的功能也更好。这些具有超长端粒的小鼠平均寿命比普通小鼠长13%。布拉斯科表示,他们正在创造能将超长端粒特性传给下一代的小鼠,观察其后代的寿命能否继续延长。

2020年1月8日,美国科学网站报道,美国芒特迪瑟特岛生物实验室和巴克老龄化问题研究所与中国南京大学的科学家合作,证实了延长寿命的协同细胞途径。他们的研究使用了双重突变体,其胰岛素信号途径和雷帕霉素靶蛋白途径已经改变,结果将秀丽隐杆线虫的寿命延长了5倍,这相当于人类可活400～500岁。这种协同细胞途径的发现可能促使人们使用组合疗法,每个疗法影响一个不同的细胞途径,从而延长人的健康寿命。

英国伦敦大学学院健康老龄化研究所的丹尼·法勒等发表在《自然》期刊上的研究结果称,RNA聚合酶(Pol Ⅲ)——一种所有细胞都含有的酶，对干细胞功能、消化道健康和动物生存产生负面影响；而限制 *Pol* Ⅲ 基因的表达，或以雷帕霉素直接抑制 *Pol* Ⅲ，实验动物的寿命可延长 10%。英国埃克塞特大学的研究人员发现，随着细胞衰老，一组被称为剪接因子的基因会逐个关闭，而使用不同的化学物质混合物可以使剪接因子重新开启，使细胞更年轻、更有活力。复活的细胞能继续分裂，还拥有更长的端粒。这意味着这种新技术可以让人体细胞"返老还童"。

五、清除"细胞垃圾"的"自噬"过程

明日叶微苦，长期以来被认为有益于健康。明日叶中天然存在的 4,4‑二甲氧基查尔酮能引发细胞"自噬"，"自噬"过程能清除"细胞垃圾"，尤其是像聚合蛋白质那样的细胞垃圾。这个"自噬"清洁过程是保持健康的关键，随着年龄的增长，"自噬"过程显得愈加重要。当细胞不能迅速、有效地清除受损部位时，垃圾会越积越多，最终导致炎症、脑退行性变和癌症等疾病。实验证实，4,4‑二甲氧基查尔酮可将蠕虫和果蝇的中位数寿命延长大约 20%。

美国哈佛大学医学院、英国伦敦大学学院健康衰老研究所科学家组成的团队发表在美国《国家科学院学报》的研究论文指出，情绪稳定剂锂、抗癌药物曲美替尼、免疫调节剂雷帕霉素 3 种药物单独使用可平均延长果蝇寿命的 11%，其中两种药物配对使用大约可延长果蝇寿命的 30%，而当这 3 种药物联合使用时，果蝇的寿命比没有接受治疗的对照组延长 48%。联合用药治疗或许可以延缓衰老。

六、烟酰胺腺嘌呤二核苷酸

人体老化的内在原因之一是烟酰胺腺嘌呤二核苷酸（NAD⁺）水平下降。NAD⁺ 是一种人体内维持 DNA 修复系统及线粒体能量合成系统运转所必需的辅酶，存在于所有细胞中，对调节细胞生存和维持机体正常功能至关重要。随着人体 NAD⁺ 水平下降，就会出现各种生理功

能退化和衰老的症状,如皮肤失去弹性、精力大不如前及免疫力下降,各种疾病也会找上门来。

美国华盛顿大学教授今井真一郎发现一种能够抑制老化功能的长寿基因。他们发现这种长寿基因会产生一种酶,并找到了能够使这种酶保持活力的物质——β-烟酰胺单核苷酸(NMN),毛豆等食物含有少量这种物质。β-烟酰胺单核苷酸在生物体内负责 DNA 修复及细胞能量代谢。今井一郎的实验显示,暮年小鼠在注射β-烟酰胺单核苷酸后,不仅外貌更显年轻,平均寿命更从 2 年延长到 4.6 年。《自然》《科学》和《细胞》发表的多篇论文证实β-烟酰胺单核苷酸有抗衰老的巨大潜力。β-烟酰胺单核苷酸逆转人体衰老是基于其逆转肌肉萎缩、提升体能和削减衰老引起的认知能力下降等功能。哈佛大学衰老生物学研究中心主任大卫·辛克莱尔教授的研究指出,摄入β-烟酰胺单核苷酸可直接提升老年组实验动物 NAD^+ 的水平,不仅激活去乙酰化酶,还活化整个长寿蛋白去乙酰化酶类家族。通过激活去乙酰化酶蛋白质,可延长酵母菌、蠕虫、果蝇和硕鼠的寿命。β-烟酰胺单核苷酸是风靡富人圈的哈佛"长寿药"瑞维拓的关键成分,已经进入临床试验的第一阶段。人体口服β-烟酰胺单核苷酸后,长寿蛋白去乙酰化酶类家族的表达有所增加,而去乙酰化酶类在细胞能量代谢、细胞凋亡过程中起重要作用。据称,β-烟酰胺单核苷酸可使人和哺乳动物的神经系统及多项身体指标明显年轻化,能延长人 30% 以上的健康寿命,但实际上人类服用"长寿药"后能否真正能够达到防止内脏器官老化的效果,尚在研究之中。

七、突破人类寿命的"上限"可期待

人类的身体、思想和精神都蕴藏着巨大的潜力,人类的知识正在呈指数型、爆炸型增长,科学技术进入了加速发展期。人类的想象力和创造力是无止境的,很多过去的科学幻想故事已经成了今天人类日常生活中的现实。人类寿命的飞跃主要靠科技进步带来的医疗技术革命。威胁人类健康的疾病主要是心脑血管疾病、癌症、阿尔茨海默病和各器官不可逆的衰竭。随着基因技术的发展，癌症基因靶点的精准治疗方法已进入临床试用阶段；借助光声断层成像技术，实时控制智能纳米机器人，可以让它们精准抵达指定的某个人体部位，实现药物递送或进行智能微手术，也可以让它们24小时自动在人体内循环检查，将人体内的各项数据传出，并清除血栓、疏通血管、攻击癌细胞；提取胚胎干细胞复制人体器官，以便换掉衰竭的器官这些都是科学家们正在进行而且已经取得快速进展的课题。在保障健康和延长寿命方面，人类能做多少，能走到哪一步，谁也说不准。由此看来，按照"极值理论"推算出的人类寿命"上限"也许是可以突破的。

美国研究者基于全球大数据估算，人类即便是生存在理想环境下寿命也难以超过115岁。但理论上，人体的新陈代谢和自我修复功能并没有时间极限。乐观的研究者相信，只要持续不断地开展研究，21世纪末人类寿命就可能普遍达到130岁。

防止衰老的研究正在稳步推进。如果延缓衰老、纳米智能机器人、更换脏器以及大脑与机械相融合的研究得以推进，到2050年人类将接近"不老不死"。《日本经济新闻》向约300名年轻研究人员进行问卷调查，对于"人类的寿命将延长至多少岁"的问题，回答"150岁"的最多。关于2050年日本人的主要死因，回答"自杀"的最多。

第三节　人　的　衰　老

出生、成长、生病、衰老和死亡，是大自然支配人类的法则。日本独协医科大学医学部特任教授赛予波是日本康复和养老的资深专家，他认为身体的衰老是全方位的。

从头面部看，颜面皮肤变薄，尤其是眼周皮肤水分减少，毛发稀疏变细、干枯，牙齿脱落、缺损，味觉、视力、听力下降，以及记忆力、认知能力下降等都是衰老的征象。眼睛大概在 40 岁开始出现老化,主要是晶状体以及睫状肌调节能力下降,出现老花眼。听力在 20 岁达到顶峰,其后蜗牛神经纤维变性和血行障碍,使蜗牛内基底板的生理功能发生变化,随着年龄的增长,可能会出现老年性听觉障碍。脑萎缩是脑组织细胞减少引起的结构变化,其临床表现是大脑功能和智能退化。记忆力和大脑功能的下降从 45 岁开始。发表在《英国医学杂志》上的一项基于约 7 000 名公务员的研究发现,45 岁后大脑的记忆力、判断力等认知能力逐渐减退,接受新事物能力和环境适应能力也会出现下降。骨骼、肌肉也会随着年龄发生变化,尤其是女性,在更年期后症状特别明显。身体中总体水分锐减,包括骨骼、肌肉、关节和椎间盘等的水分减少,肌纤维变细,肌力下降,骨质疏松。这些变化还会导致骨骼中主要的抗重力部分,如脊柱和膝关节等出现变形。变形的外在表现是形体老化,如弯腰驼背、动作缓慢、持久力下降、生活范围变小。肌力下降主要表现在瞬发肌力下降,动作慢一拍、接不住东西等,而负重肌力的下降则更缓慢一些。年纪增大后,人体内脏功能也会出现显著下降,容易出现疲劳、心慌、气短、尿频、消化不良等症状。正是根据人体衰老的这些特点,经济合作与发展组织将老年人定义为 65 岁以上的人,老年人又细分为前期高龄者(65~74 岁)和后期高龄者(75 岁以后)。

一、衰老的模式

2020 年 1 月 13 日,美国斯坦福大学医学院的科学家发表在英国《自然·医学》的最新研究称,人体不仅有不同的基因型,还具有不同的衰老型。衰老已经被确定有免疫、肾脏、肝脏和代谢 4 种模式,还有一种心血管模式有待确定。每种类型的衰老都对应着相关疾病的风险上升。免疫型衰老者机体的免疫力下降,体内积累了更多炎性分子;代谢型衰老者体内积累了更多的糖,患糖尿病等代谢性疾病风险上升;肾脏、肝脏型衰老者则更早出现肾脏、肝脏功能不全的征象。个人的衰老模式取决于哪个生理系统衰老得更快。在动物界,胰岛素在衰老过程中起着核心作用。这一发现使人们易于理解,为什么有些 60 多岁的人心脏依然强壮,但肾脏却已开始衰竭;还有人可能拥有 30 多岁人的肾脏,却经常罹患感染性疾病。根据这一发现,人们可以制订个性化的抗衰老方案。

二、衰老的原因

人老化的原因很复杂,受多种因素影响。衰老内在原因的分子生物学基础包括端粒缩短、表观基因组失调(错误不断积累)以及衰老相关蛋白过表达;衰老的外在原因是自由基损伤。

(1)端粒缩短与衰老。一般认为,老化的内在原因主要是染色体老化,即染色体两端的端粒逐渐变短。端粒的作用是保持染色体的完整性和控制细胞的分裂周期。人类的生存是一个细胞损伤与修复重复进行的过程,老化的根本原因是在修复过程中染色体两端的端粒逐渐变短,这种细胞内的细微变化最终引起皮肤、血管和脏器等发生老化,但组织、脏器的老化并不均衡。精子与卵子不存在内在的老化。

科学家已经知道端粒是有机体衰老的源头。西班牙一个研究团队 2019 年 7 月 8 日在《美国国家科学院学报》月刊发表的研究报告指出,决定机体寿命的不是端粒的初始长度,而是它的缩短速度。人类端粒每年损失 70 个碱基对,而小鼠端粒每年损失高达 7 000 个碱基对。这就是为什么小鼠只能活 2 年,而人类的寿命长得多的原因。因此,端粒的缩短速度以及随之而来的端粒受损和细胞衰老是物种寿命的决定因素。研究表明,高压氧舱治疗可以延长端粒,阻止细胞老化或已停止履行功能的细胞在生物体内的积累。

(2)表观基因组失调。表观基因组是由蛋白质包裹的脱氧核糖核酸(DNA)构成的系统,它控制着对基因的访问。表观基因组失调意味着其中的错误会不断增加和积累。随着细胞的老化,系统中积累的错误不断增加,进而降低细胞开启或关闭其正常运转所需基因的效率。

(3)衰老相关蛋白过表达。几乎所有疾病,包括衰老,都与蛋白质的功能有关,而蛋白质的功能则由它的 3D 结构(折叠方式)决定。2019 年 12 月科学家在英国《自然·医学》月刊发表的一组研究报告指出,人体血液中的蛋白质水平是自然的生物钟,既是衰老的自然指标,也是衰老的原因,其总体水平决定着人体衰老的 3 个时间点,即 34、60 和 78 岁时人体的健康状况。在血浆中发现的约 3 000 种蛋白质中,近 1 400 种蛋白质会随着年龄发生变化,是年龄的指标;而其中 373 种蛋白可高度精确地预报年龄,被称为衰老相关蛋白。"血液年龄"显著低于"护照年龄"的人,也比同龄人健康得多。

(4) 自由基损伤。人老化的外在原因是活性过氧化物带来的自由基损伤。人的存活离不开氧代谢,氧代谢过程中会产生过氧化物,它会伤及各种器官组织,与多种疾病的发生有关。

(5) 免疫系统的衰老。人的老化与免疫功能密切相关,尤其是与 T 细胞主导的获得性免疫有关。营养不良、压力、内分泌紊乱等因素会引起免疫功能低下。

(6) 皮肤的衰老。疲劳、过氧化、紧张和焦虑是造成皮肤衰老的重要因素,而消除疲劳、抗氧化、放松和心情愉快则是"驻颜"和"青春永在"的不二法门。

(7) 正常老化和病态老化。正常老化是指尽管身体潜在的老化已出现,但是各器官组织仍处于一种功能平衡状态。也就是说,虽然步入暮年,年事已高,但是机体基本维持正常运转,生活处于平稳状态。病态老化是指因疾病,如高血压、糖尿病等引起的老化。不良生活习惯,如抽烟、酗酒、熬夜、压力过大等,也会造成脏器的病态老化、功能下降,使其衰老速度比正常老化更快。此外,病态老化的人群免疫功能低下,容易发生感染,体内老化物质的排泄能力下降,也更容易出现色素沉着。

三、科学抗衰老

死亡不可避免,衰老则可以延迟。科学家正在利用基因组学和人工智能技术来延年益寿。在实验室环境条件下已经有科学研究团队依靠药物、激素和基因编辑技术成功延缓了果蝇或小鼠等实验动物的衰老，甚至在一些实验中观察到返老还童的奇效。纽约爱因斯坦医学院衰老研究所的尼尔·巴尔来博士对抗糖尿病药物二甲双胍进行为期5年的临床试验，证明这种药物能显著延缓细胞老化，使服用者在健康状态下多活数年，甚至数十年。美国研究人员计划征集3 000多人长期服用二甲双胍，以观察其抗衰老效果。这里有必要提醒，二甲双胍的抗衰老效果及其不良反应都还在研究和观察中，不可贸然使用。

四、抗衰老研究的目标

抗衰老研究的目标有三个：① 预防和减少疾病，保持健康；② 延迟衰老，延长寿命；③ 降低失能老人数量，延缓或阻止认知和行为功能以及创造力的退化。所谓失能老人，一种情况是老人的头脑还清楚，但是已经失去生活能力，躺在床上需要照顾；另外一种情况就是老人身体还算健康，但是大脑有了问题，失忆、迷路，连亲人也不认识，这类能吃、能动的老人也需要照顾。据第四次中国城乡人口抽样调查，当前我国失能人口已经达到4 000万，到2050年预计将达到1亿。

第四节　科学健身，知行同步

健康科学指身心健康的科学。健身、长寿之道在于科学养生，在于知行同步。健康和长寿相辅相成，没有健康，焉能长寿？保持健康和延缓衰老不仅要知行同步，而且两者也要同步进行。罹患慢性疾病必然加速衰老，而衰老也必然导致各种疾病丛生。

科学养生的最高境界是顺应自然。人体内的小环境谓之小自然，人体外的大环境谓之大自然。科学养生必须顺应体内的小环境和体外的大环境。

一、从"知行合一"到"知行同步"

竹下的阳明,睁眼格物致知——明理;菩提下的佛陀,闭目修身养性——悟道。孙中山先生主张"知难行易"。胡适博士认为"知难,行亦不易"。传奇圣人王阳明则主张"知行合一",知是行的主意,行是知的工夫;知是行之始,行是知之成。只有把"知"和"行"统一起来,才能称得上"善"。先有致良知,而后有知行合一。"致良知,知行合一"是阳明文化的核心。王阳明先生的"知行合一说"主要涉及道德修养、道德实践层面。

这里提出的"知行同步说"与王阳明先生的"知行合一说"既有相通之处,又有若干区别。"知行合一说"认为,心外无理,心外无物;"知行同步说"认为,心外有理,心外有物。"知行同步说"里的"知"强调心、理合一,不仅要致良知,而且要明事理,这就将"知"从道德层面扩展到科学层面;"知行同步说"里的"行",强调行动的正当性、敏捷性和持久性,即"行"要与"知"同理,"行"要与"知"同步。"行"是在良知和事理指导下的行动,而在行动中又可以进一步检验良知和事理。很多时候,人们欠缺的不是想法,而是行动的勇气和毅力。"坐而论道不行",心动必须加行动,此即所谓"博学之,审问之,慎思之,明辨之,笃行之"。

二、知识带来健康

知识就是力量,知识还是一种可以升华为智慧的力量。知识和智慧结合并化为行动是更大的力量。

知识就是健康,医学知识就是人们在健康延长线上行稳致远、砥砺前行的力量。所以一定要注意学习、吸收医学保健知识,并全面了解自己的身体状况。医学知识可以通过各种方式获得:阅读专业或科普书刊;接触传播媒体,如电视、广播和微信等发布的数据和信息;听取专家、医师和朋友的意见和建议;耐心听取父母的忠告,因为你和你的父母有几乎相同的端粒和基因，大致生活环境也相同，遇到的健康问题自然也多有相似之处；参加、听取各种保健课（讲座）；归纳、整理自身的感受和生活经验，最好的保健医生其实只能是你自己，即所谓"求医不如求己"。

东汉南阳名医张仲景言，医者"上以疗君亲之疾，下以救贫贱之厄，中以保身长全，以养其生"。普罗大众若能"懂科学，慧生活""保身长全，以养其生"，就是对家庭、社会和国家的莫大贡献了。

三、八十活不过，总是你有错

黄帝曰："上寿百二十，中寿百年，下寿八十"。根据最新研究成果，人的寿命取决于端粒长度及其缩短速度。人的端粒长度的分布及其缩短速度服从于统计学上正态曲线（即"中间高，两边低，左右对称"的"钟形"曲线）随机变量的分布规律。

设想"中间高"处的端粒可以保证人的寿命达到 100 岁的话，那么"两边低"处的端粒则应该可以分别保证人 80 岁和 120 岁的寿命。因此，"八十活不过，总是你有错"。活不到 80 岁，不能归咎于遗传因素，不能错怪父母给你的端粒或基因不好。绝大多数人能否活到 100 岁则主要取决于后天因素——心理因素（乐观还是悲观，无聊度日抑或有明确的人生目标）、环境（自然和社会环境），以及睡眠、饮食和运动等生活习惯。德国的一项调查发现，居住地与德国人寿命的长短密切相关，不同地区自然和社会环境的不同造成的平均寿命差异可达 5 岁。比如，不来梅男性的平均寿命为 75.8 岁，而慕尼黑地区则为 81.2 岁。

就现状而言，目前影响人类预期寿命增长的主要因素还是各种慢性疾病，真正因为衰老而"寿终正寝"者则属凤毛麟角。如果能做到早防早治，减少或避免罹患慢性疾病（特别是发病趋于年轻化、病死率又高的心脑血管疾病和癌症），甚或只是推迟其发病年龄，祛病就能延年，估计人类平均预期寿命在现有基础上尚能延长 5～10 年。就当今的社会和医学发展水平而言，一般人活过 80 岁应该是不成问题的。

四、决定寿命的先天因素和后天因素

人的寿命是由先天因素和后天因素决定的。后天因素中的环境包括自然和社会环境。后者指国家政治、经济和文化发展水平,即社会是否安定和谐,社会保障体系是否完善,医疗条件是否先进。中国老年学会根据调查得出,人的健康和寿命由五大因素决定:父母遗传占15%、社会环境占10%、自然环境占7%、医疗条件占8%、心态和生活方式占60%。照此数据排序下来,影响人类健康和寿命的,第一是心态和生活方式,第二是自然和社会环境,第三是家族基因遗传,第四才是疾病,而疾病也与心态和生活方式密切相关。由此可见,心态和生活方式对健康的决定性作用。美国斯坦福大学菲利普·皮佐教授开了一张"21世纪长寿处方":明确的生活目标、积极参与社会活动和健康的生活方式。皮佐教授指出,仅30%的过早死亡与遗传因素有关,社会环境、环境暴露、行为和生活方式则决定了剩下的70%。这里引入寿商,即寿命商数(lifespan quotient)的概念。寿商由家族遗传因素、心态、生活方式、自然和社会环境决定。如将普通人群的平均预期寿命定为100,即可编制寿命量表。根据每个人的具体情况可以决定各寿商因素的得分,并计算出寿商。

俄罗斯科学家的研究指出,核糖体基因与人体寿命有关。核糖体基因数量处于理想区间(270～540)内的人更有可能长寿。生命科学已能对 DNA 进行检测,并能对其进行部分修饰,也有著名影星安吉丽娜·朱莉因携带的 BRCA1 突变基因有致患乳腺癌和卵巢癌风险上升之虞,最终毅然决定接受预防性双侧乳腺切除术的案例。然而,父母不能选择,遗传因素现今基本不可控,"听天由命"罢了;大部分自然和社会环境个人都无力改造,只能去适应,甚至医疗条件也不完全可控,唯生活方式(包括睡眠、饮食习惯和体育锻炼)在个人的掌控之中。培根说:"习惯是一种顽强的巨大力量,它可以主宰人生。"人们可以通过坚持良好的生活方式,保持内环境的平衡和稳定,力求内心的宁静与谐和,把遗传基因的不良影响最大限度地缩小,同时密切关注医学科学的发展,保护好我们的端粒,最大限度地发扬我们的遗传优势。《黄帝内经》告诉我们,"法于阴阳,和于术数,起居有常,食饮有节,不妄作劳,故能形与神俱,而尽终其天年,度百岁乃去"。季羡林先生就是很好的例子。他的父母都只活了四十多岁就过世了,但他却身体健康、事业大成,92 岁以前真正生病住院只有 3 次,享年 98 岁。良好的生活习惯要从娃娃抓起,并深入贯彻到中小学教育,养生则应该从 30 岁左右开始,以使我们的人民终身受益。

2016 年,《欧洲心血管病预防指南》明确表示,健康的生活方式至少可以预防 80% 的心脑血管疾病和 40% 的肿瘤。生活方式是所有治疗的基础,并且不像药物、手术治疗一样存在适应证、禁忌证等,是可以在任何时间开始任何人都可以利用的"治疗"方法。心脑血管专家们应该比推广阿司匹林更着力推广健康的生活方式。特别需要指出的是,美国心脏病协会的研究显示,个性化的力量训练和有氧健身运动可以帮助人们抵消因遗传因素患上心脏病的风险。可见,遗传因素并不能完全决定命运,而良好的生活方式却能改变不良遗传因素的影响。

人类潜能发展的主要障碍是人类活动对环境和气候的不良影响。空气、水质和土壤污染因毒性物质各异而导致不同的人体毒害。它还带来包括呼吸道疾病、心脑血管疾病、癌症、阿尔茨海默病及骨质疏松症等各种健康风险。除此之外,人类向环境中排放的抗生素和化学物质正稳步地推动耐药细菌和病毒的进化,使之在未来接触到同样的药物时能够生存下来。联合国环境规划署称,污染是绝无仅有的最大人类杀手,空气污染对人类健康的危害甚至大于吸烟。每年全球大约有 900 万人因环境污染而死亡。人类迫在眉睫的要务是:尽量避免污染环境——空气、水和土壤;保持环境卫生,防止蚊蝇、寄生虫和微生物的滋生,预防和控制传染性疾病;保护环境,防止气候变暖,保护生物多样性,做到"天人合一",使人与自然和谐相处;优化自然环境,增加植被,绿化大地。在某种程度上可以说,病毒也是气候变化的"难民",它们正搭乘野生动物迁移,希望在新环境中寻找新宿主。疫病大流行可能成为新常态。有鉴于此,联合国邀请约100个国家的环境部长在内罗毕开会,欲打造无污染星球。2019年,诺贝尔物理学奖得主、天体物理学家米歇尔·马约尔说:"当我们把自己的星球——地球搞得一团糟糕,在糟蹋完自己的星球之后再迁移到其他星球去居住的新奇想法是不切实际的。"

《美国国家科学院院刊》刊登了一份由多名中国科学家共同撰写的研究报告称,随着中国政府开始严格应对空气污染问题,中国大气中的污染细颗粒物也在2013—2017年间出现了明显减少,其中PM2.5这种能进入人体血液、带来心血管疾病、脑血管疾病、慢性肾脏病、慢性阻塞性肺疾病、痴呆症、糖尿病、高血压病、肺癌和肺炎等疾病隐患的细颗粒物,减少得颇为显著,不仅改善了中国的空气污染问题,更挽救了数十万条生命。中国必将加大力度释放减排潜力,加大氮氧化物、挥发性有机物和氨的减排力度,实现中国空气质量持续稳定改善,打赢"蓝天保卫战",最终实现"美丽中国"的建设蓝图。

如果把人的身体比做机器,那么对于年轻的上班族来说,这台机器只有正常运作才能挣到饭吃。所以,万万不可透支健康,再好的身体都经不起胡折腾。仗着自己年轻、身体底子不错,就经常应酬、酗酒、熬夜,结果英年早逝,令人扼腕。对于退休的老年人而言,活着就有饭吃,怡然无后顾之忧。所以,要悉心呵护(擦洗、涂油,减少磨损)和经常维修(小修或大修)这台老机器。有了这台保养得好的老机器,你就可以按照自己的爱好和兴趣来享受生活,充分实现人生的"剩余价值"。

五、人类文明时期的传染病和流行病

美国人类学家摩尔根把人类演进分成3个时期:蒙昧、野蛮和文明时期。现今人类正处于文明时期。西方哲学家把人生境界分为感性和理性2个阶段。作为在人类文明时期的个人,应该自我克制,跨越感性阶段,压抑某些天性,抵抗某些诱惑,留住健康和智慧。

无论蒙昧，还是野蛮时期，传染病和流行病都是人类的主要杀手。人类健康不断改善、寿命不断延长的历史就是人类与传染病和流行病斗争并不断取得胜利的历史。传染病和流行病是由各种病原体引起的能在动物与动物、动物与人或人与人之间相互传播的一类疾病。人类在与传染病和流行病的斗争中能够不断取得胜利，而且平均期望寿命能够得到大幅延长，医学家、免疫学家和药学家功不可没。即使在文明时期，传染病和流行病仍然对人类的健康和生命造成重大威胁，仍然是人类的大敌，新型冠状病毒性肺炎（简称新冠肺炎）的全球大流行就是活生生的例子。未来可能引发流行或大流行、严重威胁人类的除新冠状病毒外，还有致病性 H_5N_1 流感病毒、尼帕病毒、中东呼吸综合征冠状病毒及拉沙病毒等，致死率可达 15％～70％。

在预防传染病和流行病的斗争中，即使有了好的疫苗，也要求机体的免疫系统能及时、精准地反应，对疫苗产生相应的细胞和（或）体液免疫，而特异 T 细胞和抗体的产生是需要良好的物质基础的；即使有了特效药物，没有健康的基础条件，特效药物也不能充分地发挥作用。只有那些具有强免疫力、没有或少基础疾病、善用疫苗和药物的人才可能更健康、更长寿。事实上，不少 80 岁以上的老人，甚至还有 100 岁以上的老人战胜了新冠肺炎，顽强地康复了。

免疫衰老从 60 岁开始，随着人体衰老，免疫力越来越弱，罹患严重疾患甚至死亡的风险越来越高。这一趋势在中性粒细胞中体现得更为明显。衰老会导致中性粒细胞在人体内的"导航"出现紊乱，从而降低人体抵御疾病的能力。免疫系统的衰老可以想办法逆转，比如服食有增强免疫力的药物食物和加强锻炼。一项对 211 名老年人的锻炼情况和中性粒细胞移动能力的分析结果表明，那些每天走一万步的老年人的中性粒细胞的移动能力与中年人或青年人无显著差异。

14 世纪的黑死病曾导致人类反思脏乱城市空间的弊病；19 世纪的霍乱疫情曾引发大规模的城市再开发计划；当前新冠肺炎的大流行一定会引起人们对健康问题的深入思考，一定会带来人们生活方式的巨大变化。

六、健康中国在行动

医学科学仍存在局限性,对付占人类 70% 以上病因复杂及与老化相关的疾病,最好的方法还是预防以及患病后的长期监控和健康养生,以期减缓疾病的发展,保证生命的质量。自愈力是人体最好的医生,有些病可自愈康复。即使对于不能自愈的疾病,人体抵抗病患及修复组织的自愈能力对治疗也是非常有用的。优化生活环境、改善生活方式、调整饮食结构和加强锻炼是提高自身免疫力、提高自愈能力、提高治疗效果的重要手段。

美媒评论道,中国已在应对传染病等诸多公共健康问题上取得令人印象深刻的成就,但在避免癌症、心血管疾病、卒中、糖尿病以及肥胖等疾病方面还有很长的路要走。这些疾病与生活方式的选择密切相关。

"草食"运动——蔬菜水果等低热量为主的饮食在我国方兴未艾;"轻食"浪潮——低热量、低脂肪和含膳食纤维为主的饮食(蔬菜水果、蛋奶、鸡肉和鱼肉)正在我国年轻人群中流行。健康中国在行动,健康的生活方式——优质睡眠、合理膳食、适量运动和心理平衡一定会成为复兴中国的号角,成为新一代中国人的风尚。

不健康的生活方式导致亚健康。中华中医药协会发布的《亚健康中医临床指南》指出,亚健康是指人体处于健康和疾病之间的一种状态,处于亚健康状态者,不能达到健康的标准,表现为一定时间内活力减低、功能和适应能力减退的症状,但又不符合现代医学有关疾病的临床或亚临床诊断标准。根据亚健康状态的临床表现,可将其分为以下几类:① 以疲劳或睡眠紊乱或疼痛等躯体症状为主要表现。② 以郁郁寡欢或焦躁不安、急躁易怒或恐惧、胆怯或短期记忆力下降、注意力不能集中等精神心理症状为主要表现。③ 以人际交往频率减低或人际关系紧张等社会适应能力下降为主要表现。上述三条中的任何一条持续发作 3 个月以上,并且经系统检查,排除可能导致上述表现的疾病者,可分别被判断为躯体亚健康、心理亚健康及社会交往亚健康状态。临床上，上述三种亚健康状态常常相继出现。亚健康是可以逆转的，经过适当的生活方式调整，亚健康可恢复到健康状态；相反，如果不良的生活方式长期持续，亚健康即可发展为疾病。

"睡得好一点，吃得少一点，走得多一点，看得开一点"，做到这几点，几可避免亚健康。

第五节　健康长寿，事业有成

生命是头等重要的，但生命的价值不能以生命的长短，而应以生命的质量和厚度为衡量标准，50 年的精彩人生胜过 100 年的庸碌生活。

健康的人体指"发育良好，功能正常，有健全的心理和社会适应能力"的人体。健康，第一要活得长，第二要活得好。如果人类的寿命能普遍健康地延长 5～10 年，而且能较好地保持着认知和行为功能，那将是多么巨大的一笔财富，将给人类自身的发展和社会的进步带来重大的影响。

健康是人体的第一生产力，有健康才有未来，有健康才有事业，有健康才有精彩的人生。为了证明此言并不夸张，我们借鉴几则名人故事。

1849 年，27 岁的路易·巴斯德到斯特拉斯堡大学任化学教授。在此期间他与斯特拉斯堡大学校长的女儿玛丽相爱了。他写了这样一封求婚信给玛丽的父亲："……我是没有财产的，我所有的只是身体健康、工作勇敢以及我在大学的身份。……我计划把一生都献给化学研究，并希望能有某种程度的成功，以这些微薄的聘礼，请求您允许我和您的女儿结婚。"请看，雄居巴斯德聘礼首位的是"身体健康"。巴斯德不仅以"身体健康"收获了爱情，而且以"身体健康"辛勤地工作，在事业上获得了巨大的成功。在法国人选举 19 世纪的伟人时，巴斯德名列第一。

事实上,巴斯德(1822—1895)是长寿的。毋庸置疑,正是健康的身体和长寿为巴斯德事业上的巨大成功奠定了基础。

中国历史上多的是病恹恹、有气无力的短命皇帝(平均寿命不超过40岁)。但清圣主康熙(1653—1722)的身体和精神都十分强健,活了69岁。试问,如果没有身体和精神的强健,他哪来足够的精力处理复杂的西藏和蒙古事务,解决治理黄河、淮河和疏通漕支等重大问题,而且大多卓有成效,功泽后世? 他哪来足够的精力驰骋"木兰围场"? 他生平仅猎虎就达153只,且精研"西学"和"国学",成为特别有学问、也特别重视学问的一位中国皇帝。

二战时期的英国首相温斯顿·伦纳德·斯宾塞·丘吉尔(1874—1965)的健康秘诀就是善于睡眠。他有一句名言:"能躺的地方绝不坐着"。即便是在二战期间,他躺下就能睡着,上床时如释重负,从不失眠,睡得很香。不是小睡,而是酣睡,而且他还特别喜欢睡午觉。丘吉尔喜欢运动(尤其是骑马)和艺术(绘画和文学),平时也喜欢养花种草。试问,如果没有身体和精神的强健,他哪里来那么多热血、辛劳、眼泪和汗水可以奉献? 如果不是长寿,他哪里来的时间和精力写《第二次世界大战回忆录》等著作,并获得诺贝尔文学奖?

邵逸夫先生,邵氏兄弟电影公司的创办人之一,一生出品过逾千部华语电影,他旗下的电视广播有限公司 TVB(惯称无线电视)主导着香港地区的电视行业。自1985年以来,邵先生通过邵逸夫基金与教育部合作,连年向内地教育捐赠巨款建设教学设施,截至2012年赠款金额近47.5亿港元,建设各类教育项目6013个。历年捐助社会公益、慈善事务超过100亿港元。2002年,邵先生创立有"东方诺贝尔奖"之称的邵逸夫奖,每年选出世界上在数学、生命科学与医学、天文学方面卓有成就的科学家以资奖励。邵逸夫是全球最长寿、任期时间最长的上市公司的首席执行官,他生活规律,并创有一整套适合自身、坚持一辈子的锻炼方式。邵先生如果不擅科学养生,焉能享年107岁? 又如何能有如此绚丽多彩的人生?

杨振宁先生,物理学大师、诺贝尔物理学奖获得者,2003 年他回到清华大学时已经是年逾 80 岁的耄耋老人了。如果没有健康的身体,一个 82 岁的老人怎么能给大一的学生上基础课? 没有睿智的头脑,他回国后以清华大学为作者单位发表的 27 篇论文、2 部专著和一大批中英文学术论文如何完成? 倘若不是"天赐耄耋第二春",哪里有机会和精力组建和领导清华大学高等研究院?

杨绛(1911—2016),永远的女先生,她为了翻译《堂吉诃德》47 岁开始自学西班牙语。在女儿和丈夫相继离世后,以惊人的意志力和雷打不动的信念,打扫其丈夫留下的"现场",出版了《钱锺书手稿集》,完成女儿遗愿,创作、出版了《我们仨》,96 岁创作、出版了《走在人生边上——自问自答》,还以 103 岁高龄创作、出版了《洗澡之后》,世间几人能与之比肩。我们在赞叹"最贤的妻,最才的女"之余,也不能不研究她的科学养生之道,不得不感谢上苍对她的眷顾,使她享有健康和长寿,使她得以践行"你放心,有我呢"的承诺。假如钱锺书先生能像杨绛先生一样的健康和长寿,毫无疑问会给世人留下更丰富的文化成果。

被誉为第一代中国考古学者和中国考古学泰斗的石璋如先生,享年 104 岁。他 70 岁以前发表的都是单篇的研究论文,70 岁以后才开始发表著作,愈老愈努力,愈老愈有成就。设想,如果石璋如在 70 岁以前去世,或者不是"考古人瑞",他能取得如此巨大的成就吗?

与石璋如成为对照的是董同龢。董同龢是汉语音韵学的大家,是赵元任、王力的弟子。石璋如先生说:"董同龢先生是我们同辈中最聪明能干,也最用功的人,常有自己的主张,连傅(斯年)先生也说服不了他。"在抗战大后方,他还是副研究员的时候就获得过杨铨奖学金,可见才气之高,大有"目空天下士"的气势。可惜天妒英才,不幸患了肝癌,仅享年 53 岁,至堪扼腕。倘若天假以年,董先生必将做出更大的贡献。

2019 年,97 岁的古纳迪夫成为世界上最年长的诺贝尔奖得主。对一般人而言,他这个年龄即使还在世,头脑一定不会太清醒了。可是古纳迪夫不想退休等待死亡。他还在继续研究一种可以完善电动汽车和清洁电力的超级电池。古纳迪夫 1946 年进入芝加哥大学攻读物理时并没有受到友好的欢迎。在考入芝加哥大学前,古纳迪夫在美国陆军工作了一段时间。他依然记得芝加哥大学一位教授的冷嘲热讽,"我不明白你这个老兵来这里干嘛? 你难道不知道在物理学方面卓有建树的那些人,他们到了你这个年龄都已大功告成了?"其实,那时古纳迪夫才 24 岁。古纳迪夫一生取得诸多成就,他说自己一生都像乌龟一样奋力爬行。古纳迪夫的得奖给予我们四大启示:① 大器可以晚成,尽管起步晚,前进的速度也慢,只要奋力爬行,仍然可以成就大事业;② 你必须健康,否则你没有力量来克服爬行中的一路艰辛,你也活不到你的贡献被公认的年龄;③ 有目的、有追求的人生才是有意义的人生,而有目的和有追求的人生则可能是长寿的重要因素;④ 你必须有一个赖以维持生存的环境和职业。值得注意的是,诺贝尔奖获奖者的年龄在上升,1931 年至 1940 年期间物理学奖得主的平均年龄是 41 岁,最近 10 年则是 68 岁。在我国,大部分当选两院院士的年龄都在 50~60 岁,相当一部分还在 60 岁以上,40 岁以下的则凤毛麟角,而且仅见于数学。可见,要奋斗成为一名院士,一定要有一个好身体,要能熬得住。

与上述事业大成而长寿者成为对照的是那些像彗星一样的卓越人物。《平凡的世界》的作者路遥(1949—1992)临终前,对前来探望他的作家贾平凹说:"看我这熊样,你要引以为戒,多用心啊!"如果他不抽那么多烟,生活、作息制度再正常一点,以他的才气和对事业的追求与执着,中国的文坛将会在较长时期闪耀一颗更加璀璨的明星。

自 1840 年鸦片战争以来,经过无数先烈和仁人志士的艰苦奋斗,中国人告别了"东亚病夫",迈步走向全民健康的伟大历程。国民强,则中国强。要实现"全民健康",首先要让国民知道哪些是健康的生活方式,哪些是不良的生活方式,不能糊里糊涂地过日子。

乐观、平衡的心理状态和良好的人际关系,进取的人生和明确的生活目标,健康的睡眠、饮食、运动习惯,这些攸关健康的任何环节都不可忽视,任何一个短板都可能致命。做到这几条,大多数人都能长寿。

《"健康中国 2030"规划纲要》指出，"未来 15 年，是推进健康中国建设的重要战略机遇期。经济保持中高速增长将为维护人民健康奠定坚实基础，消费结构升级将为发展健康服务创造广阔空间，科技创新将为提高健康水平提供有力支撑，各方面制度更加成熟更加定型将为健康领域可持续发展构建强大保障"。

人到晚年，拼的就是健康，各种预防性保健措施十分重要。健康不仅是你自己的，而且关乎你爱的人以及爱你的人。存健康比存钱划算多了。有了健康，不仅你自己生活会愉快、充实，你爱的人以及爱你的人生活也会变得愉快、充实。

第六节 "知行分离"失败的教训

生活中，一部分人全然没有保健和科学养生知识，糊里糊涂地过日子；另一部分人虽然知道一些，但不完全、不系统，更要命的是行动不积极，或者没有足够的自制力把自己已经知道的、在日常生活中应该遵守的保健和养生知识不折不扣地付诸行动，此乃"知而不行犹未知也"。还有一部分人，说起来头头是道，但可悲的是他们的知识和理论都被束之高阁，并不实行。陆游的《冬夜读书示子聿》说得好，"纸上得来终觉浅，绝知此事要躬行"。

明知"早起早睡身体好"，可有人就是偏偏要"熬夜"，做"夜猫子"；明知吃七分饱有利健康，可总有人为了"口福"而不能自制，"暴饮暴食"；明知如厕看手机、看书会抑制排便意识，进而引起便秘、甚至痔疮，可总还是有人我行我素；明知烟酒伤害身体，可酗酒、抽烟仍然屡禁不止。普京甚至说："酗酒和吸烟是俄罗斯的国难。"单是酗酒就使俄罗斯男人的平均寿命由苏联末期的 63 岁，下降到 2005 年的 58～59 岁。更有甚者，谁都知道毒品对社会的危害，是"健康的杀手"，偏偏还有人要往火炕里跳。美国疾病控制和预防中心称,2016 年药物(阿片和芬太尼类药物)过量引起的死亡人数激增 21%,达到 63 600 人,导致美国预期寿命连续 2 年下降。

道理大家懂,关键在行动。做到科学养生和保健,不仅需要思考,更需要行动。必须将科学养生和保健知识"内化于心",同时"外践于行",变成一种素养和一种习惯。民众对于健康科普的要求已经进入"硬核"时代。这就要求我们不仅要通过正确的渠道,尽量精准和深入地了解和掌握"科学养生"的知识,雷厉风行地将那些行之有效的科学养生和保健知识付诸实践,而且要全力以赴,持之以恒。更重要的是,科学养生和保健教育要从娃娃抓起,养成习惯,习惯成自然,才能受益终身。

2017 年 10 月 10 日,国家卫生计生委、世界抗衰老生物医学会主办的世界抗衰老论坛在北京举行。按照世界卫生组织的健康标准,中国 60 岁以上的老人中仅 43% 身体健康,青壮年未老先衰、亚健康状态普遍存在。过早、过快衰老与生活习惯、饮食营养、环境因素密切相关。外环境的优美、祥和,内环境的安静、恬淡无疑是延迟衰老的重要条件。衰老是产生各种疾病的根源。过早、过快衰老使心脑血管疾病、糖尿病、肿瘤及免疫力低下等慢性病低龄化。

"充足的睡眠、均衡的饮食及适当的运动"是世界卫生组织衡量健康的三项标准。凡所难求皆绝好,及能如愿便平常。健康当然难做到绝好,但这三项标准绝不难求,只要能做到"科学养生,知行同步",一定能"平常如愿"。届时,每人都能精力充沛、精神愉快地享受生活、奋斗人生。

第七节 "知行同步和不同步"的故事

诸葛亮的政敌司马懿听说诸葛亮食少(三四升)事多(二十罚已以上皆自省览),不禁窃喜,对人说:"诸葛孔明其能久乎。"后果然言中。

司马懿则与诸葛亮不同，他深知"静以养生"的道理，并且提得起、放得下，一生韬光养晦，甚至装病。因此，他得以享高寿，活了 72 岁（179—251）。三国群雄中，司马懿的才华和所处的环境或许略逊于曹操、诸葛亮和周瑜，他内受制于曹操，外又斗不过诸葛孔明。但是，周瑜先死了，后来又熬死了诸葛亮，最后曹操也死了，他还活着；甚至曹操的儿子、孙子都死了，他还没有死。因为健康，他得以谋奇策，多次征伐有功，对屯田、水利等农耕经济发展有重要贡献；因为长寿，三国归晋，最终统一了中国。其子司马昭称王后，追尊其为晋王；其孙司马炎称帝后，追尊其为高祖宣皇帝。

反观周瑜、曹操和诸葛亮。周瑜（175—210），长壮有姿貌，精音律，江东有"曲有误，周郎顾"之语。正史称周瑜"性度恢廓"，"实奇才也"，范成大誉之为"世间豪杰英雄士、江左风流美丈夫"。程普说："与公瑾相交，如饮甘醴，不觉自醉。"《三国演义》中记载的周瑜则成了一个嫉贤妒能的小人形象。赤壁之战结束后，周瑜领兵和曹仁争夺荆州，结果被诸葛亮乘虚而入，占据了南郡和襄阳，气得周瑜吐血三升，临终之前大叫道："既生瑜，何生亮？"气绝而死。不管《三国演义》的记载是否真实，生气确实可能置人于死地。然而，周瑜忽略养生，以致早亡，仅活了 36 岁，却是不争的历史事实。曹操（155—220），一代枭雄，但他好色贪杯，有他自己"对酒当歌，人生几何！譬如朝露，去日苦多"的诗句为证。如此生活，他必然活不过司马懿。诸葛亮（181—234）深知"君子之行，静以修身，俭以养德。非淡泊无以明志，非宁静无以致远"的道理，但他总是放心不下，"事必躬亲"，"受命之日，寝不安席，食不甘味"，结果真是"鞠躬尽瘁，死而后已"，最后在伐魏途中，病死在五丈原，埋葬在定军山下，一代英才仅活了 53 岁。虽然"死诸葛吓走了生仲达"，但空城计毕竟只能演一次，在人生这盘大棋上，司马懿显然是赢局的操盘者。

周瑜、曹操和诸葛亮都是大智之人，他们皆深知"科学养生"的道理，但疏于"知行同步"，而司马懿却能"科学养生，知行同步"，所以成为历史上最终的胜利者。

以下介绍几个我经历的"知行同步"的故事,与大家一起分享。

一、细嚼慢咽和胃食管反流的故事

1953 年,我在四川省三台县秋林初级中学上学,得了胃食管反流症,常有胃灼热感,饭后胃内容物反流。我自幼营养不良、身体羸弱,其时 11 岁,学业负担又重,假期回家,和母亲下地干农活,一蹲下去站起来就天昏地转。母亲一见儿子病恹恹的样子,不禁暗暗流泪。父亲是医生,他让我吃饭要细嚼慢咽,不要吃过热过冷的食物。遵照父亲的嘱咐,我改掉了狼吞虎咽的吃饭习惯,也不再食烫或冷的食物,大约过了半年,胃食管反流症就自动痊愈了。几十年来,我一直谨遵父训,细嚼慢咽成了一生吃饭的习惯。至今,我的胃肠道一直很争气,没有闹过什么大毛病。

二、体育锻炼、冷水浴与神经衰弱的故事

1957 年,时年 15 岁的我在四川省三台中学上高中。三台中学是一所有着悠久历史和深厚文化底蕴的学校,1949 年前就是四川省立高级中学,抗日战争时期东北大学即迁址于此,我上学时还可见到日本轰炸时留下的两个大弹坑。三台中学校园古色古香,曲径通幽。校园内有两个小操场,可进行体操和篮球、排球等活动。校园的后面就是县城的东城墙,城墙外有一个大操场,供跑步和踢球之用。因为我出身农家,深感上学机会难得,所以十分用功,终因用脑过度而引起神经衰弱和严重失眠。三台中学高中一年级百多名学生住在一个房间。上下两层的架子床,我住在下铺,上铺是一位姓蒲的、比我年长的同学。他也经常失眠,熄灯后往往辗转反侧两三个小时,我则在上铺安静后仍然不能入睡,耳畔不时响起此起彼伏的鼾声和上厕所的脚步声,以及远处夜空中传来的更夫报时的悠扬打更声,常常一晚只能睡三四个小时。白天我自然就没精打采,上课总是打瞌睡。实在坚持不下去了,我给父亲写信,报告了情况,准备休学。父亲专程步行 90 多里来校,告诉我,他已和

老师谈好,如果晚上没有睡好,第二天的课可以不上,通过自学补课,参加期中、期末考试。同时,父亲为我制订了体育锻炼和作息计划。我立即严格按父亲的要求安排生活和学习,坚持冷水浴、长跑,并参加学校的各种体育活动。当年晨曦初露,我在东河滩上跑步,在芦苇丛中浇冷水的情景;夕阳西下,在城墙上散步,俯瞰拉着板车晚归的老乡,抬头远眺蜿蜒的东河以及河滩上空翱翔的雄鹰的情景,至今仍令我记忆犹新。到了高中二年级,我的睡眠和健康状况就完全恢复正常了。由于长期不懈的运动,我的体能有了显著提高,在三台县的体育比赛中,还以 3 个多小时跑完马拉松全程获得三级运动员的称号。与此同时,我的学习成绩也显著提高,如愿考上了大学。几十年来,一直谨守父训,坚持锻炼,使我终身受益。

三、巨噬细胞与肿瘤预防的故事

四川省盐亭县是我的家乡,盐亭县与河南省林县同为世界卫生组织确认的食管癌高发区。乡亲们把食管癌称为"梗食病"或"回食病",我的祖父就是因为食管癌去世的。家乡福安寺村每年都会有好几位,甚至十多位村民患上食管癌。因为父亲是医生,我从小就目睹了此病给家乡人民带来的痛苦。环境中硒和钼元素的缺乏,地下水和粮食作物中亚硝酸盐的富集,以及乡亲们喜欢吃酸菜、酱菜等盐腌食品的饮食习惯,可能是导致食管癌高发的因素。在获得这些知识后,我就几乎不再吃这类食品,并一直坚持把硒作为重要的膳食补充剂。1978 年,当有机会从事医学研究时,我的首选课题就是从中草药中筛选具有抗肿瘤作用的中药及其有效成分。在多次实验中发现,移植性肿瘤的生长速度在雌性小鼠比在雄性小鼠几乎慢一半,尽管接种的肿瘤细胞数完全相同。通过摘除性腺、阻断巨噬细胞、注射性激素、向肿瘤周围注射巨噬细胞悬液、阻断雌激素受体等一系列实验,终于得出结论:巨噬细胞内存在雌激素受体,雌激素能激活巨噬细胞,被激活的巨噬细胞对肿瘤细胞有杀伤能力。人类肿瘤发生的性别差异(男性高于女性)是导致寿命差异(男性寿命低于女性)的重要原因之一。

以此为契机,我和西安交通大学第一临床医学院肿瘤科的杨世勇主任医生系统地复习了国内外文献,结合自己的研究和临床经验,撰写了《生物反应调节剂与肿瘤免疫治疗》一书。通过实验研究和撰写书稿,我的免疫学知识大大丰富,我的肿瘤免疫预防和治疗的理论水平显著提高。自此开始,凡是可行的免疫学知识,我就立即用于健身,并长期坚持食用有激活巨噬细胞功能的食物。中药黄芪有增强机体免疫功能、抗衰老和抗应激作用,我就一直坚持用它来泡茶喝,炖肉(鸡)时也放一些。其后在与陕西省微生物研究所的杨上洸先生一起撰写《食用药用真菌》一书的过程中,增加了对蘑菇的认识。从此,每天的餐桌上必有蘑菇,偶尔还以松茸、猴头菇等尝鲜。此外,一年四季,无论冬夏,都坚持冷水浴。自坚持冷水浴以来,对气候变化的适应能力、消化吸收能力明显增强,甚至几年都不感冒,吃冷食、喝冷饮也能充分耐受。所以,尽管有肿瘤家族史,又多年生活在食管癌高发区,但我至今安然无恙,这不能不归功于上述生活和饮食习惯。

40多年后的今天,癌症的免疫治疗已经取得突破性的进展。我以为,在肿瘤的免疫治疗中,应该多管齐下,即特异性和非特异性免疫治疗一起上,充分调动T细胞、B细胞、巨噬细胞、天然杀伤细胞的"积极性",打一场"免疫战争"。

四、γ-亚麻酸抗脂质过氧化和防癌作用的故事

1990年我和马润娣研究员在月见草油提取物的抗癌和抗促癌的研究中发现,γ-亚麻酸影响人癌细胞蛋白质合成,有抗脂质过氧化、抗促癌和抗癌效果。从那时起,富含γ-亚麻酸的月见草油就成为我家食用油的一个新成员。

五、味精对发育中胎脑不良影响的故事

1994年至1997年,我儿子于廷曦在西安医科大学(现西安交通大

学医学部)念硕士研究生,他在做硕士论文的实验时发现,妊娠晚期小鼠经口应用的谷氨酸单钠,可透过胎盘屏障影响胎儿的发育,特别是对发育中的胎脑有不良影响,所产仔鼠的行为和体重都明显异常。自从有了这一知识,家里做菜就不再用味精,到饭馆吃饭也要再三交代不放味精。事实上,相关的实验结果后来被作为美国、日本在餐饮业和食品加工业中广泛禁止使用味精的根据之一。当然,成年人偶尔少量食用味精并无大碍,但孕妇则绝对不宜。我的一个亲戚在妊娠期间,因食欲不佳,烹调食物时总是加入大量味精调味,结果其女儿在幼年期经常癫痫发作。值得注意的是,味精有改头换面以"鸡精"的名称行销的"商道"。其实,"鸡精"中的提味成分主要就是味精。

六、关于土贝母皂苷的故事

1.土贝母皂苷对肿瘤发生的预防作用

土贝母是葫芦科植物假贝母的干燥块茎。清代赵学敏所编的《本草纲目拾遗》中有用它的块茎来治疗乳岩、乳痈、乳腺增生和瘰疬等各种疾患的记载。临床上,它也有明显的散结毒、消肿痛的效果。我的家乡四川省盐亭县系食管癌高发区,家父曾用它来治疗食管癌,疗效显著,但恶心、呕吐等不良反应限制了它在临床上的运用。因此,家父让我报考西医院校,以便将来有机会把土贝母的有效成分分离出来,并研究它的抗癌原理。

1986年至1989年,我和妻子先后在日本京都府立医科大学做访问学者。研究表示土贝母皂苷局部皮肤外用或经口应用都有预防小鼠二阶段皮肤肿瘤发生的效果,土贝母苷甲或土贝母苷乙的局部皮肤涂抹外用能够完全(土贝母苷丙则几乎完全)抑制二甲基苯并蒽激发的、十四烷酰佛波醇-乙酯促进的小鼠皮肤肿瘤的发生,而且还有保护小鼠皮肤毛发的作用。

2.土贝母皂苷的抗过敏作用

1998年我和妻子的头发都已灰白,使用多种市售染发剂染发都会引起头皮不适、瘙痒、轻度刺痛、潮红、头屑多和面部水肿等症状或体征,于是每次染发时以每毫升 10 毫克的土贝母皂苷水溶液或 75% 乙醇溶液 2 毫升与染发剂混匀后染发,结果先前染发后发生的不适均不再出现。

3. 土贝母苷甲对单纯疱疹和带状疱疹的治疗效果

唇缘、口角疱疹反复发作困扰了我多年。土贝母苷甲是一种从土贝母块茎中分离出来的五环三萜皂苷。鉴于自己的实验已经证实土贝母苷甲对单纯疱疹病毒复制的抑制效果,对实验兔皮肤无刺激性,也不引起豚鼠的皮肤过敏反应,我遂以每毫升 5 毫克的土贝母苷甲水溶液或 75% 乙醇溶液涂抹唇缘、口角疱疹皮损局部,每隔两三小时涂一次,经 1 天治疗,初期的发痒、灼热、刺痛等症状即消失;经 2 天治疗,充血、红晕、硬结等体征全部消退;经 3 天治疗,水疱消失,皮损痊愈,且未发现任何明显不良反应。土贝母苷甲水溶液与其乙醇溶液的治疗效果无明显差异。经几次治疗,至今疱疹已有近 10 年未再发作。土贝母苷甲水溶液或 75% 乙醇溶液用于治疗朋友的带状疱疹也收到了非常显著的效果。

七、阿魏酸钠保护脑细胞的故事

2000 年时我已 58 岁,觉得记忆力大不如前,与年轻时判若两人。那时我正在进行"阿魏酸钠对兴奋性氨基酸诱发的小鼠脑损伤修复影响"的研究,发现阿魏酸钠能抵消、逆转兴奋性氨基酸对发育中小鼠胎脑和成年小鼠大脑及其行为学的破坏性影响。

阿魏酸是一种植物酚酸,其苯环上的羟基是抗氧化、清除自由基的活性基团,具有抑制氧化反应和自由基反应,保护细胞膜脂质使之免受自由基损害、产生抗动脉粥样硬化的效果。阿魏酸钠是阿魏酸的钠盐,在临床上被用作一种心脑血管疾病的辅助治疗药物,因为有了自己的研究基础,我就大胆地把它作为食物补充剂在自己身上试验,一直用到今天,居然发现对保护自己的记忆力、认知能力以及避免大脑的迅速衰退有不错的效果,也没有发现任何不良反应。

八、治疗腰痛的祖传秘方

1996 年的一天,我早晨起床时突发腰痛,不能动弹(晨僵)。经卧床休息、热敷,服各种西药治疗,折腾大约半个月后才逐渐缓解。从此每遇身体疲劳、天气变化(尤其是潮湿天气)就会发作,颇感痛苦。经拍片等临床检查,脊柱、椎间盘也没找出什么毛病。尝试过理疗、针灸、拔火罐、按摩及服中西药物等各种治疗。其间反反复复,折磨多年。直到 2016 年暮春的一天,腰痛又一次发作,万般无奈之下,翻阅家父留下的资料,发现一个治疗腰痛的外用处方,而所述治验案例的症状与我的酷似。我当天即让家人按父亲的处方去药店抓药,并按父亲记录的外用方法治疗。令人惊叹的是,第二天早晨就能够扶壁起床了。每天 1 次,连续治疗 3 天,腰痛大大缓解,能够弯腰起床,且活动自如。连续治疗 7 天,腰痛完全消失。至今 4 年了,腰痛再未发作,只是潮湿天早晨起床时腰部感到有些不适罢了。同样的治疗方式用于治疗亲属和朋友的腰痛或肩痛(包括冻结肩),也收到了奇效,且屡试不爽。

九、芦荟的通便效果

老年人常有缺便意、便次少、大便干结、硬便、排便不畅不净等便秘症状。长期便秘可引起或加重直肠疾病,如直肠炎、肛裂、痔等,同时还伴有失眠、烦躁、多梦、抑郁、焦虑等精神心理障碍。我也不例外,便秘给我带来一连串的健康问题。在排除了器质性病变之后,我坚持吃富含纤维素高的杂粮、水果蔬菜,忌肥腻食物,多饮水,加强锻炼,每日定时排便,这样情况有所改善,但时不时又故态复萌。一次与友人谈及此顽疾,友人劝我试用芦荟。我立即按友人所述,每日早餐前、晚餐后 2 小时取芦荟一小段(长 2 cm、宽 1.5 cm),去边刺,洗净,嚼烂服用,用后果然效果不错。

十、神经干细胞裂解液对神经元损伤的修复作用

我们的实验已经证实：小鼠脑室内注射神经干细胞裂解液可促进谷氨酸盐诱导的兴奋性神经元损伤的修复；阿魏酸钠诱导分化的 PC12 细胞裂解液的无细胞滤液具有抗抑郁样效果。鉴于我已经退休，无法继续深入开展上述研究；又由于条件限制，我也未能在自己身上"同步"进行试验，至今仍然是不时萦回于我脑际的一件憾事。

第二章

睡　　　眠

睡眠对人体具有非常重要的自我调节和保护功能。睡眠是最原始的治疗过程，它可以让细胞得到休息，重新恢复到健康状态。睡眠时机体的能量得以储存，精神和体力得以恢复。

自然、健康和优质的睡眠，使我们能够保持健康的身体、正常的体重、健美的身材、年轻的外貌、充沛的精力、灵活的头脑、敏捷的反应、良好的记忆、乐观的心态和快乐幸福的生活。君不闻"最好的美容方法是睡眠"。

健康的睡眠也是社会和谐的重要因素，此言不虚；甚至有人说，在解决温饱之后，对养生而言，睡眠好就是一切都好，睡眠不好就是一切都不好，此言也并不夸张。

安静、幽暗、舒适的环境是睡眠的条件；轻松、愉快的心态是睡眠的助力；生物昼夜节律是睡眠的助力。

冥想有助于保持优质的睡眠。

第一节　睡眠的必要性和重要性

伏尔泰说得好："上帝为了补偿人间诸多烦恼事,给了我们希望和睡眠。"

动物都睡觉,没有一种动物是不睡觉的,尽管其睡觉方式和睡眠时间长短各异。大多数动物躺着睡,有的站着睡,有的倒挂着睡,有的在泥里、水里都能酣睡。鸟类在飞行中也能睡觉(甚至能一个脑半球处于睡眠状态,另一个脑半球处于警醒状态)。有些动物只睡几个小时,有些雌果蝇甚至只睡短短几分钟,熊的冬眠则长达数月。考拉一生中大部分时间都在睡觉(一天18小时处于睡眠状态),而扬子鳄则常紧闭双眼,趴伏不动,处于半睡眠状态。剥夺幼犬的睡眠,让其一直清醒,几天之内幼犬就会死亡。用鼠和蟑螂进行实验,也得到了类似的致命效果。

人一生中大约1/3的时间是在睡眠中度过的。睡眠对于人体来说具有非常重要的自我调节和保护功能。人体在大约2.4岁以后,睡眠的主要功能从切断和建立神经连接、促进大脑发育转变为对神经系统,特别是对大脑的维护和修复。在睡觉时,大脑能修复每天少量的神经系统损伤(一般是神经细胞内部基因和蛋白质受损),清除积累的副产品,如β-淀粉样蛋白和Tau蛋白。因此,睡眠也是一个最原始的治疗过程,它可以让神经细胞和全身其他细胞得到休息,机体的能量得以储存,精神和体力得以恢复。

睡眠的好坏影响生长激素和压力激素水平,影响呼吸、血压和心血管健康,还影响食欲的调节和免疫能力的强弱。研究表明,免疫系统利用睡眠再生,充足的睡眠是免疫系统的基石;在睡眠的快速眼动期,负责记忆的海马会得到修复,短期记忆转变为长期记忆,有助于记忆更牢固;睡眠不足增加食欲肽的释放,使脂肪细胞减少释放有降低食欲功能的瘦蛋白,并使胃释放更多的饥饿激素。因此,有睡眠问题的人最终会吃得更多。

所谓优质睡眠就是睡得深沉和安稳。在深睡眠期,心率、血压降低,呼吸平缓,全身肌肉松弛,大脑皮质细胞处于充分休息状态,这对稳定情绪、平衡心态、恢复精力极为重要。在深睡眠期,人体内可以产生多种抗体,增强抗病能力。刚开始入睡的 3 个小时十分重要,因为在这段时间内,深睡眠大约占 90%。深睡眠一般出现在进入睡眠半小时后。但睡眠不是越睡越深,它是周期性的,正常情况下一夜睡眠大致 4～6 周期。

健康的体魄源自优质的睡眠,自然、健康和优质的睡眠能使我们保持健康的身体、正常的体重、健美的身材、充沛的精力、灵活的头脑、敏捷的反应、良好的记忆、年轻的心态和快乐幸福的生活。

睡得深沉、安稳就能保证醒得彻底。白天的生活和工作状态取决于夜间睡眠质量的好坏。睡眠好有助于学习效果的巩固,人类的大脑甚至在无意识的深睡眠中也能学习、发生联想。

睡眠效率可以用来衡量睡眠的好坏。睡眠效率＝睡眠时间/在床上的时间。睡眠效率＞85%,正常;睡眠效率＞90%,良;睡眠效率＞95%,优。西班牙格拉纳达大学的研究人员还设计了一款利用非侵入式传感器来检查睡眠质量的"传感床"。

懂得睡眠,等于珍惜生命。睡眠过多过少都不利于健康和长寿。长期睡眠不足或不佳与一系列负面健康影响密切相关,如注意力变差、能量消耗减少、食欲增强和糖代谢紊乱甚至心脑血管疾病、卒中、癌症、抑郁症、退行性神经病变、糖尿病和超重以及其他多种疾病。同时,成人睡眠时间超过最高推荐量(每天 8 小时)的人罹患心脑血管疾病或卒中死亡的风险也上升。中国华中科技大学张晓敏教授团队发表在美国《神经学》周刊上的研究指出,睡眠时间长的老年人卒中风险增加 85%。

第二节　睡　眠　环　境

睡眠环境十分重要,噪声、光照、高温、严寒、潮湿、大风和不良的空气都会影响睡眠。

室内温度和相对湿度过高过低都会影响人的体温调节功能,使人感到不舒适。冬天宜人的室内温度为 18～25 ℃,相对湿度为 30%～80%;夏天宜人的室内温度为 23～28 ℃,相对湿度为 30%～60%。在空调室内,人感到舒适的室温为 19～24 ℃,相对湿度为 40%～50%。

国际知名的美国睡眠专家克里斯托弗·温特指出,从神经疾病学和睡眠医学的角度来看,在比通常认为舒适温度低一点的房间睡觉(较冷的卧室)能够使体温达到更舒适的水平,有助于更快地实现深度睡眠,提高睡眠质量。卧室温度低于 12 ℃ 或高于 24 ℃ 都对健康不利。

人体会自然地呼出二氧化碳。在密闭的卧室内,夜间二氧化碳浓度会增高。二氧化碳浓度增高会影响睡眠的深度和效率,增加醒来的次数。倘若室外空气清新、惠风和畅、温度和湿度宜人,也没有噪声,开窗通风可收到更好的睡眠效果。即使不宜开窗通风,关窗时也要留一条狭缝通风,或者开启排风扇。在卧室安装静音的空气净化器、加湿机和(或)抽湿机,以及排风扇是一种很好的选择,可以用来创造良好的睡眠环境。

第三节　室　内　污　染

室内主要是指住宅居室的内部环境,但广义上包括各种室内公共场所和室内办公场所。卧室的门应经常关上，避免与厨房和客厅相通。

室内空气污染是指进入室内的空气污染物的量超过室内环境的自净能力，造成居室内部空气质量下降和恶化，直接或间接对人体产生不良影响。人类至少有 70% 的时间在室内度过，而城市人口在室内度过的时间超过 90%，尤其是婴幼儿和老弱残疾者在室内的时间更长。室内空气污染物的浓度一般是室外污染物浓度的 2～5 倍，在某些情况下是室外污染物的几十甚至上百倍。1970 年代以来，在发达国家出现的所谓"不良建筑综合征"，就是指室内空气污染的潜在问题。室内环境污染已成为继 18 世纪工业革命带来的煤烟污染（第一代污染）和 19 世纪石油和汽车工业发展带来的光化学烟雾污染（第二代污染）之后，由 20 世纪中叶开始至 21 世纪还在继续的第三代污染，可见室内污染的严重性。与发达国家相比，中国对建筑装饰材料的卫生质量监督与管理方面尚有差距。我国城市部分居民住宅室内甲醛和 PM2.5 超标，室内污染引发的各种健康问题已成为公共卫生问题。

一、室内污染的来源

室内污染的来源：① 室内燃烧或加热：各种燃料燃烧和烹调时食油和食物加热后的产物，主要有二氧化硫、氮氧化物、一氧化碳、二氧化碳、烃类（包括致癌多环芳烃）及悬浮性颗粒物等。② 室内活动：人和家养宠物排出的大量代谢废弃物（二氧化碳、氨类化合物和水蒸气等），人们谈话时喷出的飞沫，呼吸道传染病患者和带菌（毒）者排出的病原体。吸烟是重要的有害物质来源。烟草烟雾中有尼古丁、焦油、一氧化碳等有害物质以及不少于 44 种的致癌物质。室内污染还包括室内噪声污染。③ 室内建筑材料：这是室内空气污染的主要来源。如油漆、涂料、胶合板、刨花板、泡沫填充材料和塑料贴面等均含甲醛、苯、甲苯、乙醇及氯仿等挥发性有机物；建筑材料砖块和石板等本身含有镭、钍等氡的母元素较高时，室内氡气的浓度会明显增高。氡的致癌性越来越受关注。深圳市氡气的浓度为其他城市的 7 倍，与其建筑、装修材料含镭、钍等氡的母元素较高有关,这造成深圳市肺癌发生率居高不下,为其他城市的 3 倍。

二、室内空气污染物

室内空气污染物按其性质可以分为非生物性污染物与生物(包括微生物)性污染物两类。非生物污染又可再分为化学性污染与物理性污染两类。化学性污染指建筑材料、装饰材料、家用化学品、香烟雾以及燃烧产物的污染。物理性污染主要指由地基、建筑材料所产生的放射性、家电设备的电磁辐射、粉尘和可吸入颗粒物以及噪声等污染。微波炉所发出的微波是一种"非电离辐射"。按照美国癌症学会的说法,微波不会破坏细胞内的 DNA。微波通过引起水分子振动而产生热量来加热食物。理论上,它可以相同方式伤害人体,引起烫伤和白内障,但这种类型的伤害十分罕见。生物(包括微生物)性污染则可引起各种感染或过敏疾患。

三、主要的室内污染物及避免方法

1. 室内主要污染物及其危害

(1)甲醛:无色刺激性气体,来源于夹板、大芯板、中密度板和刨花板等人造板材及其制造的家具,以及塑料壁纸、地毯等大量使用黏合剂的家装饰品。甲醛能引起流泪、喉部不适、恶心、呕吐、咳嗽、胸闷、哮喘甚至肺气肿;长期接触低剂量甲醛,可以引起慢性呼吸道疾病、女性月经紊乱、妊娠综合征、新生儿体质衰弱、染色体异常及少年儿童智力下降甚至癌症(如白血病)。

甲醛有两个特性:① 挥发点为 19 ℃,温度每上升 1 ℃,浓度上升0.4 倍,尤其是在春夏季气温升高时释放更剧烈且浓度可超过正常 3 倍。② 挥发得慢,消散周期长达 3～15 年,房屋装修 3 年后检测还可能超标。这两个特性使甲醛成为空气污染的"顽固分子"。人们一到夏季就习惯开空调,结果导致室内封闭,从而使室内污染更严重;当人体吸入过多甲醛,就有可能引发甲醛中毒,患上多种疾病。2018 年,世界卫生组织调查显示,中国新装修家庭平均甲醛浓度高达 0.238 mg/m³ 。而根据我国室内空气质量标准,甲醛浓度的安全限值是 0.1 mg/m³,我们可能一直在甲醛超标的环境中生活而不自知。

市面上有空气净化器(除甲醛专用),也有二氧化硅纳米凝胶、光触媒、活性炭吸附等消除甲醛的方法,但无论使用何种方法,都应及时检测室内空气中甲醛的含量。传统活性炭容易吸附饱和。甲醛是活跃气体,吸附饱和后,在高温下可再次逃离。"暴晒"时的高温可促使甲醛挥发加速,但并不能将甲醛,尤其是甲苯、二甲苯及总挥发性有机物等污染物"晒"走。

(2)苯系物:无色有特殊芳香气味的挥发性有机物,来源于合成纤维、油漆、各种油漆涂料的添加剂和稀释剂、各种溶剂型胶粘剂等。苯系物为致癌物质,轻度中毒会造成嗜睡、头痛、头晕、恶心和胸部紧束感等,并可有轻度黏膜刺激症状。重度中毒可出现视物模糊、呼吸浅而快、心律不齐、抽搐和昏迷。

(3)烹饪污染物:来源于燃料的不完全燃烧、食用油和食物高温时所产生的烟雾。烹饪所使用的燃料如果按照有害物质排放量的多少来排序的话,应该是:煤炭或木材>蜂窝煤>液化石油气>天然气。云南宣威曾是我国肺癌高发区,不吸烟的女性肺癌患者数量高居全国第一,使用烟煤作燃料,可能是肺癌高发的原因之一。

烹调时油脂受热,当温度达到食用油的烟点(166~244 ℃)时,出现初期分解的蓝烟雾。蓝烟雾的成分主要是加热产生的氧化分解产物。随着温度继续升高,分解速度加快,当温度达到 200~300 ℃时,出现大量油烟,其主要成分为丙烯醛。丙烯醛有刺鼻的气味,对黏膜有强烈的刺激性,可引起鼻炎、咽喉炎和气管炎等呼吸道疾病。当温度达到 300 ℃时,除丙烯醛外,还会产生 200 多种化学物质,包括醛类、苯系物、醇类、芳香族化合物、酯、内酯和杂环化合物等各种污染物,其中不乏苯并芘、多环芳烃等已知的肺癌致癌物。

每一种油脂产品都有自己的"烟点",也就是油脂开始明显冒烟的温度。过去那种颜色暗淡的粗油,往往在130℃以上就开始冒烟,而对于如今使用的大部分纯净透明的油脂产品,这个温度通常在200℃左右,有的甚至更高。日常炒菜的合适温度是180℃,实际上无须冒烟之后才放菜。换句话说,冒油烟之后再放菜,是粗油时代的习惯;用纯净油脂烹调,冒油烟时的温度就太高了,不仅对油有害,还会破坏维生素,油烟本身也会造成严重的空气污染。

炒菜温度在200~300℃产生的油烟中含有多种有害物质,包括丙烯醛、苯、甲醛和巴豆醛等,均为有毒物质和致癌嫌疑物质。目前,国内外研究均已经确认,油烟是肺癌的风险因素。在华人烹调圈中,都验证了油烟与烹调者健康损害之间的密切关系。

除了让肺癌风险增大之外,油烟与糖尿病、心脏病和肥胖等也可能有关。经常炒菜的女性体内丙烯醛代谢物、苯和巴豆醛的含量与对照人群相比显著升高,厨师体内的1-羟基芘和丙二醛含量大大高于大众。1-羟基芘就是多环芳烃类致癌物中的一种,而丙二醛是血液中的氧化产物,与心脏病等慢性病发病有密切关系。

高温油烟产生的有毒烟雾,能损伤呼吸系统,诱发肺癌。有毒烟雾的产生与温度有关:当油烧到150℃时,其中甘油会生成丙烯醛,具有强烈的辛辣味,对眼鼻黏膜有较强的刺激作用;当油烧到"吐火"时,除产生丙烯醛外,还会产生二烯类凝聚物,引起慢性中毒,导致染色体损伤,发生癌变。反复加热的食油含致癌物质更多,其危害性更大。在过去30年中,中国肺癌患者的病死率显著上升了。在导致肺癌的众多因素中,吸烟往往被看作关键因素。绝大多数肺癌患者都挂着"烟民"的身份。但在中国的肺癌病例中,有超过1/3的女性患者,非吸烟女性的肺癌发病率也非常高。西方人不太愿意租房给华人,据说华人烹饪多炒菜是原因之一。

(4)氨:无色、有强烈刺激性臭味的气体,主要来源于建筑施工中使用的不规范混凝土抗冻添加剂,短期内吸入大量氨气后出现流泪、咽痛、声音嘶哑、咳嗽及吐痰,可伴有头晕、头痛、恶心、呕吐和乏力等症状,严重者可发生肺水肿、成人呼吸窘迫综合征。

(5)氡:无色、无味的放射性惰性气体,是来源于土壤、混凝土、砖沙、水泥、石膏板和花岗岩的放射性元素,被人吸入体内后,发生衰变时产生的阿尔法粒子可在人的呼吸系统造成辐射损伤,逐步破坏肺组织,是继吸烟外的肺癌的第二大诱因。

(6)石材中的放射性物质:无色、无味、无形,主要为镭、钾和钍 3 种放射性元素在衰变中产生的放射性物质,来源于包括天然花岗岩、大理石及地砖等各种石材,其中以花岗岩的放射性最大,会造成人体白细胞减少,可对神经系统、生殖系统和消化系统造成损伤,并导致癌症。

(7)各种生物性污染,如鼠患、各种虫害和微生物滋生等。

2. 避免室内污染

(1)挑选不会带来污染的建筑、装修材料及床上用品。

(2)检测室内各种污染物的含量,特别是新装修的房屋。市面上有经过国家计量认证、智能充电的空气质量检测仪,可同时检测甲醛、空气质量等级、挥发性有机物和空气污染指数。

(3)进入室内须换鞋、脱外套,以免将各种污染物带进室内。

(4)经常开窗,保持室内外空气的流通。

(5)活性炭吸附。

(6)纳米材料吸附。纳米材料具有优先吸附甲醛、苯等有害气体的特点。

(7)安装空气过滤器。

(8)务必不要在室内吸烟。

(9)安装高效的吸油烟机;尽可能采用蒸、煮等烹调方法;尽量减少爆炒、煎炸等烹饪方式;炒菜前即打开抽油烟机,别等油冒烟再放菜;炒菜后让抽油烟机继续工作 5～10 分钟。

(10)防鼠、防虫、防霉变,以及防细菌、病毒等微生物的传播和滋生。

(11)保持室内清洁卫生。老年人可利用智能机器人帮助清扫地板。机器人清扫地板时可带来扬尘,主人宜离开暂避。

（12）种植室内植物：选择有清除甲醛等有毒物质功能的植物（如吊兰、菊花、文竹、蓬莱松及金钱树等）在室内种植。

第四节　卧室及其布置

人类的外环境可分为室内和室外。室内是人的第一外环境，室外是人的第二外环境，介于室内和室外之间的是建筑。如果说衣服和被褥是人的第二层皮肤，那么墙就是人的第三层皮肤。不用多说，室外环境十分重要，苏东坡不是说，"不可居无竹"嘛。

建筑应具备防震、隔音、隔热和避紫外线功能。完美卧室的墙称为"肺墙"——一种可以呼吸的墙：当卧室空气中湿度过高时，"肺墙"会把室内空气中多余的水分子吸收到墙内，而当卧室空气干燥达到一定指标时，墙再将水分子散发出来。这样不仅能够减少诱发夜间剧烈咳嗽的因素，还可以抑制室内霉菌类微生物的滋生。

卧室只能用来休息、睡眠，不能把它当成书房、游戏厅或电影院。卧室空间太小或太大都不好，面积以 12～15 平方米为宜。空间太小，"长沙不足舞"，显得局促、逼仄和压抑；空间太大，则显得空旷，"屋大少人不宜居"。床与门、窗须保持一定距离，不要放置杂物，才能为新鲜空气留出空间。房间要保持清洁，让空气可以自由流动。开窗的方向也有讲究，窗要开得大一点，要考虑风向，注意采光，开窗即能呈现温馨的视觉效果。双层玻璃（中真空）可避免噪声。窗帘要厚一点，颜色也必须仔细挑选。好的窗帘能防菌，拉上窗帘则可创造出幽暗的睡眠环境。墙壁、天花板的适宜颜色因人而异，但总体基调为浅色，给人安静、愉快、轻松、祥和的感觉为宜。卧室内不宜挂美女帅哥图，以免引起联想。

新装修的房间须检测有毒气体（特别是甲醛）和放射性物质（特别是氡）的含量。检测仪器应经过中国计量科学研究院的计量认证，仪器的校准基数应稳定、可靠。日常家居必须注意防尘、防虫(蚊、蝇、蟑螂、螨和白蚁等)和灭鼠等。

任何电器都应该远离床铺,有些电器虽然体积小,但是辐射量却不可小视,比如手机及其充电器、收音机、小型灭蚊灯等。如果确实需要,最好将其放在远离床铺的墙角。插线板至少要离床头 2 米远,否则通电时辐射会变大,影响健康。

卧室里可安装一个红色的电灯泡。每天晚上凝视红色灯泡 3 分钟,如此可以减轻因年龄增长而导致的视力下降。这种光疗法可以比喻为给电池充电。如果让老年人短时间处于波长适合视网膜细胞能量系统的光束中,便可显著改善老年人的视力。

卧室里不要摆放任何毛绒玩具,尤其是不能让孩子抱着毛绒玩具睡觉。毛绒玩具极易隐藏灰尘、甲醛和细菌,还有一些所谓"三无"毛绒玩具其实是用有害化学纤维填充的,容易致人过敏(流泪、发疹及起红斑等),甚至引起皮肤或呼吸道感染。

卧室内也不宜放置绿色植物。白天绿色植物能够净化空气,增加室内含氧量,舒缓紧张情绪;但夜间绿色植物会吸入氧气,放出二氧化碳,容易使人长时间处于缺氧环境中,难以进入深度睡眠。此外,土壤中可能隐藏着大量霉菌及其他细菌,放在卧室可能引发呼吸系统疾病,如感染、过敏或哮喘等。客厅内如放有绿色植物,晚上则宜移出,置于室外。

卧室内的厕所应与床保持相当距离,并以隔板隔开。为避免尿液飞溅,男性坐下尿更卫生。如厕后随手加盖、冲洗,并随时用清洁剂清洗,避免厕所成为污染源。

超过 3/4 的家庭都存在耐抗生素细菌,而地漏中的细菌数量尤其多。地漏是细菌的温床。地漏里温暖潮湿,而且有稳定的营养物资,包括人体的死皮细胞和其他有机物供应。地漏里的细菌由于频繁接触肥皂和清洁剂中的抗菌成分而产生抗生素耐药性。虽然地漏中的大多数耐药细菌是不会感染人的环境细菌,但也有可导致尿路感染的多重耐药大肠埃希菌和可导致肺炎的多重耐药铜绿假单胞菌。

第五节 床和床上用品

一、床和床垫

（1）床：正常健康人的床不必特别讲究，普通的木板床就可以了。睡在故宫的龙床上或刘文彩"雕梁画栋"的土豪床上的人不见得比躺在公园长椅上的流浪汉睡得更香。

床是用来睡觉的，除床垫、枕头和被褥外，不应该放其他任何物件，如书籍、靠枕或毛绒玩具等。繁多的杂物不仅占用床的空间，还会给人造成心理压力，使人睡得不自在。

经常被床头闹钟惊醒会使人处于应激状态，出现情绪压抑、睡眠质量下降和血压高等问题。闹钟最好与床保持 2 米以上距离。

（2）床垫：对椎间盘突出患者，硬板床是必要的。但硬板床对脊柱起不到保护作用，而对身体与床垫接触的部分，则有明显的压迫感。弹簧床垫对脊椎造成挤压或拉伸，时间一长，会形成脊柱侧弯或驼背，引发多种疾病；另外，其局部弹力过大，肌肉、神经系统都要保持一定的紧张度，不能完全放松，结果疲劳得不到消除，所以睡弹簧床垫不解乏，也睡不踏实，晚上总是不停地翻身，久而久之对人身体造成各种慢性伤害。

判断床垫的好坏除了其舒适性能，还有一个最主要的指标就是其对身体的支撑性能。好的床垫能够让身体肌肉、各关节自然放松，从而有利于血液循环和新陈代谢，有助于缓解疲劳和恢复精力。

天然乳胶床垫，也称为橡胶垫，是利用天然橡胶树汁通过精湛的技术和工艺加工而成。乳胶床垫弹性极佳，不易变形。乳胶的良好支撑力和回弹性能够完美无缝地适应各种睡姿，使人睡得舒适、踏实，益于解乏。乳胶床垫接触人体的面积比普通床垫大很多，可分散人体重量的压力，缓解背部的酸痛感，且具有矫正不良睡姿的功能。乳胶中的橡树蛋白能抑制病菌、螨虫滋生,所以乳胶床垫有抗菌防螨的功效。天然乳胶具有良好的透气性,它有数千个细小网状结构的排气孔,这些孔能够排出人体释放的余热与潮气。乳胶与其他织物或皮肤摩擦不产生静电,且散发天然的乳香味。乳胶床垫的另一特点是无噪声、无震动,从而能避免睡伴的干扰或干扰睡伴,有效提高睡眠质量。天然乳胶床垫,有不同的厚度、硬度,可根据个人的需要和条件进行选择。目前,比较常见的做法是在普通床垫(木板床垫或棕床垫)上加一层天然乳胶床垫,夏季则在乳胶床垫上加一竹编凉席。

二、枕头

(1)枕头的作用:在于保持卧姿的人体头部处于最佳生理位置,从而保护颈椎,保障头部的静脉回流顺畅。保健枕五花八门,如日式保健枕、珍珠棉颈椎枕、护颈枕、荞麦养生枕、记忆枕以及工学机能枕等,不一而足。人们应根据自己的生理特点正确地选择枕头,以便充分发挥其保健功能。

健康专家设计出多款更符合人体工学的"颈椎修复枕",其中间低、略向内凹的设计比较适合颈椎的修复。在购买的时候,最好询问有经验的销售人员,让他们用专业的计量方法,根据您的身高、颈长、肩宽、颈部弧度以及产品的特性来判断所需要的枕头高度。根据人体工学原理,枕头的形状以"前高后低"的外形最有利于颈椎健康。这种枕头可利用前方凸出部位来维持颈椎的生理曲度。

(2)枕头及其填充物。春秋冬季直接用天然乳胶枕头即可;夏季在乳胶枕上加一层薄薄的竹席或玉枕,可使头部感觉凉爽。天然乳胶枕芯无须清洗,也勿漂白、熨烫,禁止暴晒,勿近火源,不宜重压,不宜存放在潮湿环境中,也不宜长时间真空存放。老年人睡眠时易流唾液,须勤换枕巾。荞麦皮、决明子、薰衣草、芦荟、大红花和艾蒿等各有不同功效,可根据自身的生理特点及喜好,选择其作为枕头填充物。

(3)枕头高度:合适的枕头高度有利于颈部血液循环,从而为大脑提供足够的氧气和营养,排出二氧化碳和废物,获得优质的睡眠。如长期睡低枕,因头部的静脉无瓣膜,重力会使头部静脉回流变慢,引起供血不均匀,造成鼻黏膜充血肿胀,进而出现头胀、烦躁和失眠等不适症状。反之,若长期睡高枕,睡眠时颈部肌肉会一直处于紧张状态,久而久之会殃及颈椎,导致落枕和颈椎病,甚至畸形和驼背。

枕高以仰卧时头与躯干能保持水平,即一拳为宜,侧卧时与自己一侧肩宽的高度保持一致,即一拳半为宜。枕头的高度在 8～12 cm,成年男子枕头的适宜高度在 10 cm 左右。但具体高度取决于个人的生理特征,特别是颈椎生理弧度。肩宽体胖者枕头可略高一些,而体型瘦小的人则可稍低些。当然,无论仰睡、侧睡都能保持颈部正常生理弧度的枕头是最理想的。老年人的枕头要高一些,可在 12 cm 以上。儿童枕高在 0～8 cm,为了儿童的发育成长,应注意在不同的年龄阶段调整,选择适当的枕头高度。

(4)靠枕:有人喜欢把靠枕放在床头,睡觉时堆在一旁或与枕头堆放在一起,这样对颈椎及睡眠都不利。靠枕和枕头堆在一起会增加其高度,且靠枕会藏匿灰尘、螨虫和病原微生物等,吸入后容易诱发呼吸道疾患;同时,杂物占用空间,给人的心理造成压力,让人睡不踏实。

(5)颈枕:简单的颈枕呈圆柱形,直径以略长于枕头高度为宜,填充物可用决明子、荞麦皮等,有保护颈椎的作用。

三、被子、床单及其他

被套和床单是人们睡眠时的第 2 层皮肤。

(1)被套及被芯:天然蚕丝的被套及被芯质地轻、贴身、透气,保暖性能好,相当宜人;羽绒被轻柔暖和、透气干爽、排湿性强、不板结,被称为"会呼吸的被子"。但有的人会对鸭绒过敏,家中有小孩的话,最好少用羽绒被。棉布被套和棉花被芯也很好。人工合成的材料最不相宜,既不贴身,透气性能也不良,与皮肤摩擦产生的静电还可能引起皮肤不适或瘙痒。

（2）被子的大小：为避免"捉襟见肘"，反复折腾，被子总以长一点、宽一点为好。

（3）被子的厚薄：睡眠时盖过薄或过厚的被子都会影响睡眠。被子不妨薄一点，根据天气变化随时再用毯子、毛巾被等物调节到最舒适的厚度。被子的厚度一定要与天气和自身的体温相匹配。冻醒或蹬被子提示你的被窝出了问题。日本人发明了一种令人脑洞大开的被子，这种被子非常贴身，睡在这种被窝里人体的轮廓、曲线依稀可见，被窝的温度还能随着天气的变化自动调节。

（4）床单：冬用棉布，夏用竹席，春秋用棉布或草、藤席最相宜。

被褥和床单要勤洗、勤晒，保持清洁、干燥。晾晒被褥和床单时不宜拍打。

四、眼罩和耳塞

眼罩和耳塞分别可以用来遮光和屏蔽噪声。

第六节 睡 前 准 备

一、晚餐

晚餐宜清淡，碳水化合物有助睡眠，4～6分饱，睡前3～4小时吃比较合适，这样上床时胃内容物已存留不多。睡前吃得过饱，大脑会受到从装满食物的胃肠传来的不断刺激而兴奋，使人不能安然入睡；同时也会加重各器官系统的负担，长此以往，可增加患阿尔茨海默病、糖尿病和肥胖症的风险。正所谓"胃不和，则卧不安"。因此，睡前最好不要吃东西，夜宵或深夜吃饭都对健康不利。

约翰斯·霍普金斯大学医学院的乔纳森·金博士做了一个同一组人群在下午6点和晚上10点吃饭的比较研究，志愿者都戴上了活动追踪器,试验期间每小时采集血样,接受睡眠分析和体脂扫描,并吞食含有非放射性标记的食物以研究体脂燃烧率。结果发现,晚餐吃得晚会让血糖水平峰值高出大约18%,整夜燃烧的脂肪减少约10%。因而,长时间晚餐吃得晚可能使糖尿病和肥胖的概率大大上升。

佛门弟子及我国民间有"过午不食"的信仰者。"过午不食"的理由是:不吃晚餐,消化系统才能得到适当休息;不吃晚餐,可以减少脂肪堆积,血管可以更通畅;不吃晚餐,肌肉内的乳酸才能完全代谢,人体才有机会把毒素排出去;在饥饿的情况下,机体的免疫力和抵抗力会恢复、提高。概言之,不吃、少吃或早吃晚餐能预防多种疾病。不过,俄罗斯饮食学家娜塔莉·亚克鲁格洛娃等认为,晚饭与下一顿早饭间隔时间过长对健康有害,也不符合人类饮食习惯。对于晚餐的处理,采取"中庸",即折中调和的方式比较好,即不是不吃,而是少吃一点。

二、饮水

晚餐饮水要适量,其量因天气变化及个人情况而异。晚餐饮水多了,夜间上厕所次数过多会影响睡眠;晚餐饮水少了,夜间口干同样影响睡眠。睡前半小时可啜两口温白开水或喝几口酸枣仁汤,以增加口腔舒适感并带来睡意。不少老人夜间常觉口干,没有唾沫,或者唾液稀少。医学上称之为生理性口干,这是老年人口腔腺体萎缩,唾液分泌减少所致。可在床头柜放一保温杯,起夜时啜两三口接近体温的温白开水。这样既可缓解口干引起的不适,还可稀释血液,有利血液循环,防止睡眠中发生心脑血管疾病。

三、洗浴

睡前洗浴,有利于身心放松。

四、咖啡、茶、烟和酒

咖啡、茶和烟分别含有咖啡因、茶碱及尼古丁,睡前饮咖啡、茶或吸烟可令大脑兴奋,十分不利于睡眠。咖啡还会使轻度睡眠时间延长,深度睡眠时间缩短;酒精则有麻醉作用,可加快入睡,但不易使人进入深度睡眠,下半夜可能多次醒来。

五、刺激

睡前 1 小时勿玩手机,勿上网,勿玩游戏,勿看电视,勿看含有刺激性内容的书,勿进行不愉快或太高兴的谈话,勿过度用脑,勿进行剧烈运动。总之,尽量保持身心的自在和平静。

玩手机、上网、玩游戏等成瘾可概称为"数字瘾"。外媒把成天"粘"在智能手机上的数字成瘾者称为僵尸一代。智能手机为社交媒体用户点"燃"无数"活地狱"之夜。"数字瘾"十分不利于健康,影响睡眠,也影响生活、学习和工作。学龄前儿童接触屏幕过多不仅耗损其注意力,使他们更难适应最初的学习生活,其出现语言障碍的风险比其他不接触屏幕的儿童高出 3 倍。要戒掉这种"数字瘾"说来容易,做起来难。实际上,酒瘾、烟瘾、性瘾、糖瘾等与"数字瘾"雷同,都与一种叫多巴胺的"快乐激素"密切相关。旧金山心理学家卡梅伦·塞帕博士是"多巴胺戒断"疗法的推动者。最初这种疗法在硅谷流行,现在已风靡全美和西欧。"多巴胺戒断"疗法可以帮助人们从各种日常刺激中跳脱出来,从不同的角度思考和观察事物,重启大脑,提高大脑效率。

六、饰物

带饰物睡觉是一个不良习惯,睡前应卸去饰物。首先,带饰物入睡会阻碍机体血液循环,不利于新陈代谢,局部皮肤易老化;其次,长期配戴金属饰物会磨损皮肤,甚至引起重金属蓄积中毒;其三,一些有夜光功能的饰物(如夜光表)会产生镭辐射,长时间作用也会造成不良后果。

七、睡衣

睡衣应宽松,其材质以天然纤维(棉或丝)为宜。

八、睡前热水泡足

首先,热水有温和刺激足部神经末梢的作用,可对中枢神经系统产生一种良性、温和的刺激,从而促进大脑皮质进入抑制状态,加快入睡,使睡眠加深。其次,睡前用热水泡足可让足部毛细血管扩张,血液循环加快,使足部迅速暖和起来,从而改善足部和下肢的血液循环,增强血管弹性,降低局部肌张力。第三,睡前用热水泡足可以改善足部营养代谢,促使积累的代谢产物(如乳酸)迅速排泄掉,可有效消除一天的疲劳。还有研究显示,热水泡足会促进呼吸道黏膜发生变化,有助于预防伤风感冒。

九、听音乐

美国《神经学、心理学以及物理学》杂志报道,音乐可以让猛兽安静下来。欧阳修谓:"予尝有幽忧之疾,退而闲居,不能治也,既而学琴于友人孙道滋,受宫声数引,久而乐之,不知其疾之在体也。"轻音乐有消除紧张感、疏解各种压力、预防或缓解各类慢性疾病的作用。睡觉前适合选择一些情绪平和、慢节奏的传统乐曲、轻音乐或古典音乐来听,其中以小提琴、钢琴独奏曲效果较好。这类音乐的中心频谱大多为125~250 Hz,音量为70~45 dB。听音乐的时间不宜太长,一般在30~60分钟,也不宜单用一曲,以免重复而令人生厌,可选用一组在情调、节奏及旋律等方面和谐的多支乐曲或歌曲来听。用耳机听有助于取得最佳效果。睡意袭来时不要关停音乐,让音乐继续放,直到它自然停下来。我入睡前常默唱"正月里来是新春……"和"送君送到大路旁……"等歌曲,效果居然不错。

十、肌肉放松

睡前让身体各部的肌肉做15分钟绷紧与放松的动作使肌肉松弛;将注意力转移到一些美好的事物上,使心情愉快。

十一、呼吸控制

我日常采用睡前把注意力集中在控制呼吸动作上以促进入睡的方法。缓慢匀速地深吸气，深吸气之后憋气，数"1、2、3、4、5、6、7"（可长可短），之后缓慢匀速地深呼气，呼气期与吸气期保持等长。如此循环往复 5～10 次，直到睡意渐浓或不知不觉入睡。这种控制呼吸助睡法应作为日常睡前的准备活动之一，不要等到入睡困难时才来"抱佛脚"。

十二、生物钟

人的睡眠和觉醒过程受到两套机制的调控，一套是控制昼夜节律的生物钟，另一套是调控睡眠需求的睡眠内稳态。这两套系统相互作用，共同影响着人们什么时候睡、睡多久、睡得怎么样。生物钟是生物体内的一种无形的"时钟"，实际上是生物体生命活动的内在节律性。植物、动物和人类都有调节生命活动的、与地球旋转同步的体内机制。生物钟负责调节重要的生物功能。比如，睡眠、行为、激素水平、体温和新陈代谢。2017 年，诺贝尔生理学或医学奖获得者杰弗里·霍尔、迈克尔·罗斯巴什、迈克尔·杨从果蝇体内分离出一种能够控制生物昼夜节律的基因，阐明了这种基因如何控制一种特殊蛋白质的合成。这种特殊蛋白质夜间在细胞中积聚，到了白天又会降解，细胞内这种蛋白质水平在每天 24 小时的周期内与昼夜节律同步波动，按照人的心理、智力和体力活动的昼夜节律来安排作息制度，能大大提高工作效率和学习成绩，并减轻疲劳、预防疾病、防止意外事故的发生。反之，假如突然不按体内生物钟的节律安排作息，人体就会在身体上感到疲劳、在精神上感到不舒适。中国科学院神经科学研究所的研究团队利用基因编辑技术从健康猕猴胚胎中敲除 *BAM1* 基因，发现 *BAM1* 基因的缺失会影响小猕猴体内生物钟的运转，诱发多种疾病，包括睡眠障碍、夜间多动症、抑郁症、精神分裂症和激素分泌紊乱等。

十三、褪黑素

褪黑素是由哺乳动物和人类的松果体分泌的一种胺类激素(N-乙酰基-5-甲氧基色胺),这种激素在光线暗时分泌增加。近年来,国内外对褪黑素的生物学功能,尤其是作为膳食补充剂的保健功能进行了广泛研究,发现其具有促进睡眠、调节时差、抗衰老、刺激免疫细胞、抗肿瘤等多种生理功能。长途旅行常出现时差,如果需要倒时差,褪黑素会是一个不错的选择。

中青年人体内分泌足量的褪黑素,不需要额外补充。而长期服用褪黑素可引起分泌褪黑素的腺体萎缩,且有不良反应,如性功能减退,不育不孕等。老年人必要时可用来调节睡眠。

十四、"夜猫子"和"早起鸟"

美国伯明翰大学人类大脑健康研究中心的研究团队指出,"夜猫子"早上反应较慢,在上午正常工作的几个小时内处于困顿状态,而在晚上8点左右表现更好;"早起鸟"在完成上午的任务时表现更好。因此,研究团队认为,按生物钟安排工作、休息和睡眠时间,可让"早起鸟"和"夜猫子"各得其所,不仅有利于充分发挥人的创造力和生产力,而且对人的健康有益。

第七节　睡　眠　习　惯

据世界卫生组织的调查,全世界有27％的人睡眠质量存在问题,其中30％由不良睡眠习惯引起。

(1)避风。睡觉应避开风口,因为人睡熟后,身体对外界环境的适应能力和体温调节能力下降,当风而卧,容易受凉生病。

（2）分床。夫妻、母子常常同床相对而睡,这样不仅一方吸入的气体多是对方呼出的废气,甚至可能吸入对方呼出气体中的病原微生物,而且翻身、上厕所、打鼾、咳嗽和梦呓都会干扰对方睡眠。母子分床而卧不仅有利于母子健康睡眠,而且有利于培养孩子的独立生活能力。至于夫妻中如有一方打鼾,那就最好分房而卧了。

（3）上床。床是用来睡觉的,应形成按时上床和上床就睡觉的条件反射。除睡觉外,其他任何活动,如看书、看电视、聊天及玩手机等,都不应该在床上进行。

（4）蒙头睡觉。这种睡眠方式易致呼吸困难,吸入被窝中二氧化碳浓度高、氧气浓度低和湿度高的空气,对机体(尤其大脑)的危害极大。蒙头睡觉还有一个弊病,就是容易使头部发热。睡眠时应保持"头部冷,足部暖"。

（5）张口呼吸。呼吸道是由鼻腔开始的,正常的呼吸应通过鼻腔。鼻腔内的纤毛、腺体及其分泌物和丰富的静脉丛,为过滤和屏障空气中的灰尘、病原微生物,以及调节空气的温度与相对湿度都起着重要作用。张口睡眠容易造成病从口入。

（6）灯光。人睡觉时,尽管眼睛闭着,仍然能感觉到光亮。开着灯,甚至对着灯光而睡,会使人心神不安、难以入睡,即使睡着也不踏实,容易惊醒。日本科学家小林二指出,夜间若开灯睡觉,光线会穿过眼睑影响睡眠节律,使褪黑素分泌受阻,增加罹患心脑血管病、卒中的风险。

（7）裸睡。分为全裸睡和半裸睡。半裸睡是指只穿内裤而裸上身。全裸睡去除了衣物对身体的束缚,给人一种无拘无束的舒适感,有利于神经系统放松和血液循环畅通,因而能提高睡眠质量。裸睡增加皮肤与空气的接触面积,有利于皮脂腺、汗腺的分泌活动,因而增强机体的适应和免疫能力。睡眠时内裤吸收、粘着汗液和分泌物,而潮湿及不透气的部位容易滋生细菌,进而诱发瘙痒、湿疹,并增加病原体进入尿道的机会。因此,裸睡能减少穿内裤导致的泌尿系统和生殖系统器官感染的风险。内裤太紧,会使阴囊的血循环受阻和温度升高,导致精子生成和发育障碍,降低男性的性能力;同时,紧身内裤还会给生殖器以强烈的摩擦和压迫,导致勃起功能异常,频频遗精。裸睡则可以让睾丸温度下降,精子变得更活泼,性欲望自然就会增强。因此,裸睡有利于保护男性生殖功能。对于女性,裸睡不但使其意外感到温暖和舒适,有时连妇科常见的腰痛及生理性月经痛也会因此减轻。总之,裸睡是一种健康的睡眠习惯,既有助于放松心情、消除疲劳,对失眠、头痛和腹泻等疾病均有裨益。

(8)看时间。一觉醒来,忍不住想看看钟表,以确定睡了多少时间,这样做容易造成心理负担,引起紧张、焦虑,导致失眠。更不能看手机,手机上的蓝光会立即激活眼中的光敏细胞,抑制有助睡眠的褪黑素的分泌。还是"糊里糊涂"睡去为好。

(9)分段睡觉。困了就睡,夜间醒来看书、做事,之后再睡回头觉。这样似乎能保证睡眠时间的总量,但实际上睡眠质量差,效果不好。

第八节 睡眠姿势

睡眠姿势不外乎俯卧、仰卧和左、右侧卧4种。不宜选择俯卧位,其余3种睡眠姿势可变换。

(1)俯卧:易造成呼吸不便和压迫心肺。如果时间过久,或者由于肥胖等原因对胸部的压迫过重,有可能影响周身气血的运行,出现睡眠质量不佳、心脏不适和呼吸困难等情况。俯卧还会影响发育中少女乳房和胸廓的发育。

(2)左侧卧:是变换睡姿的第三顺位选择。左侧卧位不仅会使左侧肢体受压、胃排空减慢,而且使胸腔内的心脏受到一定程度的压迫,不利于心脏输血。左侧卧时,常会感觉到心跳,难以入睡,也容易做噩梦。

(3)仰卧:是睡姿的第二顺位选择。仰睡可以使肌肉放松,不会压迫心、肺、胃肠和膀胱等全身脏器。仰卧时切勿将手放胸前，以免压迫心肺，做噩梦。仰卧可分为正面平躺、左袒腹、右袒腹3种睡姿。正面平躺时下肢、上肢伸直平放于身体两侧。右袒腹时身体微微右倾，右上肢外展30°～45°角，左上肢置于左髋关节处，右下肢外展15°～30°角，左下肢向上蜷曲，微微右倾；左袒腹同理。以上细节，因人而异，怎么舒服怎么来，不可拘泥于一格。

女性靠着子宫韧带、骨盆底肌肉和筋膜的支托作用，子宫保持轻度前倾前屈的正常位置，采取仰卧睡姿时子宫的纵轴与床面大约呈45°角，加之膀胱内尿液的重量向后压迫子宫，容易使固定子宫的韧带受损，从而造成后位子宫。后位子宫容易引起痛经、月经量多等困扰，严重的甚至会导致不孕。

（4）右侧卧：也称吉祥卧、狮子卧，是睡姿的首选，是最科学的一种睡觉姿势。右侧卧取脊柱稍向前弯，肩部略向前倾，四肢自由弯曲，全身呈弓状姿势，肌肉则尽量放松。右侧卧位使位于右上腹的肝脏得到较多的血供，便于肝脏行使其功能；右侧卧位不会压迫心脏，这样全身各组织器官会得到充分的血液供应；右侧卧位不妨碍胃肠蠕动，有利于胃中食物向十二指肠顺利运送。

（5）枕臂而睡：会压迫神经、血管，导致前臂、手腕和手指麻痹，血运不畅以及易惊醒。

（6）孕妇的睡姿。孕妇如果长期采取仰卧睡姿，可因子宫及其内容物重量的增加而压迫下腔静脉，导致回心血量减少，引起胎盘循环障碍和胎儿缺氧。准妈妈宜朝向与胎背相反的方向侧卧，这种卧姿有利于胎儿的血液循环及其在母体内的活动，有利于维持正常胎位和胎头入盆。准妈妈睡姿不宜选择仰卧位。

一般人在每晚的睡眠中都会自觉或不自觉地变换睡姿。即使是右侧卧位，如果长期姿势不变，也会对肩关节造成不利影响。因此，长期固定采用某种睡姿不是一种好的选择。

好的睡眠习惯一旦养成，头一靠上枕就会有睡意袭来，上床10～30

分钟就能入睡;每晚醒来不超过 1 次,醒后 20 分钟内能重新入睡。睡眠深沉、安稳,一觉到天亮,自然睡醒,能睡 7~8 小时;起床容易,感觉轻快,白天头脑清醒,精神焕发,如此即为好睡眠。

(7)起床。按时起床,醒后不要立即翻身起床,在床上再躺几分钟,以便机体适应醒后的状态和环境,老年人更应如此。起床后不要立即叠被子,留一点时间让被窝里的汗气、体味及肠道排出的秽气散去。

第九节　睡眠时间和睡眠规律

一、睡眠时间

人类所需睡眠时间的长短随年龄而变化。婴、幼儿的大脑和各组织器官都处于生长、发育阶段,需要的睡眠时间分别长达 20 小时和 12 小时。60 岁以上的老人白天嗜睡,晚上睡眠时间较短,平均 6~7 小时,其中做梦要占 20% 的时间。

充足的睡眠对于保持身体健康和日间状态都非常重要,但怎么才算"充足"却因人而异。大多数人每天需要 8~8.5 小时的睡眠,有的人一天睡 9 小时还意犹未尽,有的人每天却只需要睡不到 6 小时。每个人最适宜的睡眠时间长度主要是天生的,由遗传基因决定。天然短睡眠者可比常人少睡 2~2.5 小时,他们携带 *DEC*2(又称 *BHLHE*41)的突变型基因,其表达受到生物钟的调节,表达出的蛋白质是一类转录抑制因子,能够反过来抑制生物钟的核心调控元件 CLOCK 和 BMALL1,最终影响人的睡眠时长。携带 *DEC*2 基因的人不仅可比常人少睡 2~2.5 小时,还可能抵抗睡眠剥夺对行为造成的不良影响。他们在学习、工作和生活中的表现甚至比普通人更积极、更充满活力。当然,也有些人需要每天超过 9 小时的睡眠。每个人都有自己适宜的睡眠时间长度,因为每个人的基因组成不同。

据英国每日邮报网站 2017 年 6 月 16 日报道，十分快乐的睡眠每晚睡 7 小时零 6 分，基本快乐的睡眠每晚睡 7 小时，有点儿快乐的睡眠每晚睡 6 小时 54 分。睡眠不足 6 小时 54 分意味着在人际关系中一点儿都不开心，会持续感到忧虑以及没有丝毫的感恩情绪。7 小时是英国国民保健署建议的成人每日最少睡眠时间，但再延长 6 分钟也许是有好处的。晚上少睡 16 分钟就有损第二天的工作能力。被调查者中睡眠最好的人是那些在就寝前进行了冥想或洗了淋浴的人。与睡眠不足存在关联的活动包括玩手机、玩电子游戏、过劳或倒班工作。工作和生活中遭遇到的各种压力常常对睡眠造成长期持续的不良影响。在家办公通常被视为睡眠不足的原因。看电视看到睡意袭来时再脱衣睡觉，上床后往往又清醒了，睡意全消，难以入睡。

睡眠时间因人而异，但深睡眠必须保证。深睡眠是人睡得最香、最熟的阶段。深睡眠阶段人的大脑皮质处于充分休息状态，机体的各种生命活动降至最低程度，垂体生长激素的分泌和释放达到高峰，同时储存能量、消除疲劳、恢复精力、释放免疫活性物质、提高机体免疫功能。美国《当代生物学》发表的瑞士研究人员的研究结果证实，睡眠好有助于学习效果的巩固，人类的大脑甚至在无意识的深睡眠中也能学习，发生联想。

实验发现，持续性剥夺睡眠的动物数周后将会死亡，不管其饲养状态如何。人被剥夺睡眠 60～200 小时，将导致睡眠增加、疲劳、易激惹、精力难于集中、熟练的运动功能丧失、自我照顾能力和判断能力下降、工作能力衰竭；睡眠被继续剥夺时，将出现频繁的短促睡眠、各种错误不断出现，最终会出现定向力障碍、错觉、幻觉、妄想以及意识障碍。人类缺乏正常睡眠的代价不只是疲劳，也被认为与抑郁、肥胖、高血压、心脏病发作、卒中及糖尿病风险上升和寿命缩短相关。

苏黎世大学的研究指出，让 18～28 岁的一组受试男性连续 1 周每晚只睡 5 小时，对照组为每晚睡 8 小时的同龄男性，结果表明，长期睡眠不足会导致容易冲动、冒险行为增加。参与博彩游戏的睡眠不足者，其冒险行为也会显著增加,且自身毫无觉察。

二、睡眠规律

有规律的睡眠不仅能保持身体健康,而且可有效预防疾病。睡眠的好坏不仅取决于一天睡几小时,还要看睡眠质量。不规律的睡眠会使人焦虑、烦躁和疲劳,导致心脏病的发病率增加11%。熬夜使生物钟和内分泌紊乱,抑制瘦素分泌,不仅对健康不利,导致早衰,还影响学习和工作效率。睡眠不足也是导致脱发的重要原因之一。典型的例子是:一个小伙子每天熬夜,结果从25岁开始脱发,才30多岁就"聪明绝顶",成了"地中海",看上去比同龄人老了10多岁。长沙市民李先生今年刚满31岁,平日热衷熬夜玩游戏,常常凌晨两三点后才睡觉。近来,他出现胸口憋闷、咳嗽的症状,到长沙市中心医院就诊,被确诊为心力衰竭。75岁以上的老年人如长期在11点以后睡觉,患阿尔茨海默病的风险就会增加1倍。经常熬夜会造成免疫力下降、肠胃危机、心脏病风险、肥胖、耳聋、皮肤受损和记忆力下降。实际上,长期熬夜等于慢性自杀。瑞典斯德哥尔摩大学卡罗琳医学院的奥古斯泰特团队对3.8万人连续13年的追踪研究表明,65岁以下的人若每天睡眠不足5小时,其死亡率就会比每天睡眠6~7小时的人高65%。若在工作时每天睡眠不足5小时而周末睡眠8小时以上,其死亡率就不会显著上升。可见,"睡眠债务"是要"偿还"而且可以"偿还"的。当然,最好保持规律的睡眠习惯,不要用周末睡懒觉来弥补欠下的睡眠账。睡懒觉会打乱人体的生物钟,导致精神不振,影响记忆力,并且会错过早餐,造成饮食紊乱。周末睡懒觉还会导致"假后返工时差"。研究表明,"假后返工时差"每增加1小时,心脏病发病率就会升高11%。

我建议成年人睡子午觉,午觉睡半小时,子觉睡8小时。研究表明,午觉有助于降低血压,有午觉习惯的人比不睡午觉的人血压平均低3~5 mmHg。如果没有条件午休,可选择冥想半小时。午觉睡长了也会影响子觉。早睡早起身体好,只要你做到晚上9~10点入睡,生物钟就能保证你早上 5～6 点准时醒来。只有实现优质睡眠，机体的生理功能才能得到充分修复，免疫系统功能也才能增强。

睡眠需求在人一生的不同时期会发生变化。根据国家卫健委的数据，我国超过 70％ 的中小学生睡眠时间不达标，政府建议小学生每天睡 10 小时，初中生每天睡 9 小时。美国睡眠基金会的《睡眠指南（2015）》中建议婴幼儿每晚睡 14～17 小时，青少年睡 8～10 小时，成年人睡 7～9 小时。老年人的睡眠时间一般为 7～8 小时，5～9 小时也属于正常范围。但个体差异很大，有的青少年也许每晚睡 7 小时就可以了，而有的则需要睡 11 小时。如果你第二天醒来，精神饱满，注意力和记忆力都佳，与人交往也十分和谐，那你就实现了优质睡眠；而如果你白天做事不在最佳状态，那就要考虑你是否没有睡够。99％ 的人一天睡眠的时间在 7～9 小时之间，只有 1％ 的人少于 7 小时或多于 9 小时。

健康的体魄源自优质的睡眠。充足的睡眠有助于预防感染和感染后的康复，对疫苗接种也能做出更好的反应。美国国家睡眠基金会指出，18～64 岁的成年人每天应睡 7～9 小时；65 岁以上的老年人每天应睡 7～8 小时；14～17 岁青少年每天应睡 8～10 小时；6～13 岁的儿童每天应睡 9～11 小时；3～5 岁的幼儿每天应睡 10～13 小时；1～2 岁的低幼儿每天应睡 11～14 小时。

睡眠过多或过少都不利于健康和长寿。长期睡眠不足会导致注意力变差、能量消耗减少、食欲增强、皮质醇及肾上腺等“升糖激素”增加和胰岛素抵抗，从而增加罹患肥胖症、心脑血管疾病、糖尿病、癌症、抑郁症、退行性神经病以及其他诸多疾病的风险；睡眠过多可能对认知能力产生负面影响（如记忆力和智力下降），增加肥胖的概率，提高患糖尿病、结直肠癌、心脑血管病的风险。华中科技大学张晓敏教授团队发表在美国《神经学》周刊上的研究指出，睡眠时间长的老年人卒中风险增加 85％。

在美国米尔肯学会于 2019 年 10 月 29 日举行的未来健康峰会上，加利福尼亚大学欧文分校的精神病学家露丝·本卡说：“早在一个人患上阿尔茨海默病几十年前,睡眠不足和睡眠障碍就开始推动这个疾病的发生。"与睡眠好的人相比,睡眠质量差的人大脑周围液体中往往会积累更多与阿尔茨海默病相关的淀粉样蛋白与 Tau 蛋白,快速眼动睡眠时间较少的老年人体内的 Tau 蛋白也可能会更高。美国国立卫生研究院的研究人员发表的研究结果显示,同意在夜间每小时被叫醒 1 次的健康志愿者第 2 天体内的淀粉样蛋白水平更高。这些是睡眠过程可能清理一些堆积起来的淀粉样蛋白与 Tau 蛋白的佐证。

学者们对 7 个地区、21 个国家不同收入水平的 1 166 232 名成年人的研究结果表明,睡眠时间超过最高推荐量(每天 8 小时)的人罹患心脑血管疾病或卒中死亡的风险竟然上升 41%。2019 年 10 月 9 日,美国佛罗里达州迈阿密·米勒大学发表研究报告指出,每晚睡 9 个小时的人记忆力和语言能力明显下降,这些是阿尔兹海默症等痴呆症的早期症状。研究指出,睡眠过多的人脑内 C 反应蛋白和白介素-6 等促炎因子生成过多,进而促进 β-淀粉样蛋白异常沉积。

第十节 冥 想

冥想指心注一境、凝神定气,进入深沉的思索和想象。冥想其实是一种让心灵和身体放松、入静,减轻压力、回归自然的禅修方式。冥想可以清除心灵毒素,排除任何不利于心灵的垃圾,有助于锻炼注意力和调和心态,让自己的情绪总是处于恬淡、平静中,让自己的身体常常处于健康的状态。人生的烦恼都是自寻的,当心灵变得博大、空灵无物,犹如倒空了的杯子时,便能快乐与祥和、身心自在,就能保持一种不受外界影响、没有杂念的心境。冥想可调节呼吸、心跳等基本生命活动,使机体新陈代谢有序和正常地运行,甚至可提高端粒酶的活性。冥想是经科学证实的解除压力的良方,任何人都可以习得。总之,冥想的不是"肉身",而是"精神"。头向右侧(忘我)、右手接天、左手接地、身体不停旋转的土耳其旋转舞其实也是冥想的一种。

郭沫若(1892—1978)推崇冥想,他每天早晚冥想,每次半小时,这治愈了他因过度用脑而患上的"极度的神经衰弱症"。饶宗颐先生享年101岁,他晚年的生活十分规律,早上7点起床,用半小时安静地打坐冥想,他说"我是每天坐在葫芦里"。与吕思勉、陈垣和陈寅恪并称为"史学四大家"的钱穆先生,并不具备长寿基因,他的祖父30多岁、父亲40多岁就去世了,母亲、兄长也都去世得早,但他从20岁起就坚持冥想,不仅享年96岁,一生还写了1 700多万字的史学著作。李嘉诚先生则每天闭目养神3次,每次10分钟。

令人颇感兴趣的是,一些学校在幼儿园和小学生中就开设了冥想课,每天定时冥想30分钟,据说效果相当不错。

我每晚睡前冥想30分钟,而且在冥想前先散步30分钟。散步期间尽量放松,每2~3分钟大声地连连打哈欠,不断地吐出二氧化碳气体、"怨气"和"晦气",吸入新鲜空气。实践证明,散步、打哈欠与冥想的协同作用于睡眠大有裨益。

冥想时注意事项如下:① 衣着宽松。② 空腹或半空腹,因为消化活动会干扰冥想带来的积极生理效应。③ 选择每日适当的时间,但每天在同一时间冥想比理想的时间段更重要。最佳时间是子时和寅时,子时开天,丑时开地,寅时万物发生。④ 找一个能够避免干扰的安静地方,最好每天在同一个地方进行。工作太忙的人,无论在什么地方,有空就冥想,凝神调息,调息凝神。"人若常清净,天地悉皆归。"身体的能量储备足够了,身心能够合一的时候,身体就会发生变化,最后元气自然归位。⑤ 取舒适自然的坐姿。⑥ 屏蔽掉各种乱七八糟的杂念和想法,专注、守神,集中意念于呼吸或一物。⑦ 坚持不懈,每天只冥想几分钟,好过三天打鱼两天晒网每次20分钟的效果。

冥想的坐姿有莲花坐、半莲花坐、至善坐、吉祥坐和简易坐等。无论何种坐姿,要点都是上身挺,背部时刻伸直,在臀部下面垫上一个蒲团或者两本厚一点的书。坐姿首推莲花坐（佛陀坐），即庙宇中释迦牟尼的坐姿。初学者可采取较舒服的简易坐：坐在地上，两腿向前伸直。弯左腿，把左脚放在右腿下方；或弯右腿，把右脚放在左腿下方（可以换腿）。盘腿而坐。收紧下巴。双手分别放在两膝之上。肩膀和手臂放松。挺直脊背，头、颈和躯干保持在一条直线上。保持姿势，时间不限。可根据个人的生理特点选择坐姿，甚至印度尼西亚总统佐科·维多多的高难度坐姿（盘腿坐：双腿交叉呈 X 形，足尖相触，而且两个足掌都保持紧紧贴地）也可效仿，不必拘泥于一格。坐姿也可交替、互换，以避免紧张和疲劳。总之，打坐的姿势无关紧要，舒服才是最重要的，身体舒服了才能安宁。长时间用一种姿势打坐反而不好，易于造成循环不畅，气血不通。一个稳定合理的坐姿可以让气血通畅，精神不容易分散。

双手可以互相握住，做成手结，并可握一物（如核桃）。手结的作用就像一把锁，把心思、念头锁上，与外界隔开。

冥想时的呼吸也很重要。呼吸要自然。吸气时让身体紧张，呼气时让身体放松。呼吸时收紧肛门有助于"下实上虚"。冥想时要闭口并控制呼吸，使之较平常缓慢，深深吸气，轻轻呼气，并使吸气和呼气的时间长度大致等长且有规律。如果吸气时数 1～10，那么呼气时也数 1～10，这样一吸一呼，反复进行。一吸一呼应在 0.5～1 分钟完成。完全的呼吸或瑜伽呼吸是把胸式和腹式呼吸结合起来完成的。应尝试借助鼻子的正下方（人中）或鼻孔出口处周围的某一点来感觉气息的进出，而不要让感觉跟随气息进入体内或排出体外。如果跟随气息进出，将难以成就禅定。

开始时，控制呼吸的过程是人为的，但过一段时间之后，练习控制呼吸的人在连续进行呼吸的过程中体会到一种自然、自发的停顿，即在呼与吸之间出现的自然停顿，这种停顿叫作调息。所谓调息就是意守住这连续过程中停顿的冥想。积极意守这些停顿以及这些微细、延长的呼与吸的过程，结果是使人的心灵和感官离开具体事物（达到制感），进入超脱、入神般的状态。

一定要在对呼与吸的过程有完全的控制调节能力后，才开始练习悬息（不呼不吸）。悬息会使意念集中，特别重要的是不要把悬息时间延续得太长以致感到不舒适。

冥想就是把意念、注意力集中在某一特定对象之上的深思方法。当一个人的思维持续不断地朝着一个方向走时，冥想就形成了。冥想要闭三关（眼、耳、口）、完全闭目（或 95％闭目）、意守丹田（脐下三寸），或把注意力集中于任何一物——一幅画、一盆竹，或一棵树。我冥想时常专注于日出或日落，抑或专注于博斯普鲁斯海峡两岸君士坦丁堡和地中海沿岸亚历山大港壮观、旖旎风光的遐想，抑或专注于我从希腊圣托里尼岛带回的一张图片——那蓝顶的教堂、斗艳的花丛、白色的民居、海面上游弋的游轮和星罗棋布的火山岛。隔一段时间，我往往转换时空，通过在心中重复念诵"落霞与孤鹜齐飞，秋水共长天一色"，并将想象力和注意力集中于其意境，从而渐渐进入毫无杂念、忘我、心静神宁的境界，达到消除紧张、自我放松的效果。

如果你开始打瞌睡，就半睁开眼睛，并保持良好的坐姿。

冥想不一定要采取坐姿，站姿或卧姿均可，其核心是要把意念和注意力集中于一点。

盘腿打坐、冥想和发呆之间的区别：盘腿打坐是我国古代的一种养生健身法。闭目盘膝而坐，调整气息出入，手放在一定位置上，不想任何事情。道教叫"盘坐"或"静坐"，佛教叫"禅坐"或"禅定"。盘坐又分自然盘、双盘及单盘。盘腿打坐既可养生延寿，又可开智增慧。冥想是一种改变意识的形式，它通过获得深度的宁静来增强自我认知。在冥想期间，人们的注意力高度集中于自己的呼吸或某种意念，并采取某种坐姿或瑜伽动作，使外界刺激减至最小，机体处于特定的心理状态，或者干脆就什么都不想。从外表看来，冥想和发呆似乎没有区别，都是一个人安静不动地坐着。实际上，冥想时身体虽然不动，思维却是很活跃的，或许还可能是一种有目的、有意识的思维活动，比如回忆、想象、思考等,甚至有所创见或突发奇想;发呆时则注意力涣散,处于一种无目的、无意识、任由思绪飘荡、做白日梦,甚至放空的状态。

第十一节 梦

做梦是人体一种正常的生理和心理现象。梦不神秘,也不是幻想。古代美索不达米亚、埃及和中国人都认为梦是神谕。按照19世纪精神分析学家西格蒙德·弗洛伊德的学说,梦是潜意识的自我表现,是早期创伤经历所产生的压抑欲望的再现。梦是一种精神活动,南柯一梦的动机常常是寻求实现一个"满足的愿望",其内容则往往是被深深压抑的"愿望的满足"。美国加利福尼亚大学的研究员G·威廉·多姆·霍夫尼在《心理健康实践科学评论》发表文章解释,梦具有心理学意义,是人们清醒时的想法和关切的延伸。梦是人们关于日常生活的近乎可信的叙事片,而不是迷幻的动作片。我认为,梦还是心理创伤和躯体不适的某种反应。比如,有一次我梦见一个朋友出现了黄疸,肝功能化验多项指标不正常。梦醒后我压了压肝区,觉得有些不适。第二天,我查了新服的一种西药的说明书。说明书的不良反应项下赫然写着:有引起肝功能障碍的可能。到医院化验,发现转氨酶浓度升高。于是我赶紧停药,不久肝功能就恢复了正常。医学研究证实,做梦是大脑在形成和巩固记忆,具体而言就是在处理白天所经历的情绪,即"日有所思,夜有所梦"也。情绪越强烈,梦就越生动。实际上,梦是一种情绪模拟器,一种有助于我们处理和控制积极或消极情绪。白日梦还能改善我们自身的情绪。

有人甚至做清醒梦。笛卡尔这样描述他的清醒梦:"我为人,因此有睡觉的习惯,并且我在梦中所见的一些东西,和别人醒着的时候所见的东西完全一样,有时候还更加不可思议。"笛卡尔在梦中甚至完成了他数学研究中最亮丽的成果。无独有偶，麻省理工学院的科学家指出，引导的梦境可以用来提高创造力或直面压力、创伤的根源。在一种罕见的"清醒梦境"（睡眠者知道自己在做梦）中，做梦者可以有意识地塑造梦。

做梦有助维持正常思维，是确保大脑健康发育的需要，是大脑的调节中心为了平衡机体各种功能而产生的结果。快速眼动睡眠过程中，大脑通过做梦建立和加强突触和神经细胞之间的连接点来形成新的连接，从而使其能够进行交流，加强学习和巩固记忆，同时产生栩栩如生的梦境。梦的特殊性使它有别于清醒时的经验，做梦或许还可以抵消学习范围太窄的缺陷。因此，即使"一枕黄粱"也不必沮丧。如果大脑调节中心受到损伤，就不能形成梦，所以长时间不做梦，人们反倒应该有所警惕了。通常年轻人梦少，老年人梦多，可达睡眠时间的 20％～30％。

任何人都可能做噩梦。做噩梦最常见的原因是恐惧或压力，诸如生活中最近发生的重大事故、创伤性事件，以及失眠、酗酒或吸毒。恐惧、焦虑、绝望和悲观等消极情绪都会使人做噩梦。噩梦不仅会打断睡眠，还会在第二天早上引起焦虑感，有时这种不适感会持续一整天。

噩梦令人讨厌，但它们对大脑还是必要的。瑞士科学家发现，噩梦与大脑的岛叶和前扣带皮层有关，被唤醒时和睡眠中感到恐惧时大脑活动的区域是相同的。让人感到恐惧的噩梦不只有消极的一面，也有积极的一面：噩梦可以用来训练神经系统，使其"有备无患"，以对现实中的危险做好准备和对可能发生的紧急状况做出及时反应，甚至做噩梦可以治疗"胆小鬼"；有时做噩梦可以释放压力，使做噩梦者次日感到轻松。如果被噩梦惊醒，可以尝试起床、冥想或放松，并做一些转移注意力的愉快活动。然而，长期噩梦连连也提示身体较为虚弱或患上了疾病。北京朝阳医院的郭兮恒教授说："体内的一些疾病可以在梦中体现，因为做梦时可能把身体感到的不适带到梦中，成为梦的一部分。"

通过解析梦甚至可以确定一个人是否患有焦虑症或抑郁症，还能实时了解战争、自然灾害或流行病对社会心理健康状况造成了怎样的影响。

第十二节　睡 眠 障 碍

一提到睡眠障碍,大家首先想到的是失眠。其实,生物钟昼夜颠倒,白天过度嗜睡,也属于睡眠障碍的一个类型,其对机体的危害甚至还要大于失眠。设想开车时突然犯起困来,那该多么危险。白天总犯困,还是身体可能伴随其他疾病的信号。

睡眠障碍系指睡眠—觉醒周期性变化过程中表现出来的各种功能障碍。睡眠质量下降是人们常见的主诉,成年人群中长期睡眠障碍者可多达 15%。机体的任何不适或疾病都可以表现为睡眠障碍,正如机体的任何不适或疾病都可以表现为消化道紊乱一样。广义的睡眠障碍包括各种原因导致的失眠、嗜睡、睡行症、睡眠呼吸障碍以及睡眠行为异常(睡眠惊恐、不宁腿综合征)等。睡眠障碍已成为一种现代"时尚疾病",严重危害着人们的身心健康,大大地降低了人们的生存及生活质量,是人体健康的慢性杀手。

睡眠形态紊乱,是指由于睡眠时间的混乱或不足引起的身体不适或干扰了人们所期望的生活方式。研究显示,频繁的睡眠形态紊乱可能是阿尔茨海默病的先兆。

睡眠障碍可以导致机体生理活动发生一系列改变。长期缺觉可以引致许多神经、精神及亚健康症状,如烦躁、抑郁、警觉和活动能力下降、自主神经功能紊乱、消化功能障碍等,甚至会降低免疫功能,影响身体健康及工作效率,使生活质量下降。而某些疾病和躯体功能障碍可能是睡眠障碍的诱因,也可能是睡眠障碍的并发症。

2019 年 2 月 13 日,在英国《自然》周刊上发表的实验发现,碎片化的、紊乱的睡眠会改变小鼠下丘脑分泌的激素水平,引起一种名为集落因子-1 的蛋白水平增加,进而导致骨髓中炎症白细胞的增加,加快动脉粥样硬化,引起不良的慢性炎症和心脑血管疾病。这一结果揭示了长时间睡眠不良对心脏和血管有害的原因。

　　阻塞性睡眠呼吸暂停综合征是一种常见的睡眠障碍,多见于肥胖、高血压和任何原因造成的上呼吸道狭窄患者。不少人误以为鼾声越响睡得越香,实则相反。阻塞性睡眠呼吸暂停综合征的主要症状是大声打鼾、白天疲劳和(或)嗜睡,其他症状包括早上起床时头痛,醒来时口干和(或)咽痛,睡觉不安(惊叫、说梦话、抽搐、幻听、幻视及夜游),白天无法集中注意力、记忆力下降、抑郁,睡眠中因呼吸不畅而憋醒,或醒来时喘气,性功能障碍等。患者因无法得到优质睡眠,白天常感到疲劳,不能保持警觉,可能增加车祸等意外事故的风险。长期的睡眠呼吸暂停会引起或加重血管病变和代谢性疾病,包括药物难以控制的高血压、冠心病、糖尿病及高血脂,甚至夜间猝死。

　　阻塞性睡眠呼吸暂停综合征的预防和治疗:① 超重患者减体重,可减少颈部脂肪沉积,改善上呼吸道狭窄;② 戒烟,可缓解咽部黏膜受到烟雾刺激后的水肿;③ 戒酒,可防止酒精抑制中枢神经系统而引起肌肉松弛和上呼吸道狭窄;④ 调整睡眠体位,取侧卧位和适当抬高床头,以减少舌根后坠;⑤ 可尝试在上颌部贴上湿纸条;⑥ 就医,呼吸机持续气道正压通气、口腔矫正器以及外科手术治疗。

第十三节　失　眠

　　入睡困难、早醒、醒后不易入睡、浅睡和睡眠时间不足都可归入失眠。失眠不仅会使人无法解除疲劳,还会导致情绪低落、注意力不集中、焦躁不安、学习和工作效率降低。失眠和抑郁或焦虑互为风险因素,失眠越重,抑郁或焦虑也越重,反之亦然。长期慢性失眠不仅会导致心理障碍和精神疾病的发生,还会引起或加重一些躯体疾病,使人思维迟钝、免疫功能降低、肥胖,增加患心脑血管疾病、肿瘤、神经系统疾病以及其他各种疾病的风险,缩短人的寿命。更有甚者,长期失眠会导致神经细胞的"自噬",即部分神经突触被星形胶质细胞"吞噬"。星形胶质细胞对脑组织的清理、修复、再生及脑部疾病治疗有重要作用。

儿童、青少年在非睡眠状态下,体内生长激素的分泌减少,长期睡眠不足会影响生长发育,促进皮肤老化,令皮肤显得晦暗无光泽,眼圈发黑。年轻女性还可出现脸色发黄、皱纹增多等早衰现象。

产生睡眠问题的原因很多,如睡眠障碍、生物昼夜节律紊乱、过度用脑、躯体疾病、情感因素、生活方式(过多饮用咖啡和茶叶)以及环境因素(噪声、拥挤、污染、光照、温度和相对湿度不适)等。

据世界卫生组织调查,27%的人有睡眠问题。极个别人在青少年时期就开始失眠,生长发育和健康严重受到影响。著名作家王蒙先生14岁就尝到了失眠的滋味,他去就医,被医生轰出来,并说道:"你还是个娃娃,失什么眠?"他久病成良医,专门写了一本关于失眠的书。国际精神卫生组织主办的全球睡眠和健康计划于2001年发起了一项全球性的活动,将每年的3月21日,即春季的第一天定为"世界睡眠日"。2004年,世界睡眠日的主题是"关注睡眠健康"。

紧张和焦虑是入睡困难最重要的原因。"入睡压力"常使不少人无法入睡。经常失眠的人,睡前常念叨"今晚又怕睡不着""又怕要'对愁眠'了"。这相当麻烦,当你担心睡不着的时候,你可能就真的睡不着了。我的解决的办法是:首先,不要强迫自己入睡,通过转移注意力在不经意间消除这一念头。其次,想办法使自己昏昏欲睡,想象自己处在一个良好的睡眠环境里。入睡时,我常反复缓慢(一呼一吸间念一字)地默诵古诗。默诵时要不怕重复,也不必追求完整,怎么样有利于入睡就怎么样做。我最常默诵的是"月落乌啼霜满天,江枫渔火对愁眠。姑苏城外寒山寺,夜半钟声到客船""白日依山尽,黄河入海流。欲穷千里目,更上一层楼"以及"两个黄鹂鸣翠柳,一行白鹭上青天。窗含西岭千秋雪,门泊东吴万里船"。每当此时,我就会联想到在罗马郊外一个酒店所看到的"月落乌啼霜满天"，在自家窗外所目睹的夕阳依傍着西山慢慢沉没的实景，以及回忆起儿时在故乡青龙观学堂操场上一棵大黄桷树上小鸟晨昏追逐的情景。这几首诗，无论是其内涵、意境，还是音韵，都适合用来催眠。

我也常默诵苏轼的《定风波·赞柔奴》："常羡人间琢玉郎，天应乞与点酥娘。自作清歌传皓齿，风起，雪飞炎海变清凉。万里归来年愈少，微笑，笑时犹带岭梅香。试问岭南应不好？却道，此心安处是吾乡。"根据我的经验，苏轼这首词的镇静催眠效果也相当不错。点酥娘带着岭南梅香的微笑，轻启皓齿一曲清歌，顿时会把你发热的头脑变得清凉无比，此心安处就是你的"梦乡"了。

失眠应先从心理和生活方式上进行调整。保持良好的心态，坚持健康的生活方式，能不用药尽量不用。如果在保证良好的睡眠环境和坚持良好的睡眠习惯条件下，还是受到长期顽固性失眠的困扰，那就应及时就医，找出失眠的原因，积极治疗。

轻度失眠，可采用放松训练或认知矫正疗法。所谓放松训练是一种自我调整方法，通过机体主动放松来增强对自我控制的有效手段。一般是在安静的环境中按一定要求完成特定的动作程序，通过反复练习，使人学会有意识地控制自身的心理和生理活动，以达到机体增强适应能力，调整因过度紧张而造成的生理和心理功能失调，起到预防及治疗失眠的作用。在日本工作的芮茗教授发明了一套睡前健眠操：浅坐在椅子上，紧握拳再突然放松，这样紧张和松弛交替，一般 10 分钟即可进入安静状态。

认知矫正疗法是一种心理治疗体系，主要针对抑郁症、焦虑症等心理疾病和不合理认知导致的心理问题。按照认知矫正治疗理论，个体的情绪和行为不取决于外界环境的刺激，而是由个体的认知决定的，是个体对外界环境刺激的评价和反应。认知矫正疗法把着眼点放在患者不合理的认知问题上，通过矫正患者对己、对人或对事的看法与态度来处理心理问题。

英国睡眠专家盖伊·梅多斯是睡眠学校的创始人,他帮助许多人摆脱了失眠。他把他治疗失眠的方法叫作接受化解疗法,其核心思想是:让人们接受失眠这个事实,而不是去抗争。与认知矫正疗法不同的是,接受化解疗法通过改变与失眠的关系来改善睡眠。大脑失控可导致思绪万千、恐惧和焦虑。认知矫正疗法压制这些负面情绪,而接受化解疗法鼓励失眠患者不要压制自己对失眠的担忧,而是接受它,甚至拥抱它。这样做的好处是你可以解除武装,轻松地、不必像如临大敌一样上床睡觉。如此可以缓和恐惧、焦虑等情绪,化解对睡不着的担忧,最终进入睡眠状态。

调整心态,减压、减负、放松,正常作息。必要时抛开一切日常事务,休息一段时间。坚持合理膳食,保证全面而均衡的营养。饮食宜清淡为主,晚餐要少吃,不建议睡前喝牛奶。戒除烟、酒和咖啡,忌辛辣刺激性食物。

日本筑波大学国际综合睡眠医学研究所的马赫什·考希克领导的团队发现,二十八醇能够减少压力,并让受到压力影响的睡眠恢复正常。甘蔗、米糠、麦胚油和蜂蜡等多种人类日常食物中富含二十八醇。二十八醇是人类食物中的天然成分,能够降低血浆中皮质酮的水平,而皮质酮正是压力的标志。

褪黑素是人体调节睡眠的生理物质,不仅可诱导自然睡眠,还可提高睡眠质量。褪黑素作为睡眠保健品,可以从小剂量(0.5 mg)开始渐渐找到适合自己的剂量,待良好睡眠习惯养成后渐渐减量直到停用。

中医学讲究辨证论治,擅长通过调节机体功能来治疗慢性疾病。中药相对温和,起效较慢,但不良反应少,疗效与个人的身体条件、对某种药物是否敏感有关;但如果对症,疗效还是相当不错的。

经常服用安眠药会抑制中枢神经系统。安眠药可抑制呼吸、松弛骨骼肌,加重呼吸困难;还可诱发心动过缓、血压下降,使心脏的泵血功能和肺脏的气体交换功能降低。一次大量服用安眠药会造成昏迷和呼吸停止,酿成严重的不良后果。长期服用安眠药本身就能产生睡眠障碍。安眠药与酒同服有风险。长期服用安眠药还会产生耐药性,致使药物疗效降低,剂量须不断加大直至失效,进而导致成瘾性和依赖性。单纯用安眠药来治疗失眠,弊多利少。目前主张短期使用安眠药对症治疗,把安眠药作为心理控制治疗(认知矫正疗法或接受化解疗法)的过渡与临时补充。总之,失眠患者应当在医生指导下做到合理服用安眠药。

心理控制与药物组合治疗的方式可显著增强治疗效果,这种增强是通过药物治疗的快速效果和心理控制治疗的持续作用来实现的。

第三章
饮　　食

饮食并不能决定人的一切，但饮食确与人们的外貌、健康、性格和心情密切相关。

天然和健康的饮食，使人们能够保持健康的身体、正常的体重、健美的身材、年轻的外貌、灵活的头脑、充沛的精力、良好的记忆、年轻的心态和快乐幸福的生活。因此，良好的饮食习惯可以决定，甚至改变人生。

一般说来，低盐、低脂、少糖，蔬菜水果＋米面＋燕麦片（或粗杂粮）＋鸡蛋酸奶＋白肉＋豆腐（或豆浆）这几种家常食物吃到七分饱就是大众可以办得到的健康饮食模式。

第一节 饮食与营养

按生理功能分,人体需要三大营养物质:结构类营养物质,如蛋白质、脂肪、碳水化合物及常量矿物质等;调控性营养物质,如维生素和微量元素等;媒体性营养物质,即水。

物理学家认为,宇宙中85％都是无法观察到的暗物质,而生物中同样包含"营养暗物质"。人们需要利用人体基因组、微生物学组和其他方面的理论和技术深入研究"营养暗物质与人体健康"的关系。

就科学养生而言,"吃得好"不是指吃得饱,更不是指"大快朵颐",而是指摄入人体的饮食能够满足机体对营养物质的生理需要,能够满足人们学习和工作时对营养物质的需求以及能够增强机体预防疾病的能力。营养学家强调食物的多样性,换一句话说,就是"不挑食",即口感好和口感差的都要吃。强调食物结构的均衡性,就是食物要搭配得当,营养要素的配比要适合机体的需要。

食物的价格并不一定与它的营养价值相当。燕窝、鹅肝酱、神户牛肉和鱼子酱都是很名贵的食品,但它们的营养成分也是蛋白质、糖、脂肪、矿物质、维生素和微元素。因此,普通食品只要精心搭配,形成均衡的饮食结构,花钱不多也能达到科学养生的目的;而昂贵的食品,如果搭配得不合理,造成饮食结构不均衡,花钱再多也不一定有利于健康。

谷物、蔬菜、水果、坚果、鱼肉、发酵乳制品(酸奶、奶酪等)、禽蛋、贝类、大豆及其制品、马铃薯、红薯、矿泉水和绿茶等属于健康的家常食物或饮品。这些家常饮食,只要搭配得当,胜过山珍海味。至于名贵食品,甚至法国大餐,经济条件允许的话,偶尔尝鲜,也是人生的一种乐趣和经历。

通过分析动物的血液和毛发样本,可以检测野生动物的食物来源。吃人类食物较多(大约 30%)的熊不仅冬眠时间减少约 50 天,而且染色体末端的保护帽(端粒)明显缩短,结果导致其细胞老化得更快。这是饮食习惯与寿命密切相关的佐证。

《柳叶刀》公布的全球不合理饮食结构造成的疾病发生率和病死率相关数据显示,2017 年全球约有 1 100 万人的死亡与不健康的饮食有关,平均每 5 个死亡人口中就有一个归因于不良饮食。在 1 100 万死于不健康饮食的人中,约 1 000 万人死于心脑血管疾病,91.3 万人死于癌症,33.9 万人死于糖尿病。研究还指出,在全球人口前 20 的大国中,年龄标准化后,中国不健康饮食造成的心脑血管疾病和癌症病死率最高,分别达 299.1/10 万和 41.7/10 万。影响中国人健康前四位的饮食习惯是摄入盐太多,吃蔬菜水果、杂粮和含 ω-3 脂肪酸的食物太少。

美国的研究报告称,不健康的美式饮食现在是美国人患病的主要原因,营养问题每年导致超过 50 万人死亡,甚至成为国家安全的威胁。新冠肺炎疫情的暴发进一步暴露了这些问题。美军各个部门提交的体检报告中都面临体重超标的现实。美国军人的肥胖率为 17%,其中海军高达 22%。

荷兰伊拉斯谟大学迈克费尔诺伊及其同事调查了 4 000 名荷兰老人(平均年龄 66 岁)的饮食状况,并分析了他们的脑部扫描结果,其结论是良好的饮食习惯——多吃水果、蔬菜、鱼以及少吃红肉能使人的脑容量更大,脑部灰白质更多,海马体积也更大。健康的饮食习惯有助于增强大脑健康,而且能防止脑神经退化。

营养对免疫系统的正常运作至关重要。免疫系统由许多细胞组成,而细胞的增殖、分化对营养成分,特别是蛋白质、维生素和矿物质的要求很高。事实证明,营养不良会导致继发性免疫缺陷,而某种特定的营养素缺乏也会引起免疫系统出现某种特殊问题。

根据国民体质的实际状况和中国经济发展水平制定的《中国居民膳

食指南科学研究报告(2021)》是中国营养学家集体智慧的结晶,其推荐的饮食模式值得遵循。一般说来,低盐、低脂、少糖,蔬菜水果＋米面＋燕麦片(或粗杂粮)＋鸡蛋＋牛奶(酸奶更好)＋白肉＋豆腐(或豆浆)这几种家常食物吃到七分饱是大众可以做到的健康饮食模式。

第二节 饮　　水

一、水的重要性

"水质决定体质,水质决定寿命",但真正能领悟到水对健康和生命重要性的人并不多。因此,有人称水是"被遗忘了的营养素"。世界卫生组织统计发现,发展中国家 80％的疾病和人类 33％的死亡与饮水污染有关。全世界发展中国家 1/3 的城市人口得不到安全卫生的饮用水。水中的某些污染物,即使极其微量,也可能在人体内终身存在,并不断积累。2003 年,联合国秘书长安南在"世界环保日"上宣读的声明中指出,全世界有 20 亿人因水而死亡,每天平均有 2.5 万人死于水传染的疾病,其中 43％是儿童。

水对生命是必不可少的。成人体液总量占体重的 60％,其中细胞内液约占体重的 40％,细胞外液约占体重的 20％。随着年龄的增加和机体的衰老,细胞内液逐渐减少,老年人皮肤皱缩就是因为皮肤细胞内水分减少的缘故。新陈代谢等一切生命活动都是以水为介质进行的。水在人体的最大作用是为血液成分的运输提供介质,溶解营养成分并使之从血液进入细胞,为细胞内反应提供介质,以及将代谢产物转移至血液进行再分配,或经肾、肺排出体外。水还是体温调节系统的主要组成部分。在某种意义上,水居六大营养素之首,其重要性可见一斑。

水中除含有钙、镁等比例较大的矿物质之外,还含有钠、钾、氯、铁、锌、铜、铬、碘、钴、钼及硒等人体必需元素。对于钙和镁,饮用水提供多达每日所需总摄入量的 20％；而对于其他元素，饮用水的贡献则在总摄入量的 5％以下。因此，除作为介质之外，水还具有营养性。水中的矿物质可部分补充膳食矿物元素的不足，尤其是钙和镁。长时间饮用纯净水与心血管疾病、癌症的发生具有相关性，日常饮用硬度较高的水则有利于减少上述疾病的发生。

　　水是生命之源。天文学家一般以水的存在与否来判断哪个星球上有生命活动。在日常生活中，饮水比吃饭更重要。人可以一周不吃饭，一周不喝水可不行。机体缺水 1％也会出现症状，持续缺水会使机体的体温调节功能以及心血管、呼吸等多系统受损。一旦脱水，就会引起呼吸道和消化道黏膜结构发生变化，就会妨碍这些黏膜中捕捉微生物并阻止其进入细胞的抗休发挥作用。

　　补充水分在于维持体液及其电解质成分的稳定。饮水要适量，机体对水的需求因个体状态、环境的温度和相对湿度、从事的活动以及所吃的食物而异。不能等到感觉渴了才饮水。渴是中枢神经发出的求救信号，渴已经表明机体处于缺水状态，渴觉说明人体内水分的丢失量已达到体重的 1％。尿液颜色发黄变深、口腔黏膜干燥、泪液减少或消失、急性体重减轻等信号提示身体缺水。正常情况下，人体的水摄入和排出处于一种动态平衡。当机体摄入水分过少，或者水分丢失过多时，机体就可能处于脱水状态。机体脱水时，轻则有口渴、烦躁、心跳加快等症状，重则全身无力、血压下降，甚至危及生命。经常摄入水量不足，肾脏功能会受到损伤，排毒能力也会大大降低，甚至引起肾病。短期缺水也会引起记忆力下降。反之，当机体摄入水分过多时，一方面会加重肾脏负担，甚至引起水中毒；另一方面极容易引起体内电解质失去平衡，造成水溶性维生素（如维生素 C 和 B 族维生素）的流失。

　　水的来源有饮水、食物水和代谢水。正常人每天水的摄入和排出处于动态平衡。每天摄入食物水含量 700～900 毫升，代谢水每天约300 毫升。瓜果、蔬菜和其他食物中的水是最佳的天然水分来源。多吃瓜果、蔬菜，增加食物水分在每日必须补充的水分中所占的比例，可以相应减少饮水。由融化的天山、昆仑山和阿勒泰山雪水灌溉,在其生长、成熟季节日照强、昼夜温差大的新疆瓜果营养价值高,口感好,其所含水分品质优。

机体排出水分的途径有皮肤、肺、肾和消化道。皮肤排出的非显性汗(仅含少量电解质)和肺呼吸蒸发排出的水分可以当作纯水来看待。显性汗液是一种低渗溶液,含 0.2% 氯化钠,并含有少量钾。因此,在炎夏或高温环境下活动导致大量出汗时,会伴有电解质丢失。此时须补充含一定量电解质的水分。成人每天最低排出的水量为 1 500 毫升。

二、炊事用水和饮水的注意事项

(1) 避免污染,水中不能含有任何有害物质。

(2) 水应新鲜,并具有小分子特性。

(3) 含有对身体有益的矿物质,最好这些矿物质的含量比例符合人体的生理需要。

(4) 饮料不能当水喝。常年把饮料当水喝,其弊病在于饮料中的糖、磷酸盐会促进人体钙流失,尿液中钙含量随之增多,继而形成肾结石。喝水量不足,尿液中携带的废物和毒素就不能及时被排除,也会增加患肾结石的风险。更不提倡拿饮料代替水。因为饮料中含有大量添加剂,需要大量水分才能被代谢掉,于是人体会出现越喝越"渴"的现象,大大加重肾脏负担。长期喝浓茶、浓咖啡也不好,增加钙的流失,对健康不利。

三、饮水的建议

(1) 饮用白开水和茶水,不喝或少喝含糖饮料。健康成人一般每天饮水 1 500~1 700 毫升,以普通一次性纸杯为单位,一杯 200 毫升,全天 8 杯水左右。

(2) 身处炎热环境的人、活动量大的人、孕妇及哺乳期女性、泌尿系统结石和痛风等疾病患者,每天的饮水量需要适当增加。

（3）心脏和肾脏功能不全的人群，每天的饮水量不宜过多。喝水过多不仅增加心、肾负担，而且容易造成水溶性维生素流失。喝水时千万不能一鼓作气全喝掉，要一口一口慢慢喝，否则不仅会加重脏器负荷，而且因为利尿反应，补充的水分很快又被排出。

（4）不要用塑料容器盛水。塑料生产中用来增强韧性的邻苯二甲酸酯有损生育能力。在男性，它会改变染色质，造成染色体异常。在女性，它会造成卵子产生过程中 DNA 大量断裂，并干扰修复这些断裂的系统。全球每年约 400 万吨邻苯二甲酸酯用于塑料制品和药物的生产。在人类，邻苯二甲酸酯引起的异常导致超过 35％的自然流产和 4％的死产，以及不孕症和唐氏综合征等疾病。值得注意的是，已经从人体中检出塑料成分，包括聚碳酸酯、聚对苯二甲酸乙二醇酯和聚乙烯。

世界卫生组织认为，80％的人类疾病与水有关。饮水质量是人们生活质量的重要组成部分，今天的饮水习惯决定着你 10 年后的健康状况。

四、水的硬度

人们把水中含有的钙、镁离子所形成的碳酸氢盐总浓度用"硬度"这个指标来衡量，将所测得的钙、镁折算成氧化钙（CaO）的质量，即用每升水中含有 CaO 的毫克数来表示，单位为 mg/L。每升水中含有 10 mg 氧化钙为 1 度，即 1 度 $= 10 \times 10^{-6} CaO$。硬度低于 8 度的水为软水，高于 8 度的为硬水。地下水（如井水、泉水）的含盐量较多，多属于硬水。家里的水壶经常长水垢，就说明水很"硬"了。

钙、镁离子是人体每天必需的营养素，如果水有一定硬度，通过饮水可以补充一定量的钙、镁离子。但水的硬度太高和太低都不好，因为水的硬度和一些疾病有密切关系。在水硬度较高的地区，人群心脑血管疾病发病率较低，但肾结石发病率却随水的硬度升高而升高。我国南方多为软水，北方多为硬水。我国饮用水规定的标准是硬度不能超过 25 度，最适宜的饮用水硬度为 8～18 度，属于轻度或中度硬水。

硬水中含有的大量钙、镁离子，与肥皂、洗手液中作为清洁剂或润湿剂使用的表面活性剂(如十二烷基硫酸钠和十二烷基醚硫酸钠)结合,变成不溶物沉淀在皮肤上,会提高皮肤表面的酸碱度(pH)值。正常皮肤表面呈弱酸性,这种向碱性的转变会影响皮肤屏障,使得病原体容易侵入,增加患湿疹的风险。

五、水污染的原因

水污染主要是由人类的生产活动和生活需要造成的。水污染的原因可归纳为自然污染和人为污染。

自然污染主要由水源所在地的矿产资源引起,矿产资源的开采会导致水源污染加剧。人为水污染可再分为:① 工业污染,主要污染物为化学物质、重金属和新型化合物;② 农业污染,主要污染物为农药和化肥;③ 垃圾污染,主要污染物为洗涤用品、有机磷、人类和动物的排泄物及固体垃圾;④ 生物污染,除霍乱、伤寒、痢疾和肝炎等水传染病外,蓝藻毒素(一种一般水处理装置无法去除的毒素)可以在人的肝脏内蓄积,引起肝细胞癌变,对儿童的危害极大。美国还出现一种可怕的"食脑虫",是一种单细胞生物,可污染饮水。它通过鼻腔进入中枢神经系统,感染大脑,最终导致被感染者死亡。

2017 年,科学家们对来自美国、英国、法国、德国、爱尔兰、印度尼西亚、乌干达和厄瓜多尔等国的自来水样本进行分析,结果发现 83% 的自来水样本被塑料纤维污染。爱尔兰负责这项研究的高威梅雅理工学院的安妮·玛丽·马洪博士说,这些塑料纤维可能以人们无法测量的塑料纳米粒子的形式存在。若果真如此,这些纳米粒子就可以进入细胞,这是非常令人担忧的。塑料纤维为何出现在饮水中? 大气是一个显而易见的来源,地毯和人们每天穿的衣服的纤维都会脱落;滚筒式烘干机则是另一个来源,80% 的美国家庭拥有烘干机。近期一项研究发现,每使用一次洗衣机就会向环境中排放大约 70 万条纤维。显然,雨水冲刷、江河湖海中塑料堆积也会带来塑料微粒污染。科学家们正在对塑料纤维污染对机体健康的影响进行深入研究。

自来水是自来水厂在严格控制质量的情况下生产的,煮沸的自来水俗称"白开水"。喝"白开水"应该是令人放心的,但有些高层建筑的水箱是否存在污染值得人们警惕。此外,社区对直饮水机的清洗如不彻底,滤芯更换不及时,导致内部留存细菌和污垢,会对饮水造成二次污染。至于自来水出现水垢则是因为水中含有的钙、镁离子造成的,对身体并无不良影响。自来水经济实惠,普通工薪阶层也不一定要去追赶新潮流,喝瓶装水。

水厂处理过的自来水,已经过 35 项指标监测,但经过水管网及水箱到达水龙头的水,最好还是通过简便、经济的活性炭净化器再过滤后使用。利用石墨相氮化碳薄片受紫外线照射产生活性氧以消灭饮水中细菌的技术是一项重大发明。这一技术不仅能有效地消灭饮水中的病原体,而且比传统的水处理方式更环保,产生的废料更少,造成重金属污染的可能性更小。

六、饮水处理的三次技术革命

人类在饮水处理方面经历过三次技术革命。第一次发生在 1902年,用氯气消除水中微生物的污染,制止了霍乱、伤寒和痢疾等传染病的流行;第二次发生在 20 世纪 80 年代中后期,以反渗透技术生产的桶装水避免了农药、重金属和新型化合物的污染,提高了饮水品质;第三次发生在 20 世纪 90 年代后期,以反渗透技术生产的家用终端处理器全面解决了家庭炊事、饮用水的安全和健康问题。

七、正确饮水

日常用水也应注意,不仅要喝够水,更要喝对水。早上用水时放掉一夜水管中储存的死水。储存 3 天以上的老化陈水,其分子结构受不到撞击而变形,不宜饮用。开水一般沸腾 3 分钟,不要煮沸过久,水不开或煮沸过久(千滚水)都不好,重新或反复煮沸及暖瓶中存了几天的水都不宜饮用。蒸锅水的亚硝酸盐浓度高更不宜饮用,也不能用来煮饭。

（1）正确喝水的方式。① 先含一口，浸润口腔后再喝下去。这样可利用生物回馈机制将信息传达到口渴中枢，让身体细胞知道有水分要进入身体，以便充分吸收。② 小口慢饮，少量多次，从容不迫。人体就像一个缓慢燃烧的火炉，需要慢慢地喝，让身体能有充分时间进行新陈代谢。③ 喝温水，不刺激，更止渴。温水相较于冷水对身体更温和，没有刺激性，尤其是半夜喝水，如果是凉水，很容易刺激大脑，使之兴奋，影响睡眠；喝温水时身体不需额外反应就能完成较佳的生物回馈反应给口渴中枢，所以比较有助于身体吸收利用，从而更解渴。④ 条件允许的话，优先选择优质天然矿泉水。一般人最好的饮品就是白开水。不加糖的茶、奶和奶制品也是不错的饮品。尽量不要喝低营养、高热量的甜饮料。⑤ 吃新鲜蔬菜水果是一种非常好的补充水分的方式。首先，多数新鲜蔬菜水果的含水量在90％以上，不仅热量低，而且所含的水经过植物自身的处理，更接近人体内水的组成，特别是高山雪水灌溉的新疆瓜果。陕西的苹果、猕猴桃和冬枣，莱阳的梨，我国台湾地区的多种水果，东南亚诸国的水果，如菲律宾的香蕉，泰国的山竹、菠萝、橘子、榴莲，老挝的木瓜、芒果等，含水量大、水质优，还相当美味。其次，蔬菜瓜果在植物细胞里的水，要在细胞壁破坏后才缓缓释出，可避免"水利尿反应"和水溶性维生素的流失。因此，多吃水果，不仅能摄入机体所需的维生素、矿物质、抗氧化物质及膳食纤维等，还可以代替部分饮水，同时也是人生的一种享受。正确的喝水方式，不仅能避免加重肾脏负担，消除诸多潜在的疾病风险，还能维护健康、保证机体各器官系统的正常运作。

（2）正确喝水的时间表。6:30，经过一夜的睡眠，身体开始缺水，起床后先喝一杯水，可促进排便。8:30，经过一早上的运动，喝杯水，补充流失的水分。11:00，经过一上午的工作，起身活动一下，喝杯水，补充流失的水分。12:50，吃完午饭的半小时后，喝一小杯水，增强身体的消化功能。午觉起来后喝一小杯水。15:00，经过一天的工作学习，人体处于困乏期，喝一杯水提神醒脑，继续工作学习。17:30，下班前可以喝一杯水,补充水分,同时可以缓解饥饿感,迎接晚餐的到来。睡前半小时可以喝点水但不宜多,以免晚上频繁起夜影响睡眠质量。很多人都认为喝水是本能反应,没有什么好讲究的,其实喝水也要讲究正确的时间、方式和饮用量。

因为帕金森病、阿尔茨海默病、脑梗死、年龄增长等因素造成口腔前部到贲门的吞咽通道中的某一或某些部位发生了病变,或者因为吞咽反射途径的某一或某些环节受损,老年人常有不同程度的吞咽障碍,所以建议:① 不要使用吸管喝水,因为吸管喝水需要比较复杂的口腔功能;② 用杯子喝水时,杯中的水至少要保证有半杯,水太少时勿低头饮水,更不要仰头喝杯底的水。这两种喝水的体位都会增加误吸的危险,容易引发呛咳、吸入性肺炎,甚至窒息。不仅喝水,老人吃其他食物也容易"噎住"。2019 年 10 月上旬,杭州一八旬老人就因吃一块重阳糕"噎住",窒息而亡。宋子文也是在进餐时"噎住",窒息而亡的。

八、饮料的选择

如今市场上有各种各样的瓶装水和饮料,我们每天都要喝水,喝什么好呢? 这里推荐的不是碳酸饮料,也不是含糖饮料,更不是可乐。水,首推的是矿泉水,其次为纯净水;饮料,则推荐绿茶、沙棘汁和含类黄酮的饮料。

(1) 矿泉水。所含矿物质的种类及其比例符合机体生理需要的矿泉水为优质矿泉水,这种矿泉水有保健作用。有的矿泉水所含矿物质种类不全,或其矿物质比例与机体生理需要不全适合;有的矿泉水实际上是纯净水中加入几种矿物质人工配制而成,这就很难保证矿物质的正确比例,很可能缺少某些机体需要的微量元素,或者某些矿物质的含量过高。因此,应仔细阅读、分析矿泉水成分说明,慎选之。

(2) 纯净水。纯净水的洁净度、安全性、含氧量和新鲜度都很好,但仅含微量矿物质,在制备过程中把绝大部分有害、无害的物质和元素都去掉了。若饮用及烧饭长期使用纯净水,则有潜在危害,尤其是老人及小孩不宜长期饮用。

（3）绿茶。绿茶中儿茶素含量颇丰,红茶的儿茶素含量约为绿茶的一半。儿茶素有预防和抑制癌症的作用。绿茶富含抗氧化作用的茶多酚,可帮助 DNA 修复,降低患心脏病、癌症和糖尿病的风险。绿茶最好用纯净水泡,纯净水泡出的茶口感好。不要喝太烫的茶,喝茶要适量,少喝浓茶,不宜空腹喝茶。饮用绿茶者的过早死亡率比非饮用者低20%～30%。

中国医学科学院王新颖博士等发表在《欧洲预防心脏病学杂志》上的报道称,他们将 100 902 名无心脏病、卒中和癌症史的参与者分为习惯性喝茶组和从不喝茶或非习惯性喝茶组,随访时间为 7.34 年。与从不喝茶或非习惯性喝茶组相比,习惯性喝茶组患心脏病或卒中的风险低 20%,死于心脏病或卒中的风险低 22%,患心脏病或卒中的时间平均要晚 1.41 年,寿命要长 1.26 年。红茶则没有绿茶的效果。

（4）沙棘汁。沙棘果实汁多味美,其味酸甜可口,既可采摘食用也可制成饮品。沙棘汁由沙棘果实榨出。沙棘起源于地质运动的早期,经过亿万年严酷的自然选择,以其超凡的生命力傲立于世。在蒙古国,骆驼奶、酸马奶和沙棘汁并成为"三宝"。在古希腊,即使是病得很厉害的马,在沙棘林地放牧一段时间以后,便膘肥体壮、毛皮闪闪发光。所以古希腊人给沙棘起的拉丁名的含义是"闪光的马"。沙棘是征服半个世界的成吉思汗膳食中的必备品;苏联宇航员在太空飞行时沙棘是必服的保健品。在西藏医学中,沙棘是一种包治百病的灵丹妙药,他们将沙棘从根茎到果实、种子全部加以利用,制取沙棘汁、沙棘油及沙棘粉。《中国民族药志》还记述维吾尔族人用沙棘果治口舌生疮、发热、烧伤、放射线引起的溃疡病等。1977 年,卫生部首次将沙棘正式列入《中国药典》,并相继公布沙棘为药食两用品种。进一步研究发现,沙棘果实富含多种维生素和有机酸,其中可溶性维生素 6 种,脂酸 22 种,脂类 42种,黄酮和多酚类 33 种,其维生素 A、C、E、K 含量均颇丰。沙棘的种子含油 14～16%,可榨油。沙棘油中含有 190 种人体必需的活性物质,每

100 克沙棘油中,维生素含量高达 100 毫克以上,β-胡萝卜素 10 毫克以上,其中超氧化物歧化酶 2 746 个单位。沙棘的茎皮中,还含有以游离和化合两种状态存在的 5-羟色氨。

(5)含类黄酮的饮料。类黄酮为三元环化合物,是一类植物色素的总称。蔬菜、水果、茶叶及红葡萄中都含有类黄酮。类黄酮具有保护心脏、抑制有害低密度脂蛋白产生、降低血栓形成的作用。流行病学调查证实,类黄酮摄入量低者,冠心病的病死率较高。类黄酮复合果汁既有保健功能又保留了水果的清新口感。

(6)水素水:系日语原名。因日语中"水素"的意思是"氢",也有人称之为"氢水",国内又叫"富氢水"。富氢水呈负离子状态,有净化血液、畅通循环、旺盛代谢和增进人体健康的功效。国内发明的纳米气液混合技术攻克了氢气难溶于水的科学难题,采用物理方法让水均匀包裹氢分子,促使氢气和水达成稳定结合,产品具有氢气浓度高,稳定性能好等特点。

(7)咖啡。用经过烘焙的咖啡豆制作出来的饮料,与可可、茶同为流行于世界的主要饮品。美国的《饮食指南》将喝咖啡列为健康的生活方式,认为喝咖啡能降低患多种疾病,如抑郁症、糖尿病、心脏病和卒中的风险,但喝咖啡时不宜加入过多的糖和其他添加剂。咖啡在加工过程中会产生少量的丙烯酰胺,但不至于致癌。美国癌症研究所认为喝咖啡减少罹患肝癌和子宫内膜癌的风险,但南美传统风格的咖啡伴侣增加罹患食管鳞状细胞癌的风险。咖啡含有 1 000 多种化合物,其中包括抗氧化和抗炎症的化学成分;咖啡中的咖啡因对于调节肝功能、胰岛素分泌、糖代谢和 DNA 修复酶有特殊作用;咖啡因通过线粒体内 p27 的活动而具有保护心肌和修复心肌损伤的功能。英国的一项研究指出,喝咖啡刺激人体的"棕色脂肪"生热,有助于减肥。然而,孕妇缺少代谢咖啡因的酶,当母亲喝咖啡的时候,胎儿体内就会积聚咖啡因。因此,孕妇摄入过多咖啡有流产的风险。咖啡因也可导致血压短期上升,但喝咖啡者并不比不喝咖啡者患心脏病和与血压相关疾病的风险更高。摄入过多的咖啡因会引起焦虑和失眠,应将其摄入量限制在每天400毫克以下,即每天喝咖啡不要超过4杯。

喝咖啡可能导致特定表观遗传标记——11个特定DNA位点的甲基化水平的变化,而甲基往往与消化、处理有毒化学物质和控制炎症作用的基因结合,这种作用可解释喝咖啡对健康的一些好处。

(8)酒。《柳叶刀》杂志载文称,饮酒不能带来任何好处,最好"滴酒不沾"。红葡萄酒含白藜芦醇和类黄酮等成分,据称适量饮红葡萄酒有利于心血管系统的健康,还能降低患阿尔茨海默病和其他神经退行性疾病的风险。但这点作用在很大程度上被其对身体其他器官的负面作用所抵消。

目前,并没有公认的"安全饮酒剂量"。科学家们初步确定了饮酒的安全剂量:每周摄入纯酒精的上限为100克,相当于5瓶酒精浓度为4%的啤酒,或875毫升浓度为13%的葡萄酒。超过这个限量就会对健康造成损害,每周摄入酒精100~200克的饮酒者平均减寿6个月,摄入200~350克者平均减寿2年,摄入350克以上者平均减寿4年。根据世界卫生组织的数据,饮酒与200多种疾病有关。与吸烟、不良饮食习惯和缺乏运动一样,过量饮酒是导致可预防死亡的四大原因之一。全世界中青年男性死亡的最大杀手就是酒精中毒。俄罗斯在2003年至2016年期间酒精消费量下降43%,与此相应俄罗斯人的预期寿命明显延长。《中国居民膳食指南科学研究报告(2021)》指出,日均酒精摄入量≥15克定义为过量饮酒。2015年至2017年的数据显示,我国男性和女性过量饮酒者分别为56.8%和27.8%。

与适量饮酒可能降低罹患心脏病风险的研究报告相反,对1.7万名美国成年人的最新研究显示,大量饮酒和适量饮酒都会大大增加患高血压的可能性。与从不饮酒的人相比,适量饮酒的人患1期高血压(收缩压为130~139 mmHg,舒张压为80~89 mmHg)的可能性要高53%,患2期高血压(收缩压≥140 mmHg,舒张压≥90mmHg)的可能性要高出1倍。2019年4月4日《柳叶刀》网站载文称,中英两国科学家对中国各地逾 50 万人近 10 年的追踪调查得出,适度饮酒也会增加高血压和卒中的风险。每天喝 4 杯酒,卒中的风险增加 1/3;而每天喝酒不超过 2 杯(即所谓适度饮酒)者,与滴酒不沾者相比,卒中的风险增加 10%～15%。一项对 50 万人进行了 10 年的跟踪调查显示,根本不存在所谓无害的饮酒剂量,从自称每天一杯开始,风险就在增加。过量饮酒与罹患肝脏、心脏和胰腺疾病及过早死亡的普遍风险增加密切相关。

酒精饮料增加罹患口腔癌、咽癌、喉癌、食管癌(鳞状细胞癌)、乳腺癌(绝经前后)、结直肠癌、胃癌和肝癌的风险。饮酒有免疫抑制作用,其作用机制与抑郁或压力增加对免疫系统的影响相似。

第三节　食物及其营养成分

膳食构成在质和量两方面都必须均衡、合理,满足机体在各种生理和病理条件下的需要。选择食物要根据《中国居民膳食指南科学研究报告(2021)》所给出的原则进行。《健康中国行动》提倡,每天摄入食物种类不少于 12 种,每周不少于 25 种,值得效法。

一、蛋白质

蛋白质是机体内第一营养要素,大约占人体的 20%,是细胞结构的主要成分。蛋白质经过复杂的组合形成皮肤、头发、指甲、牙齿、肌肉、骨骼和内脏器官。蛋白质是体内生物化学反应的催化剂,是基因表达的重要调控者。蛋白质引发食欲,可以带来良好的口感。

蛋白质在人体的胃肠道中经过多种消化酶的作用,被分解为低分子的多肽或氨基酸后,在小肠内被吸收,沿着肝门静脉进入肝脏。进入肝脏的氨基酸一部分在肝脏内分解或合成蛋白质,另一部分继续随血液分布到各个组织器官,任其选用,合成各种特异性的组织蛋白质。在生理情况下,氨基酸进入血液与其输出速度几乎相等,所以正常人血液中氨基酸含量相当恒定。体内氨基酸代谢处于动态平衡,以血液氨基酸为其平衡枢纽,肝脏是血液氨基酸的重要调节器。因此,食物蛋白质经消化分解为氨基酸后被人体吸收,机体利用这些氨基酸再合成自身的蛋白质。人体对蛋白质的需求实际上是对氨基酸的需求。

四川农业大学的研究表明,当食物的氨基酸含量严重不足(<10 mmol/L)时,雌性果蝇基本放弃生育行为,繁殖力降低至近于 0,寿命也显著缩短;而当食物的氨基酸浓度过高(>100 mmol/L)时,两性果蝇的寿命都会开始缩短。这一结果与"致命蛋白质假说"的预测一致。

食物和人体蛋白质的基本组成单位都是氨基酸,氨基酸是含有碱性氨基和酸性羧基的有机化合物。组成蛋白质的氨基酸共有 20 种,这些氨基酸可分为:① 必需氨基酸,指人体不能合成或合成速度远不能满足机体需要、必须由食物蛋白供给的氨基酸。人体对必需氨基酸的需要量随着年龄的增加而下降,成人比婴儿显著下降。成人必需氨基酸的需要量为蛋白质需要量的 20%~37%。必需氨基酸共有 8 种:赖氨酸、色氨酸、苯丙氨酸、蛋氨酸(甲硫氨酸)、苏氨酸、异亮氨酸、亮氨酸和缬氨酸。不少资料将组氨酸(半必需氨基酸)归入成人必需氨基酸。② 半必需氨基酸或条件必需氨基酸指组氨酸和精氨酸。这两种氨基酸人体虽能够合成,但通常不能满足机体的正常需要。在婴幼儿生长期组氨酸和精氨酸是必需氨基酸。③ 非必需氨基酸,指人体能由简单的前体自身合成、不需要从食物中获得的氨基酸。例如,甘氨酸和丙氨酸等氨基酸。

食物中蛋白质的"含金量"并不取决于食物在市场上的价格。从营养学的角度看,必需氨基酸、半必需氨基酸或条件必需氨基酸含量高且其比例与人体结构相似的蛋白质是"含金量"最高的蛋白质。肉、蛋、奶和昆虫是动物蛋白的主要来源;坚果、豆类和谷物是植物蛋白的主要来源。从生物进化的角度来看,生物为繁衍后代准备、提供的营养资源总是最好的,因此,蛋、奶、坚果和豆类都是"含金量"很高的优秀蛋白质来源的食物。

1. 鸡蛋

鸡蛋是老百姓的日常食品,价廉物美。除缺乏维生素 C 外,鸡蛋可最全面地提供人体需要的营养成分。它含有高质量蛋白质、多种维生素(包括有预防卒中效果的叶酸)和像磷脂及类胡萝卜素这样的活性成分。一般人每天吃一个鸡蛋就刚刚好,多了有胆固醇摄入量过多之虞。

2. 骆驼奶

联合国粮农组织称,除维生素 B 和维生素 C 外,骆驼奶富含优质蛋白质(由 18 种氨基酸组成),必需不饱和脂肪酸,钙、锌、铁等矿物质,且脂肪含量低。同时,它还含有其他奶类所没有的溶菌酶、乳铁蛋白、免疫球蛋白和类胰岛素。这些物质不但能抑菌、调节免疫功能,还参与机体的防御机制。接受过放化疗或手术的患者,喝骆驼奶有助于恢复体力。新疆、内蒙古当地人更是拿骆驼奶当药物使用。更令人称奇的是,小鼠切除胰腺后,喂过驼奶的小鼠比常规喂养者存活时间长。头顶烈日,脚踏黄沙,为其后代准备、提供的,能在极端严酷自然条件下生长、发育的"含金量"极高的优质蛋白质来源的驼奶,可以说是大自然赐予人类的礼物。纯驼奶稍微有一点咸味,乳糖不耐受者、牛奶过敏者可以空腹喝,一般不会引起呕吐、腹泻等过敏反应。

3. 昆虫

世界上的昆虫有 100 多万种,21 世纪初已知可食用的昆虫就达3 650 余种。几乎每一种可食昆虫都含有丰富的蛋白质,而且其氨基酸种类齐全,是一个微型营养库。昆虫之所以是人类可以依赖的蛋白质资源,不仅仅是因为昆虫的蛋白质含量高,还因为昆虫是动物界最大的种群。随着世界人口愈来愈多和蛋白质供应日益短缺,昆虫将是解决这一问题的重要途径。事实上,在非洲南部的一些地区,居民摄入的动物蛋白质中就有 2/3 来自昆虫。索马里居民们煎、炸蝗虫,与米饭和面同食。据说,蝗虫比鱼更美味。

专家预测,到 21 世纪,昆虫将成为仅次于微生物和细胞生物的第三大类蛋白质来源,这是因为其具有种类多、数量大、分布广、繁殖快、高蛋白、低脂肪、低胆固醇、营养结构合理、肉质纤维少又易于吸收以及优于植物蛋白质等特点。联合国粮农组织于 2013 年 5 月 13 日发表报告称,人类可食用的昆虫全球超过 1 900 种,多吃昆虫对身体大有裨益。

墨西哥是当今世界昆虫食品之乡。那里可吃到 370 多种昆虫,有名的墨西哥鱼子酱不是鱼卵做的,而是由一种蝇卵做成的。美国和欧洲的昆虫罐头、昆虫蜜饯和昆虫巧克力等,价格高得惊人。在巴黎的"昆虫餐厅"可以吃到炸苍蝇、蚂蚁狮子头、清炖蛐蛐汤、烤蟑螂、蒸蛆、甲虫馅饼以及蝴蝶、蝉、蚕等昆虫幼虫或蛹制成的昆虫菜 100 多种。一群荷兰食虫者还出了一本专门的昆虫食谱,里面包含一些相当独特的配方,像如何给巧克力松饼添加蠕虫,或给意大利蘑菇烩饭加蚱蜢。

现代中国人吃昆虫也不落伍,天津人喜吃蝗虫,广东人喜吃龙虱、疣吻沙蚕,江浙、四川人喜吃蚕蛹,福建人喜吃炸蚯蚓,东北人喜吃蚂蚁、炸金龟子,山东人喜吃蝉若虫,在北方人中间正兴起一股烹食蝎子的热潮,昆明人更以吃昆虫而闻名,蚕蛹、竹虫、椰子虫和蚂蚁(蚁后更是堪称一绝)等都是他们餐桌上的美味佳肴。

综合来看,昆虫作为一种自然资源和一种食品有下述优点。

(1) 昆虫种群巨大,据生物学家估计,全球昆虫总重量可能超过其他所有动物重量的总和,是人类生物量的 10 倍以上。

(2) 昆虫繁殖率高,一头雌虫可产成百上千粒卵,幼虫则可作为虫种,供专业户大量繁殖生产。卵、蛹、幼虫和成虫都可作为食品,也可加工成高级酱油、罐头、酒和保健饮料。

(3) 昆虫比哺乳动物长得快,26～29 ℃时约 30 天就繁殖一代,平均3.2 千克饲料可以饲养 1 千克昆虫,它们常常吃家禽无法消化的东西,如木头和粪便等,蟋蟀把植物转化成生物量的速度是牛的 5 倍。

(4) 昆虫的蛋白质含量比牛肉、猪肉、鸡和鱼都要高。

(5) 昆虫蛋白质多属优质蛋白质,其所含人体必需氨基酸量高且种类比较齐全。

（6）昆虫体内含多种人体所需的营养素,如蚂蚁除含有多种人体必需氨基酸外,还含有酶、维生素、磷脂和矿物质等。

（7）昆虫食品具有保健功能,如蝉、蝎子入药古已有之。

（8）昆虫烹饪方便且多美味,人们容易接受。

美国医学研究院推荐成年人每天每千克体重的蛋白质需要量约为0.8克。许多专家和国家机构建议老年人摄入更多蛋白质以维持健康的肌肉。

二、脂类

人体内的脂类分成脂肪与类脂。脂肪包括不饱和脂肪酸与饱和脂肪酸两种,动物脂肪含饱和脂肪酸较多,室温下呈固态。相反,植物油含不饱和脂肪酸较多,室温下呈液态。脂肪的功能：① 机体的储能组织,主要提供热能;② 保护内脏,维持体温;③ 协助脂溶性维生素的吸收;④ 参与机体的代谢活动。类脂则包括磷脂、胆固醇及其脂和糖脂等,是生物膜的重要组成成分,参与细胞的识别及信息传递功能,是多种生理活性物质的前体。

脂肪存在于人体和动物的皮下组织、腹腔及植物籽中,是生物体的组成部分,也是食油的主要成分。脂肪是由甘油和脂肪酸组成的甘油三酯,其中甘油的分子比较简单,而脂肪酸的种类和长短却不相同。因此,脂肪的性质和特点主要取决于脂肪酸,不同食物中的脂肪所含有的脂肪酸种类和含量不一样。自然界有 40 多种脂肪酸,因此可形成多种脂肪酸甘油三酯。

磷脂分为甘油磷脂和鞘磷脂两大类。磷脂在体内具有重要意义：① 磷脂是构成生物膜的重要成分,其中卵磷脂是组成细胞膜最丰富的磷脂之一,卵磷脂水解后的溶血卵磷脂具有十分重要的病理生理作用,而且卵磷脂也储存着体内大部分胆碱;另一种心磷脂则主要存在于线粒体内膜,激活某些酶,与氧化磷酸化反应和腺苷三磷酸的产生密切相关。② 磷脂酰肌醇是第二信使的前体。③ 缩醛磷脂存在于脑和心肌组织中,占总磷脂的 20% 以上,缺乏时可导致点状软骨发育不良。④ 神经鞘磷脂和卵磷脂在神经髓鞘中含量较高,人红细胞膜的 20%～30% 为神经鞘磷脂。

脂类的另一类形式是被称为类固醇的化合物,体内最丰富的类固醇化合物是胆固醇。胆固醇仅存在于动物体内,植物不含胆固醇而含植物固醇。人体含胆固醇约 140 克,广泛分布于全身各组织,大约 1/4 分布在脑和神经组织中。胆固醇是动物细胞膜的基本结构成分之一。胆固醇在体内可以转变为胆汁酸、类固醇激素及维生素 D_3 前体等多种生理活性物质。胆固醇还参与蛋白代谢的调节。人体大约 80% 的胆固醇是由自身(主要在肝脏)合成的,只有约 20% 是从食物中摄取的。脂类在体内以乳糜微粒和脂蛋白的形式运输。正常人乳糜微粒在血浆中代谢迅速,半衰期为 5～15 分钟。脂蛋白分为极低密度脂蛋白、低密度脂蛋白和高密度脂蛋白。极低密度脂蛋白运输甘油三酯,低密度脂蛋白运输内源性胆固醇,高密度脂蛋白的主要功能则是参与胆固醇的逆向转运,即将胆固醇从肝外组织转运至肝,在肝脏转化为肝汁酸排出体外。

脂类消化主要在小肠上段。各种脂类在脂酶和胆汁酸盐的共同作用下被水解为甘油、脂酸及一些不完全水解产物,主要在空肠被吸收。吸收的甘油及中、短链脂肪酸经门静脉进入血循环;而长链脂肪酸则在小肠黏膜上皮细胞内再合成脂肪,与磷脂、胆固醇一起形成乳糜微粒经淋巴进入血循环。

健康人均需要在饮食中摄入一定量的脂类以维持各项人体功能。长期摄入大量脂类则可能对健康造成危害。一般来说,健康成年人从高脂肪含量食物中摄入的热量应不超过总热量的 30%。在这 30% 中,从饱和脂肪酸含量较高的食物中摄入的热量应不超过 10%,过量摄入饱和脂肪酸会使人体内的低密度脂蛋白含量升高。有些人怕胖,连一点肥肉也不敢吃。其实,脂肪首先分解成热能,只要吃得不过量,不会在体内积存。脂肪在修补细胞膜、合成激素以及溶解脂溶性维生素 A、E、K 等方面起重要作用。

食用含大量脂肪或糖的食物以及其他不健康的食物，不仅会引发炎症性反应，炎症分子还会转运到大脑，进而影响负责调节情绪的因子，导致患抑郁症的风险增加。不良饮食习惯与抑郁症有直接的因果关系。

化学上把不含双键的脂肪酸称为饱和脂肪酸，动物油的脂肪酸都是饱和脂肪酸；而把含双键的脂肪酸称为不饱和脂肪酸。不饱和脂肪酸是人体的必需脂肪酸。根据双键个数的不同，分为单不饱和脂肪酸和多不饱和脂肪酸 2 种。食物脂肪中，单不饱和脂肪酸有油酸，多不饱和脂肪酸有亚油酸、亚麻酸和花生四烯酸等。根据双键的位置及功能又将多不饱和脂肪酸分为 ω-3 系列和 ω-6 系列。α-亚麻酸（十八碳三烯酸）、二十二碳六烯酸（docosahexaenoic acid，DHA）、二十碳五烯酸（eicosapentenoic acid，EPA）属 ω-3 系列，亚油酸和花生四烯酸属 ω-6 系列。

多不饱和脂肪酸含量是评价食用油营养价值的重要依据。豆油和玉米油中，ω-6 系列不饱和脂肪酸较高，而紫苏籽油和亚麻子油中 ω-3 不饱和脂肪酸含量较高。由于不饱和脂肪酸极易氧化，食用它们时应适量增加维生素 E 的摄入量。一般 ω-6：ω-3＝4～6：1，摄入量为摄入脂肪总量的 50%～60% 比较合适。

在普通食用油中含有大量 ω-6 脂肪酸，人体非常容易摄取，但也容易摄取过量。ω-3 脂肪酸则主要存在于海味、深海鱼类及海狗脂肪中，其中海狗脂肪中的含量是自然界动物体内最高的（约 25%）。ω-3 脂肪酸能够有效地降低人体多余的胆固醇，还能抑制血液中血小板的聚集，从而防止血液形成血栓，具有预防或改善高脂血症和抗冠心病的作用。由于 ω-3 脂肪酸存在的局限性，相对来说人体摄取的量是不足的。

现代科学研究发现，食物中的脂类物质与体内重要的体液因子花生四烯酸系统紧密相关。这一系统主要包括前列腺素、血栓素和白细胞三烯等。这些体液因子可以造成血管栓塞，引起大脑功能减退和各种炎症反应、头痛和恶性肿瘤等。而合成这些因子的主要原料是食物中的脂类因子 ω-6 脂肪酸。与此相反，ω-3 脂肪酸则在体内被转化成一些可以抗血小板凝聚、舒张血管、改善大脑功能、减轻炎症反应及避免细胞损伤的 DHA 和 EPA 等物质。如果大量摄入 ω-6 脂肪酸而 ω-3 脂肪酸摄入严重不足,就会造成两者比例严重失调,这是导致细胞功能紊乱,进而引发心脏病、糖尿病、癌症、脑功能减退和关节炎等各种疾病的原因之一。

一般来说,只要将 ω-6 脂肪酸与 ω-3 脂肪酸的比例控制在 6∶1 以内,就能让人体得到足够的 DHA 和 EPA 等物质。美国居民 ω-6 脂肪酸与 ω-3 脂肪酸的摄入比例为 5∶1;在人均寿命最长的日本,居民的摄入比例为 1∶1～4∶1;在我国,这一比例为 10∶1～20∶1。

α-亚麻酸以甘油酯的形式存在于深绿色植物中。α-亚麻酸是构成细胞膜和生物酶的基础物质,在体内不能合成,必须从体外摄取,可代谢、转化为机体必需的 DHA 和 EPA。α-亚麻酸能促进人脑正常发育。孕妇摄入足量的 α-亚麻酸,胎儿的脑神经细胞发育就会好。α-亚麻酸还能增强胎婴幼儿视力。α-亚麻酸对产妇产后体形恢复也有重要影响。人体一旦缺乏 α-亚麻酸,即会引起脂质代谢紊乱,导致免疫力降低、健忘、疲劳、视力减退和动脉粥样硬化等。婴幼儿、青少年如果缺乏 α-亚麻酸,会严重影响其智力正常发育。

DHA 和 EPA 是人体自身不能合成但又不可缺少的重要营养素,因此称为人体必需不饱和脂肪酸。不饱和脂肪酸的生理功能如下:① 保持细胞膜的相对流动性,以确保细胞的正常生理功能。② 作为合成人体内前列腺素的前体物质。③ 调节血脂。丹麦科学家通过研究,对比分析食物和血液成分间的关系,发现以鱼类为主要食品的因纽特人的食物中蔬菜极少且含有大量的脂肪,但爱斯基摩人却很少患心血管疾病,原因是他们食物中鱼油的含量极高。高血脂是导致高血压、动脉粥样硬化、心脏病、脑血栓和卒中等疾病的主要原因,鱼油里的主要成分 EPA 和 DHA 能使胆固醇酯化,降低血液中对人体有害的胆固醇和甘油三酯的含量,提高对人体有益的高密度脂蛋白的含量,维持低浓度血脂水平,对预防心脑血管疾病、改善内分泌都起着关键的作用。

④ 预防、清理血栓。随饮食补充的深海鱼油能够促进体内饱和脂肪酸的代谢,减轻和消除食物内动物脂肪(主要来自肥肉、奶制品等)对人体的危害,防止脂肪沉积在血管壁内,抑制动脉粥样硬化的形成和发展,增强血管的弹性和韧性;降低血液黏稠度,改善血液微循环,增进红细胞携氧能力。鱼油中的 EPA 还有防止血小板粘连、凝聚的功能。因此,它可以有效防止血栓形成,预防卒中。⑤ 免疫调节功能。EPA 和 DHA 可以增强机体免疫力,提高自身免疫系统战胜癌细胞的能力。鱼油预防和抑制乳腺癌的作用十分显著。日本学者发现鱼油中的 DHA 能诱导癌细胞"自杀"。ω-3 系列不饱和脂肪酸可用以协调人体自身免疫系统。在英国、美国等发达国家中,深海鱼油被用来辅助治疗糖尿病、银屑病(牛皮癣)、类风湿关节炎及系统性红斑狼疮疾病。深海鱼油还对过敏性疾病、局限性肠胃炎和皮肤疾患有特殊疗效。⑥ 保护视网膜,提高视力。DHA 是视网膜的重要组成部分,占 40%~50%。补充足够的 DHA 对视网膜细胞有帮助。对用眼过度引起的疲倦、老年性眼花、视力模糊、青光眼和白内障等疾病有治疗作用;对胎、婴、幼儿的视力发育至关重要。DHA 还可提供视觉神经所需的营养成分,并防止视力障碍。⑦ 提高脑细胞的活力,增强记忆力和思维能力。DHA 俗称"脑黄金",是神经细胞的重要构成成分,是神经传导和突触生长发育必不可少的物质。人的记忆力、思维功能都有赖于 DHA 来维持和提高。补充 DHA 可促进脑细胞充分发育,并且能够减缓与年龄增长相关的健忘和认知能力衰退,降低患阿尔茨海默病的风险。英国科研人员的研究表明,血液中的 DHA 和 EPA 只有少部分能穿透血脑屏障进入脑脊液循环。DHA 和 EPA 影响脑细胞活力的途径还须深入研究。⑧ 改善关节炎的症状,缓解疼痛。ω-3 系列不饱和脂肪酸可以辅助形成关节腔内润滑液,提高体内白细胞的消炎杀菌能力,减轻关节炎的症状,润滑关节,缓解疼痛。

　　膳食中不饱和脂肪酸不足时,易产生下列病症:① 血中低密度脂蛋白和低密度胆固醇增加,导致动脉粥样硬化,诱发心脑血管疾病;② ω-3

不饱和脂肪酸是大脑和脑神经的重要营养成分,摄入不足将影响记忆力和思维力,如导致婴幼儿智力发育迟缓,老年人易患阿尔茨海默病。

膳食中不饱和脂肪酸过多时,干扰人体对生长因子、细胞质和脂蛋白的合成,特别是 $\omega-6$ 系列不饱和脂肪酸过多将干扰人体对 $\omega-3$ 不饱和脂肪酸的利用,诱发肿瘤。

美国学者戴维斯博士认为,在食谱中限制油类是过去 40 年食品科学理论的一大错误,不应该限制不饱和脂肪的摄入,应该限制的是饱和脂肪。饱和脂肪和高碳水化合物的过量摄入会导致低密度脂蛋白升高。

1. 不饱和脂肪酸的食物来源

① 植物油:火麻油、橄榄油、茶油、亚麻子油、红花籽油、核桃油、阿甘油、葡萄籽油、杏仁油、大豆油和花生油等;② 鱼类:甲鱼及各种海鱼;③ 奶类(包括酸奶);④ 坚果;⑤ 豆类及豆制品;⑥ 蔬菜、水果。

广西巴马火麻油是大自然中唯一能溶解于水的油料,在所有植物油中不饱和脂肪酸含量最高,同时含有大量延缓衰老的维生素 E、硒、锌、锰、锗,还含有被誉为"植物脑黄金"的 α-亚麻酸。巴马火麻对自然生长环境要求极为苛刻,只产于巴马北部的石山。巴马火麻是迄今为止发现最有效的抗衰老和抗辐射植物,当地称之为"长寿麻"或"不老油"。火麻在生长过程中无须使用杀虫剂和除草剂,是名副其实的绿色食品原料。国内外多家科研机构经过深入研究,认为火麻仁为植物中最集中、最完整、最平衡的必需氨基酸和必需脂肪酸的来源,是一种不可多得的食用油料。鉴于在美容养颜和抗衰老方面的潜在价值,1999年联合国粮油调查署考察巴马火麻后向全世界特别推荐巴马火麻油为"最有开发价值的植物油"。

沙棘籽油中不饱和脂肪酸种类多、含量高,同时富含天然稳定剂维生素 E。不饱和脂肪酸易变质,维生素 E 对其有很强的稳定作用,故沙棘籽油有相当高的药用、食用价值。

出产自南美洲亚马孙流域天然、无污染的肥沃土壤中的印加果堪称世界植物营养"果王"。印加果油是 21 世纪世界上发现的唯一含 ω-3、ω-6、ω-9 三种不饱和脂肪酸高达 92％的纯天然植物油,被誉为"21 世纪人类健康的加油站"。

美国医学研究所推荐各类人群 DHA 每日适宜摄入量分别为 4～18 岁每天 90～160 毫克,成年人每天 160 毫克,孕妇每天 200 毫克。中国营养学会编撰出版的《中国居民膳食营养素参考摄入量(2013 版)》明确指出:孕早、中、晚期妇女每天 DHA 的摄入量为 200 毫克,0～3 岁婴幼儿、儿童每天 DHA 的摄入量为 100 毫克。

DHA 主要的饮食来源有深海藻类、深海高脂肪鱼类、鱼油、家禽及蛋类等。各种食用油中,以橄榄油、核桃油、亚麻子油中含有必需脂肪酸 α-亚麻酸最多,ω-3 不饱和脂肪酸在人体内可以衍生为 DHA,但其转化率仅为 2％～5％。蛋黄 DHA 天然、安全、易吸收。叶黄素是 DHA 的保护神,可以促进婴幼儿大脑视网膜的发育,并促进大脑对 DHA 的吸收。因此,考虑给孕妇或婴幼儿补充 DHA 时,可以选择同时含有叶黄素和 DHA 的膳食补充剂。

人类主要从鱼类油脂中摄取 EPA 和 DHA。为了从鱼油中获取丰富的 DHA,应该食用深海肥鱼、应季鱼和养殖鱼。这几类鱼肉厚油丰,富含 DHA 和 EPA,而且深海鱼污染少,应季的鱼味道好。不当的烹调方法会造成不饱和脂肪酸流失,吃生鱼能充分保留 DHA 和 EPA。蒸鱼时汤水较少,所以不饱和脂肪酸的损失较少,DHA 和 EPA 含量会保留 90％以上。烤鱼或炖鱼中的 DHA 和 EPA 与烹饪前相比会减少 20％左右。炸鱼时 DHA 和 EPA 的损失会更大些,只剩下 50％～60％。

DHA 很容易变质氧化,死鱼变腥主要就是因为不饱和脂肪酸包括 DHA 被氧化造成的,而吃新鲜鱼健脑也是因为其中含有的 DHA。肉质呈红色的三文鱼和金枪鱼虽然富含 DHA,但鱼肉却不容易氧化变质,其原因就在于红色成分虾青素。虾青素是迄今为止在自然界发现的最强的抗氧化剂,三文鱼和金枪鱼肉中红色的虾青素是 DHA 的保护剂。

任何油脂的保存都必须注意预防过氧化和变质。① 避光,置于暗处。② 避免高温环境,置于凉处。③ 开封后加一粒虾青素或几滴维生素 E,并尽可能在短期内吃完。虾青素可作为指示剂,加虾青素后油会变为橙色,当虾青素被氧化耗尽后,油色复原。④ 尽量买小包装。⑤ 炒菜时油温不宜过高。⑥ 买油时注意查看保质期及其酸度。

2. 生酮饮食

脂肪酸氧化分解的中间产物乙酰乙酸、β-羟基丁酸及丙酮,统称为酮体。生酮饮食模拟热量限制和禁食时的代谢变化,但不摄入热量。生酮饮食是一种优质脂肪比例高、碳水化合物比例低、蛋白质和其他营养素合适的配方饮食。生酮饮食主要靠摄入的脂肪生成酮体,酮体则经代谢转化为葡萄糖,提供能量。生酮饮食是从人们观察到饥饿能减少癫痫发作而开始的,这一饮食疗法在 20 世纪用于治疗儿童难治性癫痫,已有数十年历史。从延长寿命到改善癫痫症状,减肥、控制糖尿病,以及减少患多种慢性疾病的风险,生酮饮食已经显示出对人类健康的诸多益处。据专家称,生酮饮食有 1～2 个月的适应期,在此期间因供能方式的改变,机体会产生种种不适。生酮饮食的短板在于:由于过度关注脂肪的摄入,有忽视富含纤维食物摄入之虞,还发现生酮饮食人群中部分人有钙、镁代谢障碍及不足等问题,怀孕期妇女及肾病、肝病患者应该禁止生酮饮食。

三、碳水化合物

碳水化合物由碳、氢和氧三种元素组成,由于其所含氢、氧的比例为 2∶1,和水一样,故称为碳水化合物。它主要由绿色植物吸收土壤中的水分、空气中的二氧化碳,在叶绿体中经光合作用而形成的有机化合物。它是能为人体提供热能的三种主要营养素中最廉价的营养素。

碳水化合物也称为糖类。食物中的碳水化合物分成两类:人体可以消化吸收利用的有效碳水化合物,如单糖(葡萄糖、果糖和半乳糖)、双糖(蔗糖和麦芽糖)、多糖(淀粉);人体不能消化吸收利用、不产生热量,但可促进肠蠕动的纤维素。淀粉和纤维素都属于多糖类,但人类没有消化纤维素的酶类。碳水化合物只有经过消化分解成葡萄糖、果糖和半乳糖才能被吸收,而果糖和半乳糖则再经肝脏转换变成葡萄糖。血中的葡萄糖简称为血糖,少部分血糖直接被组织细胞利用与氧气反应生成二氧化碳和水,提供身体所需热量,大部分血糖则存在人体细胞中。如果细胞中储存的葡萄糖已饱和,多余的葡萄糖就会以脂肪形式储存起来,多吃碳水化合物发胖就是这个道理。

机体中碳水化合物的存在形式主要有三种:葡萄糖、糖原和含糖的复合物(如糖脂、糖蛋白和蛋白多糖)。碳水化合物的生理功能与其摄入食物的碳水化合物种类及其在机体内存在的形式有关:① 供给能量。膳食碳水化合物是人类获取能量最经济和最主要的来源,每克葡萄糖产热 16 千焦,人体摄入的碳水化合物在体内经消化变成葡萄糖或其他单糖参加机体代谢。② 构成细胞和组织。碳水化合物是构成机体细胞和组织的重要物质,每个细胞都有碳水化合物,其含量为 $2\%\sim10\%$,主要以糖脂、糖蛋白和蛋白多糖的形式存在,分布在细胞膜、细胞器膜、细胞质以及细胞间质中。③ 节省蛋白质。食物中碳水化合物不足时,机体不得不动用蛋白质来满足机体活动所需的能量,这将影响机体合成新的蛋白质和组织更新。因此,完全不吃主食,只吃肉类是不适宜的,因肉类中含碳水化合物很少,这样机体组织势必用蛋白质产热,这样既增加机体的代谢负担,也不符合经济效益。所以减肥或糖尿病患者摄入的碳水化合物不宜过低。④ 维持脑细胞的正常功能。葡萄糖是维持大脑正常功能的必需营养素,当血糖浓度下降时,脑组织因缺乏能源而使脑细胞受损,造成功能障碍,并出现头晕、心悸、出冷汗,甚至昏迷。⑤ 减少酮体的生成。当人体缺乏碳水化合物时,可分解脂类供能,同时产生酮体。酮体生成过多导致高酮酸血症。⑥ 解毒。碳水化合物代谢可产生葡萄糖醛酸,葡萄糖醛酸与体内毒素(如药物、胆红素等)结合,发挥解毒作用。⑦ 增强肠道功能。俗话说,"要想长寿,得先肠寿",摄入足量的膳食纤维可保持肠道健康,预防便秘、痔疮、结直肠癌等。⑧ 其他。碳水化合物中的糖蛋白和蛋白多糖有润滑作用,可控制细胞膜的通透性,并且是一些合成生物大分子物质(如嘌呤、嘧啶、胆固醇等)的前体。

人体组织只能利用单糖。双糖在体内会很快分解为单糖,主食(如粳米、面粉和各种杂粮)中所含的碳水化合物为多糖,其中淀粉要经过消化吸收、肝脏处理后才能转化为葡萄糖,故其升糖效果缓慢,纤维素则不能被消化吸收;添加糖为精制糖,即二糖和单糖,二糖和单糖进入体内后都会迅速升高血糖水平。

碳水化合物是人体的基本燃料之一,是人体所需能量的最佳来源,肌肉、大脑和其他器官的运作都需要其来提供能量。

所谓"碳水化合物供能比",是指全天摄入总能量中,碳水化合物提供的能量所占的比例。《柳叶刀·公共卫生》杂志刊登的一项针对 1.5 万名 45～64 岁美国成年人 25 年的研究结果发现,碳水化合物摄入量与预期寿命呈"U 形曲线"关系,即碳水化合物供能比低(<40%)和供能比高(>70%)的饮食模式都会增加死亡风险,如果碳水化合物吃得太少,就会减寿 4 年;而吃得太多则减寿 1 年。只有碳水化合物摄入量中等者(供能比 50%～55%)风险最低。合理的营养搭配模式中,碳水化合物占总能量的 50%,蛋白质占 30%,脂肪占 20%。不少女士为保持身材,最常见的方法就是"低碳饮食",即不吃主食,这种饮食模式并不可取。主食中的碳水化合物属于缓慢消化吸收转化型,有调控血糖的作用;主食中的燕麦片富含 β-葡聚糖,有调控血脂和血糖的作用;主食中的粗粮,如荞麦,其膳食纤维的含量比大米高得多,可促进肠蠕动、预防便秘,还含有芦丁、槲皮素等保健成分。四川农业大学的研究表明,过低的糖分摄入显著缩短果蝇的寿命,适当的糖分摄入可以延长果蝇的寿命。

一方面,其他营养成分可以转化为糖;另一方面,在消化道中细菌的作用下,人体从其食用的几乎所有食物中都可以得到葡萄糖。所以,除血糖水平一时性降低等特殊情况外,正常情况下一般是不会缺糖的。添加糖不应超过总热量的 10%。与糖摄入过量有关的疾病,如超重和肥胖、糖尿病、脂肪肝和龋齿等,严重影响人类的健康。高血糖人群患肺结核的风险高。糖与癌症之间也有密切关系。癌细胞能快速分解糖,将大量的糖转化为乳酸。糖摄入过量还会使人的皮肤变差,极易出现眼袋、粉刺和痤疮。癌细胞高度活跃导致的糖消耗持续刺激癌症的形成和发展,这就是所谓"瓦尔堡效应"。瓦尔堡效应与癌细胞的攻击性呈正相关。

一般认为吃糖能改善情绪、提高警觉性或对抗疲劳。英国和德国学者对 1 300 名志愿者的联合研究结果指出,摄入糖不会对情绪的改善起到任何作用,过分摄入还可能会使情绪变得糟糕。摄入糖 1 小时后人的倦怠感会增加,警觉性降低。

人类的大脑仍与其祖先的非常相似,十分喜欢糖。当我们吃到甜食时,大脑的奖励系统——中脑边缘的多巴胺系统就会被激活,促使脑细胞分泌大量多巴胺,使人产生非常愉悦的感受,奖励系统鼓励我们再次实施这些行为。因此,蔗糖可以使人上瘾,产生"成瘾记忆"。而已经上了糖瘾的人,中断糖的摄入,其情绪会极不稳定,其状态就像毒瘾发作。经常吃高糖食物的人即使不饿,想吃零食的愿望也较强烈,容易形成想吃更多高糖食物的恶性循环。抑制性神经元通过释放 γ-氨基丁酸来控制行为,高糖食物则能改变抑制性神经元,使人控制行为和做决定的能力降低。减少糖摄入有助于重启脑组织神经元的可塑性。高糖食物的这些特点使它能影响人的健康和寿命。所以,"蔗糖是 21 世纪的烟草和酒精"的说法似乎并不为过。甜饮料含有大量色素、添加剂等成分,这些成分在体内代谢需要大量水分。而随着水分排出,身体"保鲜"就会更难。过多的糖分也会与体内的蛋白质发生反应,形成褐色蛋白质,使皮肤晦暗无光、松弛起皱。此外,甜饮料也会导致龋齿,结果是人还没老,牙齿先坏了。

虽然改掉想吃甜点或喝甜饮料的习惯并非易事,但你的大脑会感谢你采取这些积极措施。美国疾病控制和预防中心的科尔丝藤·赫里克博士说,研究显示吃糖的 2 岁以上儿童发生肥胖的可能性更高,罹患蛀牙、哮喘、高血压、高血脂和高胆固醇血症的可能性也更高。有鉴于此，英国政府甚至推出一项针对软饮料的糖税（阳光税）来抑制糖的消费，每天喝一杯甜汽水（可口可乐／百事可乐）的人不得不为此付出更多的费用。墨西哥是超重和肥胖率居全球第二的国家。墨西哥新冠肺炎病死率超过11％，死亡病例中1/4的人患有肥胖症，1/3的人患有糖尿病，近半数的人患有高血压。墨西哥政府认为肥胖已不是个人问题，决定针对高热量食品和饮料的生产和服务征收特别税，以及给含过量糖、热量、脂肪和钠的食品贴上黑色标签。

喝无糖饮料是一种减少摄入热量的明智方法。但一项新研究指出，大量饮用无糖饮料会导致女性卒中风险显著增加。

弗吉尼亚理工大学和杨百翰大学的研究结果表明，可可中的化合物表儿茶素可以刺激胰岛细胞分泌胰岛素，维持正常的血糖水平，减轻肥胖。杨百翰大学的教授杰弗里·特塞姆说，表儿茶素可以保护胰岛细胞，提高抗氧化能力，改善动物应对高血糖的能力。

澳大利亚阿德莱德大学理查德·杨领导的团队对27名志愿者的研究表明，人工甜味剂能够降低机体对血糖水平的控制能力，增加糖尿病的风险。水果所含的糖类通常都有益于健康。一般认为天然甜味剂，如枫叶糖浆、蜂蜜、糙米糖浆、苹果汁和葡萄汁等是安全的，甚至是有益的，用来做点心或做菜也无妨。

《新英格兰医学杂志》刊登的一篇研究报告指出，如果长期过分限制糖的摄入，可能导致记忆力下降，促进衰老。

"健康中国行动"提倡每日人均添加糖摄入量不应超过25克。

我提出一个观点供探讨：一方面，葡萄糖是机体细胞活动的最佳能量来源；另一方面，正常情况下机体一般是不会缺少葡萄糖的。随着胰岛β细胞功能的衰退，肌肉、大脑和其他器官对葡萄糖的摄取和利用效能降低是整个衰老过程的一部分。因此，机体细胞对葡萄糖的摄取和利用可能是抗衰老作用的重要靶标，而改善机体对葡萄糖的摄取和利用效能的物质可能成为有效增进健康、延缓衰老的药物。

四、维生素

维生素是生物生长和代谢所必需的有机微量营养素,大多是某些"辅酶"的组成成分。维生素大致可分为脂溶性维生素和水溶性维生素两类。前者包括维生素 A、D、E 和 K 等,后者有 B 族维生素和维生素 C。脂溶性维生素必须溶解在脂肪里才能被人体吸收;水溶性维生素对光和热敏感,参与人体内多种生化反应,消耗大,又容易随水排出,体内很少储存。

维生素缺乏症是指摄入食物中维生素含量不足、肠道吸收不良、机体需要量增加(如小儿生长发育期、妇女妊娠和哺育期)、接触日光不足,以及病理状态(如长期发热或肝脏疾病)下的储藏利用失常等引起的病症。维生素 A 缺乏导致眼干燥症、夜盲症以及患某些肿瘤的风险增加;维生素 D 缺乏导致骨软化(成人)、佝偻病(儿童)以及免疫功能降低;维生素 E 缺乏导致溶血性贫血、动脉粥样硬化以及患某些肿瘤的风险,可能出现皮肤干燥脱皮、色素沉着、食欲不振等症状,孕龄妇女还容易出现不孕和习惯性流产;维生素 K 缺乏导致出血异常和骨异常;维生素 B_1 缺乏导致脚气病(神经和心脏症状)、韦尼克-科尔萨科夫综合征以及免疫功能降低;维生素 B_2 缺乏导致嘴唇、舌头、皮肤损伤和免疫功能降低;维生素 B_6 缺乏导致贫血(儿童),嘴唇、皮肤损伤和月经前症状;烟酸缺乏导致糙皮病、虚弱和腹泻;维生素 B_{12} 缺乏导致巨幼红细胞性贫血和神经元脱髓鞘;叶酸缺乏导致巨幼红细胞性贫血;生物素缺乏导致鳞状皮炎和脱发;维生素 C 缺乏导致维生素 C 缺乏病、伤口愈合延迟、免疫功能受损和氧化损伤。

五、矿物质

矿物质按其生理需要量可分为常量元素及微量元素。常量元素包括钠、钙、钾、磷、镁等;微量元素指在人和动物组织中含量在万分之一以下或 μg/kg 范围的元素。世界卫生组织公布的 14 种微量元素包括铁、碘、锌、锰、钴、铜、钼、硒、铬、镍、锡、硅、氟和钒。

1. 常量元素

常量元素参与机体组织的构成和新陈代谢,保持神经肌肉的正常兴奋性,维持水、电解质和酸碱平衡,在生理和病理条件下发挥多种功能。

(1)钠。钠以食盐(氯化钠)的形式在食物中存在,是人体必需的矿物质。神经系统发挥功能、肌肉收缩与松弛以及保持体液平衡都离不开盐。机体对盐的需求量很少,成人每天对盐的生理需求量为2~3克,不到1/4茶匙,几乎所有人的摄入量都超过这个数量。《健康中国行动》建议成人每天盐摄入量不超过5克(不超过1个啤酒瓶盖的量),最佳标准为每日3克。《"健康中国2030"规划纲要》称,到2030年,全国人均每日食盐摄入量要降低20%。

考虑食盐摄入量时应该想到食材本身及其他加工食品中含有的食盐。食盐摄入不足也影响机体多种功能的正常运行,包括引起肌肉乏力。芬兰赫尔辛基国家卫生与福利研究所的佩卡·约西拉赫蒂说:"高盐摄入是高血压的主要原因之一,也是冠心病、卒中和心力衰竭的风险因素之一。"不少人每天食用的盐很轻松就超过了中国居民每天5克的推荐量。下次在抱怨"菜不够味儿,根本没法吃"的时候,多想想饮食清淡少盐是有利于预防高血压、冠心病、卒中和心力衰竭以及胃癌、食管癌的。如果钠摄取过多,人体又无法及时排出,就会在人体内潴留,导致血压增高,加重心脏的负担。长此以往,冠心病和卒中的风险就会大幅升高。鲁菜的特点是盐重。伦敦大学的一项研究表明,过去40年来中国成年人每天摄入的盐超过10克,超过建议摄入量的2倍。中国科学家测定了2011年山东省约13 000名25~69岁成年人的血压值,分析了1 769名成年人24小时尿液中的钠含量,在比对这些数据与该省的死亡率后发现,在该省2011年死于心脑血管疾病的人中,约有20%(16 100人)可归因于高盐饮食。同时,食盐摄入过多对胃也有刺激作用。

豆瓣酱、鸡精、咸鸭蛋、榨菜、酱油和豆腐乳等的含盐量都很高,一块豆腐乳含盐量约5克,达到每日推荐量,还含有可能损伤内脏的硫化氢;挂面、话梅、火腿肠、蚕豆和蛋糕,这些食物吃起来不太咸,但含盐量也高,100 克挂面的含盐量大约 3 克,为每日推荐量的一半多。

(2) 钙。骨骼是由胶原蛋白、钙和其他矿物质组成的坚硬的蜂巢状立体结构。养生须养骨。骨是一个活的组织,需要终身随时维护和修复。人体的大脑、内脏和肌肉都是由骨骼撑起来的,人体关节的功能则有赖于组成关节的骨和软骨结构的完整。钙是组成骨质的重要元素,蛋白质则是构成骨质的重要营养素。骨无机基质中的钙使骨骼具有一定硬度并能承受压力,骨有机基质中的胶原纤维则为骨骼提供支撑并使之能承受压力和拉力。如果把骨骼系统比喻为楼房的柱子,那么钙就是组成柱子的"钢筋",蛋白质就是组成柱子的"混凝土"。人体缺钙会引起骨质疏松症。骨质是否疏松可以通过骨密度(骨龄)来判断。骨质疏松症患者很容易骨折,同时也会出现疼痛、身材变矮、畸形,饮食和睡眠严重受到影响,给日常生活带来诸多不便。骨质疏松症已成为我国中老年人群的重要健康问题之一,50 岁以上人群骨质疏松症患病率为 19.2%。备受国人尊敬的科学家钱学森晚年就因骨质疏松症而卧床20 多年,其实他的其他组织器官并没有多大问题,享年 98 岁。晚年他尚能提出著名的"钱学森之问"——"为什么我们的学校总是培养不出杰出的人才?",这就是他头脑清晰、思维敏捷和忧国忧民的佐证。

骨质中的钙来源于膳食中的钙,而膳食中钙的吸收则有赖于维生素 D。维生素 D 为固醇类衍生物,具有抗佝偻病的作用,又称为抗佝偻病维生素。维生素 D 是一种脂溶性维生素,有 5 种化合物,均为不同维生素 D 原经紫外照射后的衍生物。维生素 D 家族中最重要的成员是维生素 D_2(麦角钙化醇)和维生素 D_3(胆钙化醇),与健康的关系最为密切。人体皮下储存有从胆固醇生成的 7-脱氢胆固醇,受紫外线照射后可转变为维生素 D_3。适当的日光浴足以满足人体对维生素 D 的需要。钙进入人体后,在维生素 D 的帮助下,从小肠进入血液,血液中的钙可能正确地沉积到骨骼和牙齿,也可能错误地沉积到软组织。

维生素 K_2 是一种脂溶性维生素,又称甲基萘醌,由一组化合物组成。维生素 K_2 是骨生长因子,在人体的作用是激活基质谷氨酸蛋白和骨钙素蛋白结合钙离子,把钙吸收到骨细胞里转化为骨质。维生素 K_2 在骨钙的代谢中,具有将钙定向沉积到骨骼里形成骨质,并抑制骨钙流失的作用。另一方面,维生素 K_2 有阻止钙渗入血管,避免软组织钙化和功能减退的作用。

日常食物中几乎不含有维生素 K_2。维生素 K_2 由人体肠道内的细菌合成。中老年人,特别是绝经后的妇女,体内维生素 K_2 的合成能力急剧下降,从而影响血钙向骨钙的转化,导致骨质疏松症。骨质疏松症是一种骨密度降低引起的疾病,它使骨骼变脆,骨折风险增加,是全球最常见的致残性疾病之一。

维生素 K_2 在骨骼代谢中发挥关键的基础性作用,如在补充钙和维生素 D_3 的同时补充维生素 K_2,则可大大提高补钙效果。肠道益生菌能产生维生素 K。每天喝一杯酸奶,既能补钙,又能增加体内维生素 K 的合成,可收一石二鸟之功效。

机体对钙的吸收和利用率是一定的,吃多了也吸收不了。在食物中,牛奶(酸奶)、豆制品、虾皮以及一些家常菜都富含钙元素。每天 1 杯 250 毫升的牛奶,再加上正常的饮食和接触阳光,一般是不会缺钙的。

菠菜中的草酸容易与钙结合成一种不溶性的化合物,影响钙的吸收。由于草酸易溶于水,烹调前在沸水中把菠菜先焯一下,就可去除大部分的草酸。过量食盐、咖啡因、啤酒和可乐的摄入都会增加钙的流失。

最后必须提醒,有肾结石和甲状旁腺功能亢进的患者不宜补钙。

为了预防骨质疏松症,应注意以下几点:① 从娃娃抓起,坚持良好的饮食习惯,保证提供足够的钙和维生素 D,始终保持骨量处于一个高水平。人体骨密度在 30～35 岁到达峰值,之后开始逐渐减少,峰值骨量越高,骨量丢失的速度越慢。② 饮食多样化。食物中含钙是一回事,食物中钙的吸收是另一回事,要把食物中的钙变成骨质中的钙需要多种营养素,如维生素 D、维生素 K、蛋白质、镁、钾等的协同作用。要想充分摄入这些营养素,单靠几种食物是不够的。③ 减少钠的摄入。钠摄入量越多,钙经尿排出的量也越多。④ 多晒太阳。阳光中的紫外线可使人体皮肤产生维生素 D。⑤ 坚持适量运动。肌肉运动起来可以牵拉骨骼一起运动,延缓骨质的丢失。

（3）钾。人体内除钙、磷含量最高外,钾含量居第 3 位,较钠含量高 2 倍,它维持着细胞内环境的稳定。钾缺乏影响糖和蛋白质的代谢。腺苷三磷酸是人体内的储能物质,其生成也需钾离子的参与。心肌细胞内外的钾离子浓度对于维持心肌的兴奋性、自律性和传导性有极其重要的作用。钾缺乏可使心肌细胞兴奋性增强,钾含量过低会使心肌传导性和自律性受到抑制,两者都会导致心律失常。补充钾可"激活"和维修"钠泵",扩张血管,降低交感神经对去甲肾上腺素的敏感性,减少血管紧张素分泌,改善压力感受器功能,降低血管阻力,增加肾脏血管舒张素活性,促进尿中钠的排泄,从而促使血压降低。因此,高钾能拮抗高钠所致的高血压。伦敦大学的调查表明,过去 40 年来中国成年人的钾摄入量一直很低,各年龄段人群的钾摄入量还不到最低值的一半。

钾总量减少可引起钾缺乏症,可在各系统发生功能性或病理性改变,主要表现为肌肉无力或瘫痪、心律失常、横纹肌肉裂解症及肾功能障碍等。如果血液中钾含量过高,也会患高钾血症,表现为四肢乏力、手足感觉异常和弛缓性瘫痪等症状。同时,心脏也会受到血钾过高的影响,表现为心音减弱、心率减慢和心律失常,严重时甚至可出现心脏骤停并危及生命。夏季宜补钾。因为天热人体大量出汗,致使体内丢失一部分水分和盐分,随汗液排出的还有一定量的钾,补钾后人很快会精神振作。膳食中的钾吸收率很高,摄入的钾约有 90% 可被吸收,钾的吸收多在小肠内进行。肾为维持钾平衡的主要调节器官,当摄入钾含量波动较大时,血浆中钾的浓度仍能维持稳定。

（4）镁。对于钙、磷、钠、钾、维生素 C 等的代谢,镁是必要的物质,在神经肌肉功能正常运作、血糖转化等过程中扮演着重要的角色。镁的作用如下：① 促进心脏、血管的健康,预防心脏病发作;② 防止钙沉淀在组织和血管壁中,防止产生肾结石、胆结石;③ 使牙齿更健康;

① 能协助抵抗忧郁症，与钙并用可作为天然的镇静剂。每日建议摄取镁含量：成年人为 250～300 毫克；妊娠期、哺乳期妇女为 300～350 毫克。食物来源：未研磨的谷类、无花果、杏仁、坚果、各种种子、深色绿叶蔬菜、香蕉等。酒精中毒的人通常有缺镁现象，常喝酒的人最好多摄取镁。缺乏镁会导致神经过敏、肢体颤抖、低血糖、心悸等症状。镁过量会导致运动肌障碍，妨碍体内铁的有效利用，影响钙的吸收利用，引起腹泻。

（5）磷。磷、碳、氮、氧、硫这 5 种元素对地球生命的发生和发展至关重要，因为它们是 DNA 分子的组分，也是细胞能量代谢必不可少的元素。

磷存在于人体所有细胞中，几乎参与所有生物化学反应。体内的磷大部分集中于骨和牙，其余散在分布于全身各组织及体液中，其中一半存在于肌肉组织。磷还是使心脏有规律跳动、维持肾脏正常机能和传达神经刺激的重要物质。磷缺乏时，烟酸不能被吸收；磷的正常机能需要维生素 D 和钙来维持。磷的生理功能如下：① 磷和钙都是骨骼牙齿的重要构成材料，是促成骨骼和牙齿钙化不可缺少的营养素。有些婴儿因为缺少磷和钙，常发生软骨病或佝偻病。人到成年时，虽然骨骼已经停止生长，但其中的磷和钙仍在不断更新，每年约更新 20%。也就是说，每隔 5 年就更新一遍。牙齿一旦长出后，便会失去自行修复的能力。如果儿童长牙时缺乏磷和钙，牙齿就容易损坏。② 保持体内腺苷三磷酸代谢的平衡。③ 磷是组成遗传物质核苷酸的基本成分之一，而核苷酸是生命中传递信息和调控细胞代谢的重要物质核糖核酸（RNA）和脱氧核糖核酸（DNA）的基本组成单位。④ 参与体内酸碱平衡和能量代谢的调节。人体内许多酶也都含有磷。碳水化合物、脂肪及蛋白质这三种含热能的营养素在氧化时会释放出热能，但这种能量并不是一下子释放出来的，这其中磷在储存与转移能量的过程中扮演着重要角色。

人类食物中磷含量丰富，机体对磷的吸收比钙容易，因此，一般不会出现磷缺乏症。磷摄入或吸收不足可以出现低磷血症，引起红细胞、白细胞、血小板异常，导致软骨病；因疾病或摄入磷过多会导致高磷血症,使血液中钙含量降低导致骨质疏松。几乎所有食物都含磷,特别是谷类和含蛋白质丰富的食物。在人类的食物中,无论动物性食物或植物性食物都主要由细胞组成,而细胞膜都含有丰富的磷脂。

2. 微量元素

微量元素是构成机体组织或有特殊生理功能的重要无机微量营养素,多为酶或激活剂的组成成分。微量元素参与机体新陈代谢,每天都有一定量的消耗,需要通过膳食予以补充。微量元素在食物中分布广泛,一般都能满足机体需要,仅在特殊生理和病理情况或地方性缺乏才会引起缺乏。微量元素的用量有严格的安全范围,如果超过人体所需(或者以高剂量服用)就会引起中毒,有时后果相当严重。

(1)锌:人体必须从食物摄取。锌在体内数百种反应中发挥作用。锌元素缺乏引起生长发育迟缓、脱发、皮疹和免疫功能障碍,导致机体抗击感染的能力下降。

(2)铁:是一种通过血液把氧运到身体各处所必需的微量元素。铁不足可导致贫血、机体抗感染能力下降,儿童睡眠不安。英国帝国理工学院的科学家研究了铁在 900 种疾病中所扮演的角色,调查了 50 万人的遗传数据。结果表明,体内天然较高的铁水平不仅会降低高胆固醇水平的风险,还会降低动脉被积聚的脂肪物质覆盖的风险,从而有利于心脏健康。同时,天然较高的铁水平使血流缓慢易形成血凝块,从而增加"卒中"概率的潜在风险以及罹患细菌性皮肤感染较高的风险。

(3)铜:缺乏导致骨膜下出血、心律失常、贫血和中性粒细胞减少症。

(4)硒:缺乏导致心肌病、骨骼肌病、指甲变形、大红细胞症以及罹患肿瘤的风险增加。

(5)锰:缺乏导致胆固醇降低、红细胞减少和黏多糖异常。

(6)铬:缺乏导致葡萄糖不耐受、体重下降和周围神经炎。

(7)钼:缺乏导致对多种氨基酸不耐受、心动过速和视觉失常。

(8)碘:缺乏导致甲状腺功能减退症。

(9)氟:缺乏导致龋齿。

六、膳食纤维

膳食纤维是食物中的非营养成分,主要成分是非淀粉多糖类,包括纤维素、半纤维素、果胶、木质素、树胶和胶浆以及藻类多糖等。其本质是碳水化合物中不能被人体消化酶所分解的多糖类物质。膳食纤维分为可溶性纤维和不可溶性纤维。可溶性纤维既可溶解于水,又可吸水膨胀,并能被大肠中微生物酵解的一类纤维,常存在于植物细胞液和细胞间质中,主要有果胶、植物胶及黏胶等。不可溶性纤维是不能溶解于水且不能被大肠中微生物酵解的一类纤维,常存在于植物的根、茎、干、叶、皮和果中,主要有纤维素、半纤维素和木质素等。

纤维不被正常小肠消化和吸收,其主要作用部位在大肠。可溶性纤维与益生菌在大肠内的发酵可能是大肠最重要的代谢过程。位于近端结肠的发酵以糖分解为主,产生大量的短链脂肪酸,快速刺激细菌增殖;在远端结肠可供发酵的底物少,以蛋白质的腐败为主,所以远端结肠细菌菌群的增加远低于近端结肠。而多肽和蛋白质的无氧代谢(腐败)则产生潜在毒性物质,如氨、胺、酚、硫醇和吲哚等。发酵产生的短链脂肪酸对控制肠道细菌的组成及数量至关重要,而膳食纤维(包括益生元)则是产生短链脂肪酸的发酵过程的主要底物。

1. 短链脂肪酸的作用

① 为宿主提供能量;② 促进氯化钠和水的吸收;③ 为结肠黏膜组织提供建筑材料;④ 增加肠黏膜血流量;⑤ 促进黏液产生;⑥ 促进黏膜细胞的增殖和分化;⑦ 维持黏膜的完整性;⑧ 降低发生炎症和产生恶性细胞的风险。

2. 膳食纤维的生理学作用

① 产生饱腹感,调控食欲,对肥胖患者减少进食有利,可作为减肥食品。② 调节餐后血糖生成反应。膳食纤维的摄入可降低餐后血糖反应,降低血糖水平,提高糖尿病控制效果,增加对胰岛素的敏感性,改善耐糖量,可作为糖尿病患者的食品。③ 降低血浆胆固醇水平。燕麦、黑

麦、大麦、蔬菜和荚豆类等膳食纤维的摄入可使人血浆总胆固醇水平降低 10％～25％,而且几乎只降低低密度脂蛋白胆固醇水平,对高密度脂蛋白胆固醇和甘油三酯则无影响,进而可预防动脉粥样硬化等心脑血管疾病的发生。④ 整理肠道,改善大肠功能。膳食纤维摄入能增加大便含水量、稀释大肠内容物、刺激肠蠕动、缩短肠内容物通过时间,最终实现增加粪便量及排便次数,起到预防便秘的作用。⑤ 膳食纤维为大肠内的正常菌群提供可发酵的底物,促进双歧杆菌和乳酸杆菌的增殖,抑制有害肠道菌群的增殖,增加短链脂肪酸的产量,改善肠道菌群,减少肠内容物中毒素和胆酸的含量,进而可减少炎症(如阑尾炎)的发生,降低毒性物质和炎性分子随血液进入中枢神经系统(所谓"脑肠轴")损伤脑细胞的风险,起到预防结直肠息肉、痔疮、下肢静脉曲张、胆结石、结直肠癌和阿尔茨海默病发生的作用。⑥ 肠中的膳食纤维通过调节营养素的吸收率和吸收部位,降低营养素的利用率。⑦ 流行病学研究发现,食物中膳食纤维摄入量高与心血管病及结直肠癌发病率低相关。

3.膳食纤维的来源

膳食纤维主要来源于植物性食品。谷物类、糠和豆皮含有大量的纤维素、半纤维素和木质素;燕麦和大麦含有多量的粗纤维;柠檬、柑橘、苹果、菠萝和香蕉等水果,以及卷心菜和苜蓿等蔬菜,含有较多的果胶。近几年还出现许多从天然食物中提取出来的膳食纤维食品,如从蒟蒻(魔芋)和菊芋(洋姜)中提取的水溶性膳食纤维,具有比普通膳食纤维更好的效果。膳食纤维大多不溶于水,只有水溶性的膳食纤维才是人体能够吸收的。英国卫生部建议健康膳食中非淀粉多糖类摄入量应为每日 18 克。膳食纤维的摄入量应该根据食物的总摄入量来确定,低能量膳食为每日 25 克,中等能量膳食为每日 30 克,高能量膳食为每日 35 克。适量增加膳食纤维摄入量对于便秘和肥胖人群来说非常有益,但过多的摄入会影响其他营养素的吸收。

为了增加膳食纤维摄入量,应多吃富含膳食纤维的粗粮和新鲜蔬菜水果,吃全谷(粗粮)而不是经过碾磨的谷物加工品(细粮)。细粮的糖含量比粗粮高，纤维、B族维生素的糖含量则比粗粮低。水果含大量水分和纤维素，绝大多数水果（椰子和牛油果等少数水果例外）的热量低，而且还能产生饱腹感，有助减肥。但果汁不是健康饮料，它既不是水果，也绝不能代替天然水果。要吃新鲜水果而不是喝新鲜果汁（更不要喝罐装果汁），水果一旦被榨成汁，其糖含量比水果高，纤维、维生素C含量却比水果低。1杯橙汁的糖和热量相当于5个橙子，但其纤维和维生素C含量则比5个橙子低。水果被榨成汁的过程中，由于细胞壁被破坏，糖都成了"游离糖"，消化、吸收更快，血糖指数也更高。问题还在于吃1~2个橙子就差不多了，但一杯橙汁喝下去是不会满足的。还是用自己的牙齿榨汁吧，榨完了连果肉一起咽下去才更健康。研究人员跟踪了13 000人的情况，发现天然果汁的危害不亚于含糖饮料。最新的研究成果表明，喝果汁过量还可能引起痛风。喝大量高果糖甜味饮料会明显提升血尿酸水平，同时促进肥胖和高血压。甜饮料中的果糖是促进内源性尿酸生成的元凶。美国明尼苏达大学的研究人员曾招募24名健康志愿者，让他们在6周内连续摄入果糖含量为17%的食物，再让志愿者摄入含等量葡萄糖的食物。比较研究后发现，含果糖的食物能使甘油三酯明显升高，男性比女性还高32%；同时血尿酸水平也显著升高。传统上多以嘌呤含量来判断食物是否安全，所以人们往往容易忽视果糖这一血尿酸升高的元凶。目前，医学界对于果糖引起血尿酸升高的机制尚未完全阐明。

每天多吃新鲜蔬菜水果和适量富含膳食纤维的粗粮，适量饮用有活性乳酸菌的饮料或酸奶，调节肠道菌群，香蕉对健康排便非常重要。没有糖尿病的人可以经常吃一些对肠道有润滑作用的蜂蜜、香蕉和苹果等食物。

《健康中国行动》建议，人均每日蔬菜水果摄入量应不低于500克，深色蔬菜应占蔬菜的1/2。成人每天吃4种（糙米、全麦、豆和薯）以上50~100克的粗杂粮，粗杂粮应占主食比例的1/3到1/2。粗杂粮占比并非越多越好，除口感差、影响食欲外，粗杂粮多了还会影响消化，造成胃酸反流、腹胀和消化不良,干扰营养素和药物的吸收,导致营养不良,甚至影响人体的正常免疫力。

2017 年 12 月 20 日发表在美国《神经学》上的研究报告追踪了 960 名平均年龄为 81 岁的老人,追踪时间为 5 年。参与者每年接受一次思维和记忆测试,并完成了关于他们多长时间吃一次菠菜、羽衣甘蓝和生菜等食物的问卷调查。结果令人十分惊异:吃绿叶蔬菜的人比那些从不吃或很少吃绿叶蔬菜的人记忆和思维能力的衰退要慢得多,相当于年轻 11 岁。

圆白菜和黄瓜所含的姜黄素、萝卜硫素和维生素 D 有助于增加人体中 Nrf2 蛋白质的生成。新冠病毒造成人体炎症,会生成大量有害的氧颗粒,而 Nrf2 蛋白质能与这些氧颗粒结合,从而减少其对人体的损害。欧洲开展的一项初步研究显示,吃圆白菜和黄瓜有助于降低新冠肺炎病死率。

蔬菜应该怎么吃? 这应该从安全、营养和口感三方面来考虑。不管如何吃,安全总是排在第一位的,生吃蔬菜一定要充分洗净,以清除各种化学、物理和生物污染。有些蔬菜(如菱角、荸荠等)易被寄生虫或寄生虫卵污染,不宜生吃。现在使用的农药都是水溶性的,蔬菜、水果则多用咪鲜胺杀菌、杀虫、保鲜,流水充分冲洗即可去除残留农药。金针菇、香菇和平菇等生长环境阴暗,更容易被微生物污染,清洗时更须小心。利用电解水技术、超声波和臭氧来清洗蔬菜和水果可去除残留农药,还兼有消毒灭菌的作用。生吃蔬菜可以获得更多的食物酶、维生素 C 和 B 族维生素;同时,生蔬菜没有缩水,体积较大,饱腹感更强。水含量高、口感清脆、无苦涩味的浅色蔬菜比较适合生吃,如生菜、黄瓜、白萝卜、洋葱、竹笋、茭白等。黄瓜皮内含维生素 C 和丙二醇,丙二醇有助减肥,清洗彻底后连皮吃更好。草酸含量高的食物口感发涩,吃前最好用沸水焯一下。富含番茄红素、类胡萝卜素的蔬菜,如番茄、胡萝卜和甜椒等做熟吃更有营养。绝大多数植物都含有草酸盐,草酸盐被认为是一种“天然杀虫剂”,是植物的必需成分,通常存在于根菜类、茎、叶、坚果和水果中。草酸盐在某些植物中的含量特别多,甚至占干重的大部分。植物没有和动物一样攻击敌人的能力,草酸盐巧妙地保护了植物不受害虫的危害。草酸含量高的蔬菜,如菠菜、苋菜等,适合做熟再吃,因其草酸在肠道内与钙结合成草酸钙,干扰人体对钙的吸收。经常摄入草酸含量高的食物可能引起腰酸背痛、腿脚发麻、身体疲惫、情绪混乱,夜晚睡眠质量差,白天注意力不集中等症状。

七、调味料

香料的运用可以改善食物色香味,同时减少烹饪中油盐的用量,可以使菜肴变得清淡健康。香料本身则富含广谱抗氧化剂,添加大量多种香料是地中海美食的一大特色。

(1)姜黄:主要成分是姜黄素,咖喱中就含有姜黄。姜黄素可以激活 Nrf2,具有抗氧化和抗炎特性,被认为具有保护心肺、大脑以及预防癌症、抗衰老的作用。动物实验研究表明,姜黄可以使昆虫和小鼠的寿命延长。

(2)生姜:味辛、性微温,入脾、胃、肺经,具有发汗解表、温中止呕、温肺止咳以及解毒的功效;主治外感风寒、胃寒呕吐、风寒咳嗽、腹痛腹泻以及中鱼蟹毒等病证,还有醒胃开脾、增进食欲的作用。民间偏方曰,"服姜片可以延寿"。

生姜中含有姜油酮、姜辣素(辛辣和芳香成分)、淀粉和纤维,用于风寒感冒,可通过发汗使寒邪从表而解。姜辣素对口腔和胃黏膜有刺激作用,但能促进肠蠕动和消化液的分泌,增进食欲。姜油酮对呼吸和血管运动中枢有兴奋作用,促进血液循环。生姜还含有姜酚,可减少胆结石的发生。

调味姜乳系提取生姜中的调味精华部分浓缩而成,外观如蛋黄色的奶油,呈膏状。调味姜乳作为调味品使用非常方便,调味作用极强,在调料汤中放入极少一点即可,尤其适合于海鲜宴中蘸食。

生姜原汁饮料不含任何化学合成物质,其风味带有一丝焦香,入口后非常舒适,特别适合于高温地区和野外作业人员饮用,在北方具有广泛市场。南方春、夏、秋季阴雨不断,人体内湿气过重,易生病,该型饮料有除湿功效,医学上讲究"冬吃萝卜,夏吃姜",即此道理。中医学认为,饮用该饮料可舒筋活血,促进血液循环,使毛孔充分张开,迅速解除疲劳,酒后饮用则有轻松感,并可保持头脑清醒。生姜原汁饮料可以作为汽车司机的专用饮料。

（3）肉桂:又称桂皮、官桂或香桂,为樟科植物天竺桂、阴香、细叶香桂、肉桂或川桂等树皮的通称。本品为常用中药,又为食品香料或烹饪调料。中餐里用它给炖肉调味,是五香粉的成分之一。美国密歇根大学生命科学研究所的吴君等发现,肉桂中的肉桂醛能增强脂肪细胞,促进新陈代谢的基因和酶的表达,增加有利于生热作用的蛋白质,提示肉桂可能用于预防或治疗肥胖。

（4）葱:辛,微温,无毒,解热,祛痰。时珍曰:"佛家以葱为五荤之一。"思邈曰:"久食,强志益胆气,主治泄精。"葱含有蛋白质、碳水化合物、多种维生素(维生素 B_1、B_2 和烟酸)及矿物质等营养成分,还含有原果胶、水溶性果胶和大蒜素等多种成分。葱含有的挥发油能刺激汗腺,发汗散热。葱还有刺激机体消化液分泌的作用,能够健脾开胃,增进食欲。葱所含大蒜素有抵御细菌、病毒的效果,尤其是对痢疾杆菌和皮肤真菌的抑制作用更强。香葱所含果胶可降低结肠癌的发生,葱内的蒜辣素也可以抑制癌细胞的生长。葱还有降血脂、降血压和降血糖的作用,如果与蘑菇同食则可促进血液循环。一般人群均可食用,脑力劳动者更相宜。患有胃肠道疾病,特别是溃疡病的人不宜多食。表虚、多汗者也应忌食大葱。眼疾患者,过多食用葱会损伤视力。葱的草酸含量虽然不高,但与豆腐容易形成草酸钙,阻碍人体对钙的摄取。不仅是豆腐,葱也不应与其他含钙量较高的食物同食。葱炖狗肉、公鸡肉很容易导致上火,鼻炎患者食用葱炖狗肉可能会加重病情。吃葱不宜喝蜂蜜,蜂蜜中的各种酶与葱中的某些成分会发生反应,产生对人体有害的物质,容易导致腹泻、胃肠道不适。葱与地黄的作用抵消,因此,服六味地黄丸期间不适宜吃葱。相传神农尝百草找出葱后，便作为日常膳食的调味品，各种菜肴必加香葱调和，故葱又有"和事草"的雅号。广西合浦等地流行岁时"食葱聪明"的饮食风俗，说的是每年农历六月十六日夜，人人都到自家菜园取葱使小儿食，曰食后能"聪明"。民间谚语："香葱蘸酱，越吃越壮。"

（5）蒜：含有硫化合物，具有极强的抗菌消炎作用，对多种球菌、杆菌和真菌的抑制和杀灭作用已经得到充分的研究和确认，是目前发现的天然植物中抗菌作用最强的一种，被称为"地里长出的抗生素"。大蒜中富含锗和硒等元素，可以抑制肿瘤细胞的生长。全世界最具抗癌潜力的植物中位居榜首的就是大蒜。大蒜要生吃，因为它遇热会很快失去其神奇的功效。最佳的食用方法是把大蒜碾碎之后，放置 10～15 分钟，待大蒜素完全释放之后再吃，效果会更好。大蒜不要空腹吃，因为它有较强的刺激性和腐蚀性，会造成胃部不适。大蒜也不宜多吃，它会影响维生素 B 的吸收，对眼睛有刺激作用，可以引起眼睑炎和眼结膜炎，所以最好每天吃 1 次或者是隔天吃 1 次，每次 1～3 瓣就可以了。

（6）五香粉：将主要原料，如砂仁、丁香、豆蔻、肉桂和八角等研磨成粉混合而成，其名源自中国文化对酸、甜、苦、辣和咸五味要求的平衡，主要营养成分为蛋白质、维生素 B_2、钙、镁和钾等。五香粉因配料不同，有多种不同的口味和名称，如麻辣粉、鲜辣粉等，是家庭烹饪、佐餐不可缺少的调味料，常在煎、炸前涂抹在鸡、鸭肉类上，也可与细盐混合做蘸料，广泛适用于炒、炖、焖、煨、蒸、煮、烘、烤等东方料理中辛辣口味菜肴的调味。

（7）咖喱粉：以姜黄、辣椒、八角、肉桂、花椒、白胡椒、小茴香、丁香、砂仁、芫荽子、甘草、芥子、干姜、孜然芹、肉豆蔻和葫芦巴等十余种香辛料研磨成粉混合制成。咖喱粉起源于印度，对印度人来说，就是"把许多香料混合在一起煮"的意思。它拥有独特袭人的香气与味道，在略微爆炒过洋葱、姜和蒜后，便可以将咖喱粉或混合香料一起倒入锅里炒，常用于做印度菜、泰国菜和日本菜。咖喱粉的种类很多，每个国家的咖喱粉配料都不同。因此,味道各有千秋。马来西亚风味的咖喱粉口感是我国大部分人群较能接受的。咖喱粉的功能如下:① 促进唾液和胃液分泌,从而增加胃肠蠕动,增进食欲;② 促进血液循环,达到发汗的目的;③ 具有抑制癌细胞的功能;④ 具有促进伤口复合,预防阿尔茨海默病的作用。一般人群均可食用,但胃炎、胃溃疡病患者要少食,服药期间不宜食用。

(8) 味精(谷氨酸单钠):一种兴奋性氨基酸,偶尔少量食用一点并无大碍,经常食用或过量食用则损伤神经细胞和生殖细胞的染色体。味精可透过胎盘屏障影响胎儿发育,特别是胎脑发育,造成儿童智力发育障碍,所以孕妇的食品不宜用味精。味精经高温加热可变为焦化味精,具有致癌作用。如今日本和美国均已禁用味精。本来味精是以"味之素"之名在民国时期从日本传入中国的,而今作为源头的日本已经禁用。

八、食材的选择

粮食不足、口味单一的时代在中国已经一去不复返了。有了营养强化剂的加盟,像维生素 C 缺乏病和糙皮病这类维生素缺乏症在中国绝大部分地区也已销声匿迹。有了碘盐,中国居民的碘营养水平已经达标。但是,如今通过对饮食的分析,发现大多数食物有两大特点:脂肪和能被快速消化的碳水化合物含量高,粗膳食纤维早已当渣滓去掉。这些食物形式的改变导致油多了,但维生素少了;好消化了,但膳食纤维少了。

虽然许多新食品仍主要以谷类、小麦、粳米、玉米和燕麦为基础,但是原始谷类早已面目全非,它们大都被"抽筋扒皮"加工成精米、精细面粉,用来制作高品质的馒头、面包、蛋糕、早餐麦片和小吃食品。即使所谓"粗粮",经过现代加工或淀粉变性技术,也能把它们变得细腻、好吃。现代食品加工技术的确能利用精细面粉生产出美味和外表美观的终产品,成为能在人体快速消化和吸收的碳水化合物类食物,但是食品加工领域的成就很可能引发营养学领域和血糖调节控制方面的新问题。食品工业已将食用"无麸质食品"宣传成一种更健康的生活方式,但是,如果你没有乳糜泄或面筋不耐受症,则无须食用"无麸质食品"。实际上,人群中只有1‰的人患这两种疾病。

现代饮食另一个不可忽视的问题是高脂肪。西方国家的厨师曾说过:"只要你享受过脂肪的美味,你就再也无法忍受无油食物的枯燥无味"。确实,餐馆内主厨、食品工程师,甚至面包师都知道人类对脂肪和油津津乐道、乐此不疲,所以无论购买超市食品、餐馆会友,还是家庭聚餐,都躲不开高脂肪食物。实际上,即便是无人诱导,人们也时常被脂肪的香味所诱惑。例如,我们喜欢乳脂的香甜,喜欢动物肉脂的滑嫩,喜欢把本来无油的蔬菜和色拉制作得油光闪闪,还喜欢慰劳孩子时给他们吃炸薯条、煎鱼,并加上含有浓浓动物油的调味汁。伴随着脂肪的魔杖,像蔬菜和谷物等枯燥无味的高碳水化合物食物也戏剧性地转化成非常美味和富含能量的食物了。

1. 选择食材的一般原则

(1) 选择未被污染的食材。安全是第一位的,即使食物的营养价值高,如果吃了对人体有害,甚至有毒,也是不可取、不值得的。首选那些符合国家食品安全法、符合国家食品卫生标准、经过严格检疫、未被污染的食材。一般说来,品牌优秀的产品其安全和质量都有保证。经济条件允许的话,可选择生态食品和有机食品。污染包括:① 物理性污染,如核灾难造成的对当地食材(农产品和海产品)的核辐射污染;② 化学性污染,如化学物质、重金属、新型化合物、农药、化肥、抗生素和瘦肉精的污染;③ 生物性污染,如寄生虫、致病菌、病毒和黄曲霉毒素等污染。

(2) 选择保存良好、未过期的食材。① 粮食和豆类:不要食用存放多年已经陈化的粮食和豆类,霉变或有虫害的更不能食用。真空小包装的产品可以较长时间存放。② 油:不食用过期、变质的油,如发生脂质过氧化的油。③ 水果蔬菜:应选择天然、应季、应时的新鲜水果蔬菜。除低温保存外,其他水果蔬菜保鲜技术都有令人质疑之处。腐烂的水果蔬菜应作为生活垃圾扔掉。一个苹果,哪怕是只烂了一小块,也应该扔掉,食之则"得不偿失"。因为一个苹果就是一个有机体,"烂处"产生的有害物质可以通过扩散和/或循环到达似乎还是"好"的部位。但一小处"干性坏死"的苹果不在此列。④ 肉类:要尽可能新鲜,少买或不买腌制、烟熏的食材。⑤ 坚果:又称壳果,多为植物种子的子叶或胚乳,营养价值很高。坚果一般分两类:一类是树坚果,包括杏仁、腰果、榛子、核桃、松子、板栗、白果(银杏)、开心果和夏威夷果等;另一类是种子,包括奇亚籽、亚麻籽、芝麻籽、花生、葵花籽、南瓜子和西瓜子等。一般而言,坚果越干燥越容易保存。选择那些干燥得好、没有任何霉变痕迹、在保质期内且未发生脂质过氧化的坚果为宜。购买坚果还要留意产地。

坚果富含蛋白质、必需脂肪酸(包括亚麻酸、亚油酸)、抗氧化剂、膳食纤维,还是多种维生素和矿物质(例如叶酸、烟酸、维生素 E、B 族维生素、磷、钙、锌、铁、铜、镁和钾等)的重要来源。美国《时代》杂志曾把坚果评选为现代人的十大营养食品之一。坚果对人体健康的好处主要表现在以下几个方面:① 清除自由基。自由基非常活泼,会与人体内的细胞组织及其 DNA 发生反应,从而产生毒性和损伤作用。研究表明,一些坚果类食物具有较强的清除自由基的能力,其作用可与草莓、菠菜清除自由基的能力媲美。② 降低妇女发生糖尿病的危险。美国哈佛大学公共卫生学院营养系的研究人员曾对 11 个国家的 8.4 万名 34～59 岁的妇女进行了 16 年的跟踪调查,结果显示,多食坚果种子能显著降低糖尿病的发生危险。他们认为,坚果中富含不饱和脂肪酸及其他营养素。这些营养物质均有助于改善血糖和胰岛素的平衡。③ 降低心源性猝死率。由于坚果中的某些成分具有抗心律失常的作用,在控制了已知的心脏危险因素并做到合理饮食后,吃坚果与降低心源性猝死明显相关。与很少或从不吃坚果的人相比,每周吃 2 次或 2 次以上坚果者,发生心源性猝死和因冠心病死亡的危险性均明显较低。④ 调节血脂。北京大学医学部肖颖教授等于 2002 年以 85 名高脂血症患者为受试者,每天予其服用 75 克美国大杏仁,连续服用 4 周,对其血脂进行观察。结果表明,受试者在服用大杏仁后血清总胆固醇和载脂蛋白 B 明显下降,载脂蛋白 A1 明显升高。说明富含单不饱和脂肪酸的美国大杏仁对高脂血症患者的血脂和载脂蛋白水平有良好的调节作用。⑤ 提高视力。研究发现,咀嚼强度对提高视力起一定的作用,多吃坚果可以提高视力。眼睛的睫状肌对眼球晶状体具有调节作用,而睫状肌的调节功能有赖于面部肌力,面部肌力的增强则得益于咀嚼强度。现代人的食物日趋软化,进食时咀嚼很少或根本不需要咀嚼,致使面部肌肉力量变弱,睫状肌对眼球晶状体调节功能降低,视力也就容易随之下降。所以,要提高视力,须长期坚持对食物进行充分咀嚼。⑥ 补脑益智。脑细胞主要由不饱和脂肪酸和蛋白质构成。因此,对于大脑的发育来说,需要的第一营养成分是不饱和脂肪酸。坚果类食物中含有大量的不饱和脂肪酸,还含有优质蛋白质及其 10 多种氨基酸,这些氨基酸都是构成脑神经细胞的主要成分。坚果中对大脑神经细胞有益的维生素 B_1、维生素 B_2、维生素 B_6、维生素 E 及钙、磷、铁和锌等的含量也较高。因此,吃坚果对改善大脑营养很有益处,特别适合孕妇和儿童食用。

（3）选择营养密度高、营养成分互补、多样化的食材。食物多样化的目的旨在让摄入的饮食覆盖、包含所有基本的、关键的营养成分。如果只吃一样或几样东西,无论是牛肉,还是苹果,都会使人处于营养不良状态。为了在能量限制的基础上满足对营养素的需求,应在所有食物中选择多样化且营养密度高、营养成分互补的食物。植物性食物与更稳定的血糖、更健康的血压和胆固醇含量相关。燕麦、糙米和藜麦等粗粮含丰富的膳食纤维、维生素和矿物质,特别是含 β-葡聚糖的燕麦更是粗粮的首选。要粗细粮搭配食用,可各占一半,精米、精面不可常吃。

动物脂肪是危险胆固醇的重要来源。因此,减少食用肉类可以大大改善血液健康。尽可能选择优质蛋白质来源的食物,如牛奶、鸡蛋、鱼肉和坚果,这些食物里含有的高蛋白质会帮助人们保持肌肉力量,促进新陈代谢,并提供能量。值得注意的是,因为素食主义的崛起和"乳糖不耐受"体质在美国人中占有相当比重,以及可替代饮品增多,从

1975 年至今,导致美国人均牛奶饮用量降低 40％。

优先选择鱼和禽,吃"四条腿"的不如吃"两条腿"的,吃"两条腿"的不如"没腿"的。红肉(都是"四条腿"的)是指所有哺乳动物的肌肉,如牛、羊、猪、马等;白肉("没腿"的和"两条腿"的)指鱼肉、鸡肉、鸭肉等。红肉和白肉的脂肪含量和脂肪酸的组成有较大差异。从营养学的角度讲,白肉优于红肉。动物性食品中含有丰富的营养素,且更利于人体吸收。在美国和以色列,人工培养肉已经成功,不远的将来由"培养细胞长出的牛排"即可上市。我国南京农业大学也已在实验室培养出人造肉。

必须指出,网上流行的所谓"全牛肉饮食"不仅不能提供足以维持人类生存所必需的营养素,还对健康构成基本威胁。牛肉含纤维极少,没有纤维会增加罹患癌症和糖尿病的风险。

放养的禽畜(鸡、鸭、猪、牛和羊等)肉比笼养、圈养的好,这是因为其食物品种多样化(包括昆虫、野菜和野草等)且无添加物,食物(包括饮水)受到污染的机会也少;放养的禽畜所处环境空气新鲜;放养的禽畜行动自由,在非应激状态下成长。

河豚肉质细嫩、鲜美,有"吃了河豚,百味不鲜"以及"拼死吃河豚"之说,中国沿海某些地区有吃河豚的习惯,日本人把河豚视为珍馐佳肴。然而,非专业厨师烹调的河豚万万吃不得。吃河豚中毒死亡者在国内外屡见不鲜,即使食用河豚经验比较丰富的日本人,据说每年中毒死亡者也有几百人之多。

(4)高尿酸血症和痛风患者应限制高嘌呤饮食,如动物内脏各种高汤和含酒精饮料;草酸盐结石患者应限制菠菜、苋菜等食物;钙盐结石患者应减少含钙食物;芹菜籽(粉)则可降低血尿酸水平。

2. 野菜和蘑菇

采野菜、蘑菇要十分小心,不少野菜有毒,毒蘑菇致死事件也常有发生。因此,务必注意不要采集和食用不熟悉的野菜和菌类。不论哪种菌类,都不要凉拌吃,一定要炒透、煮透,吃菌时不要喝酒。吃完野菜和菌类后,如出现恶心、头晕、呕吐、看东西不明或幻视、幻听等症状应立即前往正规医疗机构就医。预防野生蘑菇中毒最有效的方法，就是不采、不买、不吃野生蘑菇。每年夏季，雨水充沛，加上特殊地形地貌和错综复杂的气候，云南的各种野生菌"疯狂"生长，云南人把夏季称为"吃菌季"，也是云南野生菌中毒的高峰季节。云南省卫健委发布消息称：从 2020 年 5 月至 7 月 20 日，云南省已发生野生菌中毒事件 273 起，致 12 人死亡。而截至 2020 年 8 月 1 日，云南省累计因新冠病毒性肺炎死亡的病例仅 2 例。

3. 野生动物与传染病和流行病

人类的健康和幸福建立在与自然环境和谐共生的基础上。生物安全的重要性怎么强调都不过分。在与人类争夺愈加拥挤的地盘和稀有资源之际，优势将会转到微生物一边。1944 年的亨德拉病毒、1998 年的尼帕病毒、2003 年的 SARS-CoV、2012 年引起中东呼吸综合征的 MERS-CoV、2014 年的埃博拉病毒、2019 年的 SARS-CoV-2 都是由源自动物宿主并跨物种传染人类的病毒。人畜共患疾病是一个公共卫生问题。接触动物（尤其是野生动物）必须小心谨慎，不应以野生动物的肉作为食材。未经检疫合格的动物肉类应一律严禁进入市场。家养动物有常规的预防接种，而野生动物则无。人类一旦频繁地与野生动物接触、食用野生动物，野生动物身上的病毒、细菌、真菌、寄生虫，甚至简单的蛋白质片段就有可能传给人类，而且这些病毒、细菌、真菌、寄生虫都是新的种属，人群普遍易感，其传染性很强，人类的病死率也会很高。青海等地流行的鼠疫与捕食旱獭有关。目前，在全球流行的疯牛病、口蹄疫、禽流感、布氏杆菌病、狂犬病、登革热、寨卡病毒病、汉坦病毒病、西尼罗病毒病及莱姆病等，无一不与动物有关。近年，超过 75% 的疫情源头都是野生生物，而且这一比例在过去 30 年中有所增加。蝙蝠是全球冠状病毒的主要宿主，是 SARS-CoV、SARS-CoV-2 等多种冠状病毒（CoVs）的天然蓄水池。新冠病毒家族已在蝙蝠中传播 70 年。蝙蝠具有超强的免疫力，又是种群最大、唯一能飞的哺乳动物，具有很强的传播能力。引起重症急性呼吸综合征（SARS）的冠状病毒 SARS-CoV 的储存宿主是菊头蝠,中间宿主是果子狸,最终再由果子狸传给人类。猫科动物经常携带病毒。市场上很多野生动物都带有冠状病毒,它们本身不会发病,但吃它们就会出大问题。引起中东呼吸综合征的冠状病毒 MERS-CoV 的天然宿主是埃及墓蝠,先由墓蝠传给骆驼,再由骆驼传给人类。2019 年开始流行的新冠病毒 SARS-CoV-2 的基因序列分析结果表明,SARS-CoV-2 整个分子结构不同于已知的冠状病毒。SARS-CoV-2 病毒与在蝙蝠中发现的冠状病毒有 96％ 的类似性,正是这 4％ 的变异决定了它的高传染性。对于传染病,比起消灭它来,争取与之"共生""共存"似乎更现实。埃博拉病毒的可能宿主是非人类灵长目动物,如小羚羊、蝙蝠、小型啮齿类动物和鼩鼱。疯牛病又称牛海绵状脑病,是牛的一种传染性、神经退行性、致死性脑病。疯牛病和新型克雅氏症等海绵状脑病是由变异普里昂蛋白引起的。疯牛病可传至猫和多种野生动物,也可传染给人。患病的绵羊、种牛及带毒牛是本病的传染源。"僵尸鹿"病是一种朊病毒导致的慢性消耗性疾病,主要感染野生的麋鹿和驼鹿等鹿科动物。朊病毒可能传播给松鼠猴、猕猴等动物,所以"僵尸鹿"病有传人的风险。

病毒不仅在动物与动物、动物与人、人与人之间传播,病毒也能由人类传播给动物。已经发现人把病毒传播给宠物、牲畜、野生及养殖动物的案例。这种"双向人畜共患"为今后病毒的跨物种传播和疫病流行埋下了种子和祸根。

一种新型病毒一般是通过变异、2 种或 2 种以上病毒感染宿主时交换遗传物质产生的。病毒交换遗传物质的情况包括分裂病毒的重排(如流感病毒)和非分裂病毒的重组。人类要高度警惕潜伏在野生动物身上的"新对手",要高度警惕已经发现和未来可能出现的毒力较强的病毒。G4 猪流感是 3 种已知流感病毒的杂合体,它具备"大流行"的潜力,这种病毒正由牲畜传染给人类。目前,超过 10％ 的养猪场从业人员体内有能识别这种病毒的抗体,但它尚不能在人与人之间传播。

病毒是全人类面临的一个重大挑战,它也许像核武器,甚至超过核武器给人类带来更大的威胁。2020 年 2 月 24 日，全国人大常委会表决通过了《关于全面禁止非法野生动物交易、革除滥食野生动物陋习、切实保障人民群众生命健康安全的决定》，适时吹响了向病毒开战的集结号。

九、食物的烹饪

食物烹饪有冷、热两种处理方式。生、熟食物一定要分开处理。生吃、凉拌以及盐腌渍、发酵等属于食物的冷处理。一些对机体非常有用的成分在食物的烹饪过程中常常被破坏殆尽，生吃蔬菜、水果可完好地保留其维生素和生物酶。蔬菜凉拌时还可以加入马齿苋、鱼腥草和蒲公英等野菜，再加点苹果片会更好。韩国媒体报道，高丽参拌入色拉食用不仅味道好，而且有减肥和增强免疫力的功效。凉拌菜尽可能用橄榄油。色拉酱的脂肪含量高达 60% 以上，用它并不比放油脂烹调热量更低。在冰箱冷藏室存放食物要注意冰箱里的致病微生物，尤其是要关注一种叫单核细胞增多症李斯特菌的致命细菌，简称单增李斯特菌。单增李斯特菌是一种人畜共患病的病原菌，广泛存在于自然界中，在 4 ℃ 的环境中仍可生长繁殖，特别耐冻，−20 ℃ 保存一年仍可存活，是冷藏食品威胁人类健康的主要病原菌之一，64% 的冰箱内都有此菌。感染单增李斯特菌后会导致单核细胞增多、败血症和脑膜炎等，孕妇感染后 30% 都会发生流产。为避免感染单增李斯特菌，有以下几点建议：① 定期彻底清理、清洁冰箱。② 食物在冰箱内须加盖或密封分类冷藏。经巴氏灭菌法消毒后的牛奶等液体饮料开封后应尽快饮用。在冰箱内加盖保存也不宜超过 24 小时。③ 在冰箱内保存过的食物，如果生吃，必须充分、彻底洗净；如果熟吃，则要煮熟、煮透。此外，在冰箱内存放海鲜类食物，要特别留意副溶血性弧菌。

水果干，如葡萄干、杏干、苹果干和干枣等，最好用凉开水充分洗净后生吃。尽管这些水果干的口感好，但所含维生素多被破坏，且糖含量高，减肥者不宜多吃，糖尿病患者更要少吃。

食物由生食变为熟食是人类进化过程中的一大飞跃。食物在加热过程中可以杀灭寄生虫、微生物,而且使食物变得易咀嚼、易消化,口感更佳。蒸、煮、炒煎、炸、烧烤等属于食物的热处理方式。实际上,食物中不少营养成分需要添加油脂才能很好地吸收,如维生素 K、胡萝卜素和番茄红素都属于烹调后更易吸收的营养成分。

(一)副食

1. 副食的种类及其制作和烹饪

蔬菜水果、肉类、豆类、蛋和奶是副食的主要食材,是人体蛋白质、脂肪、矿物质、维生素和膳食纤维的主要来源。

水果最好充分、彻底洗净后直接或去皮生吃,但杨梅、无花果和荸荠(马蹄)内可能有寄生虫,胃肠道尚未发育完全的儿童须格外小心;蔬菜最好充分、彻底洗净后直接或拌以少量色拉酱生吃,也可以在沸水中焯一下再凉拌。刺身(生鱼片)、西班牙火腿系名贵佳肴,来源可靠、经正规处理的但吃无妨;生喝蛇胆汁、生吃牡蛎和小螃蟹等可能会吃进活寄生虫、微生物,而美国西雅图近海滩涂上捡的生蚝体内则可能含对人体有害的软骨藻素。

(1)豆嘴和豆芽:刚长芽的豆子称豆嘴,没豆芽那么长。放在水中下沉的应季豆类都可以用来发豆嘴和豆芽,最常用的是黄豆和绿豆,鹰嘴豆也可以用来发豆嘴。黄豆嘴和豆芽都含卵磷脂,豆嘴还含维生素C,豆嘴和豆芽洗干净,或在沸水中焯一下都可以凉拌食用。

(2)霉干菜:是一道浙江丽水、慈溪、余姚和绍兴地区常见的享誉海内外的特色传统名菜,有芥菜干、油菜干、白菜干、冬菜干和雪里蕻干之别。多系居家自制,将菜叶晾干,堆黄,然后加盐腌制,最后晒干装坛。

绍兴霉干菜油光乌黑,香味醇厚,解暑热,洁脏腑,消积食,治咳嗽,生津开胃,耐储藏。菜料主要有大叶芥、花叶芥和雪里蕻 3 个品种。绍兴地区居民每至炎夏必以霉干菜烧汤,如"干菜烧乌鳢鱼"和"干菜烧土豆"等均别有风味。至于"霉干菜切肉"更为绍兴特色菜肴,已载入《中国菜谱》。

（3）泡菜：是用低浓度盐水腌渍的各种鲜嫩的、纤维丰富的蔬菜，再经乳酸菌发酵制成的一种带酸味的腌制品。只要其乳酸含量达到一定浓度，并与空气隔绝，就可以达到久储的目的。泡菜中的食盐含量为2%～4%，是一种低盐食品。已制妥的泡菜中含有丰富的活乳酸菌，还含有丰富的维生素、钙、磷等矿物质以及人体所需的十余种氨基酸。制作泡菜不能接触生水和（或）油，否则容易腐败。若误食污染的泡菜，则容易腹泻或食物中毒。世界各地都有泡菜的影子，风味也因各地做法不同而异，其中涪陵榨菜、法国酸黄瓜和德国甜酸甘蓝并称为世界三大泡菜。

各种应季的蔬菜，如白菜、甘蓝、萝卜、辣椒、黄瓜、嫩姜、菜豆和莴笋等质地坚硬的根、茎和叶均可作为制作中国泡菜的原料。中国泡菜一般都是泡在罐装的花椒盐水里，不掺和过多调味品，口味单纯，当然也可根据个人喜好添加其他佐料，这使中国泡菜比韩国泡菜更有伸缩余地和想象空间。中国泡菜的制作工序也比韩国泡菜简单便捷，通常夏季3天或冬季1周即可取出食用。中国泡菜不仅保持新鲜蔬菜原有的色泽，在口感上比新鲜蔬菜更爽脆，还可根据个人喜好调节辣的程度，经过乳酸菌发酵后的各种生菜微酸，既好吃又助消化。我40多年前曾在成都一家餐馆吃过一碟泡菜，其质脆、味甘，嚼之爽口，至今想起来仍然回味无穷。

我国提出的ISO24220《泡菜（盐渍发酵蔬菜）规范和试验方法》已获国际标准化组织（ISO）的批准，今后泡菜行业将按这一标准进行生产。

韩国泡菜的英文名称为Kimchi，源于泡菜的韩文谐音。韩国泡菜有200多种，各种蔬菜均可腌制泡菜，甚至连水果、海鲜及肉等也可腌渍制作成各种款式的泡菜（如切件泡菜和整棵泡菜等），风味独特，深受人们的喜爱。韩国泡菜五味俱全，可下饭、佐酒，易消化，爽胃口，既能提供充足的营养，又能预防动脉粥样硬化，降低胆固醇，消除多余脂肪。韩国制作泡菜已有3 000多年的历史，相传从中国传入韩国。泡菜代表着韩国烹调文化，根据地域分为庆尚道泡菜、全罗道泡菜。最有名的是全罗道泡菜,因为地理位置的关系,全罗道泡菜在发酵时使用虾酱、鱼露或海鲜。

2. 烹饪中产生的有害物质

炒、煎、炸或室内烧烤等是中餐常用的烹饪方式,可产生大量含一氧化碳、二氧化碳及强致癌物苯并芘的烟雾,让室内 PM2.5 飙升。烧烤时瘦肉中的氨基酸和肌酐可以产生杂环胺,肥肉可以产生多环芳烃,这两种物质都会使 DNA 受到伤害。检测发现,炒菜时 PM2.5 可快速上升到 200 以上。

在烹饪过程中会产生大量的油烟,很多人炒菜不爱开抽油烟机,或者炒完菜立刻关闭抽油烟机,这种做菜习惯不可取。烹调油在高温状态下会产生油烟,其中含有许多具有刺激性的有害物质。厨房油烟也是肺癌的重要致病因素。研究发现,从事烹调的年限越长,每天炒菜的次数越多,患肺癌的风险就越大。这是由于厨房做饭时高温油烟产生的有毒烟雾长期刺激眼和咽喉,损伤呼吸系统的细胞组织,很容易诱发肺癌。很多人刚学做菜时,家里的老一辈经常强调要"等锅里的油冒烟了再把菜放进去"。其实,当油锅开始冒烟时,说明油温已经挺高了,这时就很可能会产生一些致癌物质。因此,炒菜时温度越高、时间越长,产生的丙烯酰胺(2 类致癌物)越多;炒菜油温越高,炒出的食物颜色越深,产生的有毒和致癌物也会较多。煎炸时可在食物原料外裹一层适中的面糊(可用淀粉、蛋清混合物)再下锅油煎。面糊可起到隔离作用,不让肉类直接在高温的油里加热,减少致癌物的产生。油腻食物含脂肪过多,人食用后易致肥胖,使腰围增大。烹饪油脂释放到空气中,这些微滴会吸水而形成云和多雨的天气。英国雷丁大学的研究表明,伦敦市空气中 10% 的细小颗粒是烹饪油脂造成的。油炸、烧烤时产生的油烟里有大量的苯并芘、丙烯醛、甲醛和脂肪气溶胶等致癌物质,即使在室外开放空间,也会污染周围环境。

炒、煎、炸食物时用油量比较大,很多人怕浪费就会把煎炸过的油重新收集起来,存放着下次炒菜时再用。殊不知在用过的油里会含有上次煎炸时残留的各种有害物质。这些油脂如果持续受热,还会继续产生一些致癌物,比如 1 类致癌物苯并芘。有些人喜欢使用未经精炼的"毛油"或"土榨油",觉得这样的油天然、味道香、更健康。其实,这些油未经过精炼加工,杂质多、烟点低,容易形成大量油烟,更容易产生致癌物。如果食物烤到焦煳或炒完菜不刷锅,锅表面会附着有食物残渣,再次加热,也会产生有害物质。像土豆、馒头这样的高碳水化合物、低蛋白质的淀粉类食品以及一些蔬菜,在炒、煎、炸、烧烤等高温(120 ℃以上)时也容易产生丙烯酰胺等致癌物。烤肉、油条、油饼,甚至法国和比利时在争发明权的"炸薯条",都可能含致癌物,且脂肪含量高,有的还含有明矾(伤肾和脑),都是不健康食品。

3.烹饪的方法

毫无疑问,"吃起来味道好"是食物烹调的主要目的之一。但从科学养生的角度而言,食物烹调过程应杀死有害的微生物和寄生虫(包括虫卵),尽可能充分保存营养成分,并有利于这些营养成分被人体消化吸收,尽量减少或杜绝对机体有害物质的产生或添加。

(1) 炒:炒菜是中国人最常用的食物烹饪方式,也是中国人对饮食文化的一大贡献。优秀的烹饪大师炒制出来的各种菜肴可以将口感发挥到极致。炒菜时应注意以下几点:① 选择厚一点的锅,以便控制温度,不容易烧糊。② 选择品质好的油。③ 油要放得适量,炒菜后剩下的油就不能再用了。④ 不要等到油锅冒烟时菜才下锅,因为此时温度已达到"烟点",容易产生反式脂肪酸和其他有害物质。摄入过多反式脂肪酸可使血液胆固醇增高,从而增加心脑血管疾病发生的风险。油温过高也易产生致癌物,还会破坏脂溶性维生素和必需脂肪酸。⑤ 青菜洗净后先用淡盐水浸泡 5 分钟,捞出焯一下再下锅。⑥ 炒菜时必须频繁翻炒,务使锅内食物受热均匀。炒菜时间不宜长,要恰到火候。焯过的青菜翻炒两下,入味即可出锅,这样炒出的青菜色鲜、味美,营养成分损失少。⑦ 炒菜时加点醋。维生素 C 具有水溶性,在烹调过程中最易被破坏,醋可以减少其丢失。维生素 C 还有阻断亚硝基化合物形成的作用。⑧ 做菜时,食材里的维生素、矿物质容易流失于汤中,而芡汁恰如一件"保护衣"能减少高温对维生素 C 的破坏,勾芡应在起锅前 1～2 分钟进行。⑨ 蒜泥中的硫化物和大蒜素有良好的抗氧化抗癌作用,但不耐高温,最好在出锅后再拌蒜泥。⑩ 炒菜后要刷锅。炒完菜后看上去干净的锅表面会附着一些油脂和食物残渣,再次遇到高温可烧焦,并产生苯并芘等致癌物。⑪ 厨房应注意通风排烟。炒菜前就打开抽油烟机,炒完菜后不要马上关掉,让其继续运转 5～10 分钟,确保有害气体充分排出。抽油烟机须及时清洗。

(2) 蒸:蒸肉、蒸碗子、蒸鱼、蒸菜、蒸米饭、蒸馒头、蒸包子、蒸饺子和蒸红薯等,不一而足。"蒸"是一项伟大的烹饪技术发明。蒸饭、蒸菜操作虽然简便,但它确属一种能很好地保留原料营养成分的健康烹调方法。"蒸"有以下特点:① "蒸"靠蒸汽来加热。温度最高只有 100 ℃,对食物中营养素的破坏很小,而炒菜时油温可达 200～300 ℃,对营养素的破坏很大。粳米、面粉和玉米面用蒸的方法,营养成分可保存 95％以上;但若用油炸的方法,维生素 B_2、烟酸损失约 50％,维生素 B_1 则几乎损失殆尽。蒸菜中植物多酚类物质(如黄酮类的槲皮素等)的含量明显高于其他烹调方法。因此,与烧、烤、煎、炸、炒等烹饪方法相比,蒸菜中的营养物质可以较多地保留下来。蒸饭、蒸菜时食物只接触蒸汽,实际上与食物接触的相当于纯净水。对于那些水质不良的地方,蒸显然比煮炖煲都要好。② 蒸菜过程中不需要加油、加盐,只需在调配汤汁时加入少许香油和食盐调味,是难得的低脂、低盐菜。③ 蒸菜的原料来源很广泛。中华千年美食文化素有"无菜不蒸"之说,而且做蒸菜时往往都会用多种蔬菜作为原料,土豆、芹菜、胡萝卜、茄子、莲藕及茼蒿,甚至野菜等多种原料一起上锅蒸,不仅做出的蒸菜五颜六色,而且充分体现了饮食多样化的思想。对于蒸菜搭配所需的面粉,也不必拘泥于小麦粉,玉米面粉、小米面粉和各种杂豆粉都是很好的选择。④ 高压蒸汽的穿透力很强,蒸肉可以做得很软,特别适合老年人。⑤ 蒸菜风味独特,口感好。

(3) 涮、煮、炖、煲:这种烹饪方法的温度和"蒸"相当,骨头、鱼刺、泡过的豆子都可以在电饭煲或高压锅内做成浓汤。

老火汤又称广府汤,是广东饮食的重要组成部分。老火汤历史悠久,这与广东气候湿热密切相关。老火汤由药材与食材组成。老火汤的食材主要为猪肉、猪骨、鸡肉、鱼及动物内脏,经长时间加热,其中所含的嘌呤物质就会溶于汤中,时间越久溶解得越多。食材中的肥肉、骨髓、鸡皮在加热后会溶解出动物脂肪,里面含有大量的甘油三酯和胆固醇。倘若天天喝老火汤,摄入嘌呤过多可引起高尿酸血症,最终导致痛风、损伤肝肾;摄入胆固醇过多,可造成动脉粥样硬化和动脉粥样斑块形成,导致血管狭窄;摄入甘油三酯过多,可导致血液黏稠。

我在四川省三台县秋林中学上初中时,秋冬每天早餐都会喝到一碗骨头豌豆汤。头天晚上,工友把煮了2小时的骨头、豌豆汤置入灶膛炉火里去煨,翌日早上骨头豌豆都化得没影了。那时候物资条件有限,这碗汤浓郁可口,对青少年的生长、发育大有裨益。

4. 厨具餐具

厨具餐具的材质以不锈钢、陶瓷、木质或竹质为宜,不宜选择铝或塑料制品。铁元素过多对中老年人有害,故铁锅炒菜也应避免。最要紧的是处理生、熟食物的厨具、餐具要分开,并保持清洁,避免潮湿和霉菌的滋生。

(二)主食的种类及其烹饪

谷类和薯类是中国人的主食,是人体碳水化合物的主要来源。南方一般主食为粳米,而北方偏向于小麦。

与蛋白质和脂肪不同,身体中的碳水化合物储备非常有限,如运动时人体得不到充足的碳水化合物供应肌肉会出现疲乏而无动力。如果膳食中长期缺乏主食还会导致血糖降低,产生头晕、心悸、脑功能障碍和记忆力减退等问题,严重者会出现低血糖昏迷。

1. 谷类

(1)米饭:蒸是最常用的米饭制作方法。

（2）面粉：营养要素添加器可在面粉加工过程中按比例给面粉精准添加维生素和矿物质等营养素。发酵面粉制作的食品易消化、口感好，还含有较多的 B 族维生素。馒头、面包、饼和馕等都用发酵面粉。微生物繁殖和发酵过程是一种无氧呼吸过程，其最终结果是产生水、二氧化碳以及其他代谢产物。

（3）馕：一种烤制的面饼。在新疆，馕的历史悠久，是维吾尔和哈萨克等民族的主食。馕以面粉为主要原料，多为发酵面，但不放碱。除了面粉外，芝麻、洋葱、鸡蛋、清油、酥油、牛奶、糖和盐都是不可缺少的原料。馕的种类甚多。旅行携带干透的、不放油的馕，可保存较长时间。

（4）饺子、包子、比萨饼、蔬菜粥及炒饭：口感好，兼有主食和副食的特性，营养又美味。饺子和包子等最好用蔬菜和豆腐作馅，少用肉。

（5）杂粮粥：糙米、黑米、小麦、薏米、大麦、玉米片、绿豆、豌豆、赤豆和黑豆各一小勺混在一起熬粥，粥熬成后加葡萄干、枸杞子，1 分钟后再加亚麻籽粉、南瓜子粉各一小勺，搅拌混匀即成为一碗美味营养的杂粮粥。杂粮粥可以有多种搭配，不必拘泥于一格。中国人喜欢喝粥。实际上，我们的祖先就发明了多种"养生粥"。

2. 薯类

（1）马铃薯：是极佳的碳水化合物来源。首先，吃马铃薯不必担心脂肪过剩，因为它只含有0.1％的脂肪，几乎不含胆固醇；其次，不必担心马铃薯没营养，因为马铃薯中除含有优质蛋白质外，还富含人体所需要的碳水化合物、维生素 B、维生素 C、钙、镁和钾等。马铃薯的钾含量也比一般谷类高很多，钾有助于维持正常神经冲动的传递，帮助肌肉正常收缩，预防肌肉痉挛。马铃薯还有一个不太为人知的优点，就是含有丰富的膳食纤维。在运动员膳食中马铃薯一直备受推崇。例如，烤马铃薯、马铃薯色拉和牛肉炖土豆等这些马铃薯菜肴会经常出现在运动员赛前和比赛期间的食谱中。苏联卫国战争期间，食物奇缺，人民以马铃薯果腹，从而满足了机体对营养素的基本需求。

（2）红薯：含有糖、脂肪、蛋白质、胡萝卜素、硫胺素、核黄素、烟酸、抗坏血酸、矿物质以及人体必需的氨基酸等多种营养成分,被称为营养均衡的保健食品。红薯属生理性碱性食品,可中和体内因食肉蛋而产生的过多的酸性物质,使人体内保持酸碱平衡。另外,由于其富含膳食纤维,可保持大便通畅,对预防便秘很有效。红薯内含有类似雌激素的化学物质,可保持人体皮肤细腻,延缓人的衰老。红薯还富含镁、磷、钙等矿物元素和亚油酸等,这些物质有助于保持血管弹性。

日本科学家还发现红薯含有黏蛋白等有效成分,能增强健康,防止疲劳,使人精力充沛。红薯还具有提高人体免疫力,促进胆固醇排泄,减少心血管脂质沉着及皮下脂肪堆积的优点,对预防肝肾结缔组织的萎缩及胶原病的发生均有重要的作用。

美国著名的生物化学家柯塞维滋教授做了一个有趣的实验。他从红薯中分离出一种被称为脱氢表雄酮的活性物质,给小白鼠注射后,寿命延长了 1/3,还增强了小鼠抵抗乳腺癌和肠癌的能力。故此,有人把红薯称之为"长寿食品"和"抗癌食品"。紫薯含抗氧化物质花青素,保健功能较红薯更胜一筹。

十、酸奶、益生菌和益生元

(一) 酸奶

20 世纪初,俄国科学家伊·梅奇尼科夫在对保加利亚人长寿者的研究中发现,这些长寿者都爱喝酸奶。他分离出了酸奶的发酵菌种,将其命名为"保加利亚乳酸杆菌"。梅奇尼科夫的研究成果启发了西班牙商人萨克·卡拉索,他在第一次世界大战后建立了酸奶制造厂,把酸奶作为一种具有药物作用的"长寿饮料"放在药房销售,但销路平平。第二次世界大战爆发后,卡拉索来到美国又建了一座酸奶厂,这次他不再在药店销售了,而是打入了咖啡馆、冷饮店,并大做广告,很快酸奶就在美国打开了销路,并迅速风靡全世界。1979 年,日本人又发明了酸奶粉,饮用时只需加入适量的水搅拌均匀,即可得到美味酸奶。

1. 喝酸奶的益处

① 酸奶不仅酸甜味美,可增加食欲,促进胃液分泌,增强消化功能,还能使营养物质(如蛋白质和钙)容易消化吸收。因此,常喝酸奶能改善机体的营养状态,减少骨质疏松症的发病率。奶制品中丰富的钙还可以帮助提高胰岛素水平。② 牛奶中含有乳糖,乳糖的分解有赖乳糖酶,乳糖不能被分解可引起腹胀、腹泻。乳糖不耐受者先天性缺乏乳糖分解酶,肠道感染、营养不良等也可导致乳糖酶缺乏。酸奶中的益生菌可帮助分解牛奶中的乳糖,使牛奶中的营养成分容易被吸收,防止乳糖不耐受症。我在老挝琅勃拉邦和泰国普吉岛待过一段时间,那里的牛奶喝了很少引起腹胀、腹泻,推测可能是牛奶中含乳糖少的缘故。③ 肠道中益生菌增殖可以抑制肠道中其他细菌(包括条件致病菌)的增殖,减少大肠内毒性产物的生成,预防肠道感染,抑制腹泻,减少各种消化道疾病的困扰;同时还能使大便变软,促进肠蠕动,改变排便习惯,增加排便次数,舒缓老年性便秘,从而起到整理肠道、促进肠道健康的作用。④ 常喝酸奶可降低血液中甘油三酯和胆固醇含量,减少发生动脉粥样硬化和心脑血管疾病的风险。⑤ 常喝酸奶可以缓解炎症和高血压。⑥ 常喝酸奶减少肥胖症的发生率,改善肥胖患者的糖代谢功能,缓解对胰岛素的拮抗。⑦ 常喝酸奶甚至可降低癌症的发生率。四川大学邓振华教授分析了 190 万人的数据,发现吃发酵乳制品的人群患癌风险降低14％,而常喝酸奶可使患癌风险降低 19％,其中膀胱癌、结直肠癌和食管癌的发病率降低最多。⑧ 肠道的生态影响神经系统(所谓"脑—肠轴"),特别是大脑的功能。阿尔茨海默病的发生、发展与肠道菌群平衡失调,肠道中毒性产物和炎性分子进入中枢神经系统,进而引起脑细胞的损伤和退化密切相关。⑨ 早衰患者的肠道菌群中,变形菌门的细菌含量较高,益生菌含量较低,这与长寿者肠道内含有丰富的益生菌形成鲜明对比。西班牙奥维耶多大学一项发表在《自然·医学》的研究表明,改变肠道菌群可以影响人们的寿命,可作为抗衰老治疗的基础。⑩ 肠道中益生菌群对维护人的心理健康起着重要作用。⑪ 由于益生菌的分解作

用,酸奶中嘌呤含量较高,痛风患者须谨慎饮用。

2. 喝酸奶的注意事项

酸奶之所以能发挥多种功能,全在于它含有的益生菌。因此,不要在空腹时喝酸奶,酸奶宜在餐后 1～2 小时喝。因为空腹时胃盐酸较浓,胃液酸碱度(pH 值)为 1～3,而适宜酸奶中活性益生菌(如乳酸菌)生长的 pH 值≥5。如果空腹喝酸奶,益生菌可能被胃酸杀死。如果先进食后将胃液稀释,pH 值上升到 3～5,此时最适合益生菌的生长。酸奶不要加热喝,益生菌在 60 ℃ 以上的环境中很难存活。酸奶不宜与抗生素、磺胺药等同服,因为抗生素、磺胺药可杀灭益生菌。在食用酸奶的同时服用益生元效果更好。益生元能够给益生菌提供"食物",促进益生菌生长繁殖。市面上的益生元有低聚半乳糖、异麦芽低聚糖(低聚异麦芽糖)、低聚果糖及低聚木糖等,而低聚半乳糖是唯一能够被人体肠道中双歧杆菌、嗜酸乳杆菌等八大有益菌所利用的益生元。市场上虽有各种酸奶产品售卖,但以新鲜原味酸奶为健康上品。各种有添加剂的酸奶,如果味酸奶等,口感虽好,但含糖分较高,不适宜减肥人群。喝完酸奶后最好漱口以保护牙齿,因为酸奶中的某些菌种及所含的酸性物质,或者含糖分高的果味酸奶残留在口腔中,对牙齿不利。

3. 饮用酸奶的适宜人群

酸奶作为一种健康饮品可以说老少咸宜,而对于以下人群,饮酸奶甚至可以作为一种辅助治疗手段:① 剖宫产、早产、低体重婴儿和人工喂养婴幼儿;② 腹泻或便秘人群;③ 接受化疗或放疗的肿瘤患者;④ 肝硬化、腹腔炎患者;⑤ 肠炎患者;⑥ 消化不良患者;⑦ 乳糖不耐受者;⑧ 中老年体弱者。

(二) 益生菌

人体细胞只占身体内细胞总量的 43%,而其他部分则是由非人类细胞的微生物细胞组成,所以每个人的 DNA 都是由自身的 DNA 再加上人体中微生物的 DNA 组成的。微生物在消化、调节人体免疫功能、抵御疾病以及产生人体必需的维生素方面都起着重要作用。

健康与肠道中微生物之间有着直接的联系。随着年龄的增加,肠壁的萎缩和肠道微生物群的变化,大便长期滞留,有毒物质被吸收进入血液,损伤体内脏器(包括大脑),引起诸多疾病,包括癌症。

国际营养学界普遍认可的定义是:益生菌是一类对宿主有益的活性微生物,定植于人体肠道、生殖系统内,能产生确切健康功效,从而改善宿主微生态平衡、发挥有益作用的活性有益微生物的总称。益生菌可直接作为食品添加剂服用以维持肠道菌丛的平衡。人体、动物体内有益的细菌或真菌主要有酪酸梭菌、乳酸菌、双歧杆菌、嗜酸乳杆菌、放线菌和酵母菌等。益生菌可直接作为食品添加剂服用以维持肠道菌丛的平衡。研究表明,补充的益生菌在肠道内不易定植,因此益生菌需要持续补充。

1. 益生菌的分类

迄今为止,科学家已发现的益生菌大体上可分成三大类:① 乳杆菌类,如嗜酸乳杆菌、干酪乳杆菌、詹氏乳杆菌及拉曼乳杆菌等;② 双歧杆菌类,如长双歧杆菌、短双歧杆菌、卵形双歧杆菌及嗜热双歧杆菌等;③ 革兰氏阳性球菌类,如粪链球菌、乳球菌及中介链球菌等。

此外,一些酵母菌也可归入益生菌的范畴。当人体有足够的益生菌时就会处于健康状态;一旦体内菌群失去平衡,如菌种间比例发生大幅变化或者肠道中其他细菌(包括条件致病菌)超出正常数值时,腹泻、过敏、胃口不佳、疲倦、免疫力低等一系列症状就会随之而来,人体的健康就会亮起红灯,而这时如适当添加益生菌,协助体内菌群恢复平衡就能让人重现健康状态。

2. 益生菌的功能

益生菌帮助营养物质的消化吸收。益生菌在胃肠道内可产生消化酶,这些酶可帮助人体更好地消化所摄入的食物,吸收食物中的营养成分。嗜酸乳杆菌是这方面的代表菌株,可分泌消化乳糖的乳糖酶,从而缓解乳糖不耐受。益生菌还可竞争性地抑制有害微生物吸收营养物质。

　　益生菌可产生重要的营养物质。益生菌能产生泛酸、烟酸以及维生素 B_1、维生素 B_2、维生素 B_6、维生素 K 等,同时能产生短链脂肪酸、氨基酸、抗氧化剂等对健康有重要作用的物质。某些益生菌还能产生褪黑素,助益睡眠。

　　益生菌可抑制有害菌生长、繁殖,清除有害菌产生的毒素。益生菌通过产生杀灭有害菌的化学物质及与有害菌竞争空间和资源(包括营养物质)而遏制它们的生长,减少肠道炎症的发生,从而减少毒素和炎性分子随血液进入中枢神经系统,损伤脑细胞。

　　益生菌分解食物,生成被称为"后生元"的代谢产物。后生元分子小,可直接作用于人体,无须担心被有害菌竞争排出体外,且具有强大的免疫激活力,可消灭肠道有害菌,并协助益生菌大量定殖增生,直接构建优良菌种。因此,后生元可增强免疫系统功能,预防、缓解甚至治疗某些疾病。比如,腹泻、便秘、肠道综合征、呼吸道感染、生殖系统感染、过敏、口臭以及胃溃疡等。肠道微生物群与肿瘤的免疫治疗有协同作用。一些肠道疾病如节段性肠炎和急性肠道综合征都有过高的肠 pH 值。益生菌可促使结肠中未消化食物从蛋白质腐败(生成氨,pH 值升高)向碳水化合物发酵(生成酸,pH 值降低)的方向改变。降低 pH 值可以降低这些疾病发生的风险。肠道 pH 值低可有效抑制肠道腐败产物的生成,抵制致病细菌,刺激肠蠕动,从而促进排便。在 pH 值低的环境下,一级胆酸转变成具有致癌性的次级胆酸的反应受到抑制。此外,氨浓度的降低也有利于减少癌变。

　　体内菌群失衡会引起人体诸多健康问题,而使体内菌群重新达到生态平衡则可以缓解与改善这些健康问题。国内外多年临床实践已经证明,使用特定的益生菌可有效治疗菌群失衡引起的腹泻、便秘、阴道感染等疾患。益生菌有许多令人惊奇的功效,但这些不同的功效高度依赖于"菌株的特定性"。某种特定的益生菌具有某种明确的功能,但并不意味着同种益生菌的不同菌株也必定有同样或相似的功能。特种益生菌株的特定组合对于缓解某些健康问题,如肠道综合征、过敏、呼吸道感染等有着预防和缓解的功效,但并不意味着其他同类菌株产品的相同组合也有同样的功效。

益生菌不是服用一个就能在肠道里定植一个,进入人体后,益生菌要经过胃酸、消化酶等多道关口,最终到达肠道的数量会减少很多,要积累一定数量后才能起效。益生元可在肠道内保护、"培养"益生菌,而益生菌的定植也需要一定的时间。所以,无论是益生菌,还是益生元,都没有"立竿见影"的效果,要服用 1 周左右才能见效。

胃酸过多、胃肠道术后、心内膜炎和重症胰腺炎患者不宜多喝益生菌酸奶,最好事先咨询医生,其他人则可以尽情享用。一般出生 3 个月后的婴幼儿即可开始逐渐补充一些含有益生菌的乳制品。对于孕期容易产生便秘等问题的孕妇,补充益生菌也是非常有帮助的。

应针对不同的病因及体质添加不同的菌种,益生菌的好处因菌种的不同而异,可以根据想要预防或治疗的特定疾病选择适合的菌种。

酸奶、纳豆和泡菜等发酵食品中存在益生菌。益生菌产品必须低温冷藏保存才能最大限度地保持其中活性益生菌的数量。在乳酸制品中的益生菌一般保质期在 1 个月内,冷藏温度应控制在 2~10 ℃,最好放入冰箱保鲜层。温度在 10 ℃以上或者直射光下保存,会导致活菌过度、发酵及口味变酸。

(三) 益生元

益生元是一种膳食补充剂,给益生菌提供"食物",是益生菌的"养料"。益生元通过选择性地刺激一种或少数几种益生菌的生长繁殖,对寄主产生有益的影响,从而改善寄主不可被消化的食品成分。益生元与益生菌都会影响肠道菌群的平衡,但影响的方式完全不同,关键区别在于:益生菌是由外界添加的细菌,而益生元作用于本已存在于肠道内的菌群。好的益生元应是:① 在通过消化道时,大部分不被人体消化而被肠道菌群所发酵、吸收;② 只刺激有益菌群的生长增殖,而不刺激有潜在致病性或腐败活性的有害细菌生长增殖。大家所熟悉的双歧因子就是促进肠内双歧杆菌生长繁殖的益生元。韭菜、洋蓟、洋葱和某些谷物类的高纤维食物中含有较丰富的益生元。益生元不是生物，不存在存活率的问题。益生元作用于大肠菌群，通过促进肠道内益生菌的增殖，抑制潜在致病性细菌（如大肠埃希菌、产气荚膜梭菌、沙门菌、李斯特菌、志贺氏菌和霍乱弧菌等）的增殖，从而调节肠道菌群的平衡。益生元的保健功效如下：

（1）减轻便秘。益生元多为能在大肠中发酵的碳水化合物，在肠道内通过发酵产生气体，增加肠内容物体积，从而缩短消化物在肠中的逗留时间，有助于缓解便秘现象的发生。

（2）降低肠道 pH 值。蛋白质代谢生成氨，导致肠道 pH 值升高；碳水化合物发酵生成酸，导致 pH 值降低。一些肠道疾病如节段性肠炎和急性肠道综合征的特征都是肠道 pH 值过高，降低肠道 pH 值可以降低这些疾病的发生风险。

（3）调节肠道菌群平衡。益生元可以帮助肠道在经过抗生素、腹泻或非抗生素类药物的干扰后，通过对某特定菌群的选择性刺激而使菌群恢复平衡。这种刺激可以是直接或间接的。

（4）预防肠癌。蛋白质腐败产物会提高机体患结直肠癌的风险，所以减少蛋白质腐败可以降低患结直肠癌的风险，而且碳水化合物的发酵产物也有降低结直肠癌发病的可能。

（5）增强免疫。大约 70% 的免疫细胞位于肠道内和肠道周围。益生元本身对免疫系统无任何作用，但可保护肠道菌群免受破坏，并通过改变肠道菌群影响免疫系统。这种改变可以是有益的，也可以是有害的。有益作用是指免疫系统被激活来抵抗致病菌；有害作用是指免疫系统被刺激可能引起过敏反应。

（6）改善睡眠。美国科罗拉多大学博尔德分校的研究人员发表在英国《科学报告》上的一篇研究论文指出，益生元有助于提高抗压能力，改善睡眠。

（7）婴儿保健。4 岁以下儿童的肠道菌群很不稳定。许多入口致病菌都可以干扰微生物菌群,益生元可以起到稳定菌群的作用。

　　益生元降低疾病发生率的研究尚处于尝试阶段,现在主要有以下几个方面的报道:① 增加肠蠕动,减少便秘;② 预防肠道感染,抑制腹泻;③ 促进钙的吸收利用,减少骨质疏松症的发病率;④ 降低甘油三酯和胆固醇含量,减少动脉粥样硬化和预防心脑血管疾病;⑤ 缓解胰岛素拮抗,降低肥胖症和糖尿病的发病率;⑥ 降低癌症的发病率。

　　人体是包含了大量微生物的"超级生物体"。肠道菌群紊乱几乎与绝大多数疾病的发生和发展密切相关,涵盖的疾病谱包括中枢性疾病、慢性代谢性疾病、呼吸系统疾病、免疫系统疾病和消化道系统恶性肿瘤等。肠道菌稳态与失衡更是影响药物疗效及其不良反应的重要因素。

十一、膳食补充剂

　　膳食补充剂是补膳食之不足,有别于人们通常所谓的"保健品"。对大多数人来说,可以从健康膳食(包括合理的食物和饮料)中获得足够的营养,不要奢望任何膳食补充剂能像健康饮食那样降低罹患疾病的风险,以及延长人的寿命。任何膳食补充剂都不能盲目补充,需要什么才补充什么,而且不能过量。调查指出,我国每年大约有 250 万人因药物不良反应住院,近 20 万人死于药物不良反应,药源性死亡人数远远多于主要传染病致死人数。这与滥用保健药不无关系。"是药三分毒",肝脏是人体的解毒器官。老年人的肝脏血流量减少,功能也衰退了,更不能滥用药。康熙(1654—1722)在帝王中算长寿的,他就不乱吃药,曾婉拒了大臣敬献的乌须丸,并说"不必多此一举"。道士之所以比普通人长寿,绝不是因为他们吃自己炼的"仙丹",而是他们拥有健康的心理状态、饮食习惯和生活方式。

　　美国食品与药品监督管理局公布了《膳食补充剂健康与教育法》,对膳食补充剂做出如下定义:一种旨在补充膳食的产品,它可能含有一种或多种如下膳食成分,即一种维生素、一种矿物质、一种草本或其他植物、一种氨基酸、一种用以增加每日总摄入量来补充膳食的食物成分,或以上成分的一种浓缩物、代谢物、成分、提取物或组合产品等；也包括在得到批准、发证、许可前已作为膳食补充剂或食品上市的、已批准的新药、维生素或生物制剂。膳食补充剂的定义规定了其组成内容和标记要求：产品形式可以是丸剂、胶囊、片剂或液体；产品不能代替普通食物或作为膳食的唯一品种，产品标识为"膳食补充剂"。以下介绍几种膳食补充剂。

1. 益生菌与益生元

补充益生菌的思路是直接吃进活的细菌，类似于空投一些"好细菌"来抑制"坏细菌"，而补充"益生元"的思路则是通过提供有益细菌喜欢的"食物""养料"（模拟母乳中的低聚糖）来扶持它们，从而压制有害细菌。益生菌在欧美发达国家早已是家喻户晓的健康卫士。相较药物而言，优质益生菌能在无任何不良反应的前提下，防治婴幼儿腹泻、便秘、湿疹等常见疾病。所以，近年来益生菌受到越来越多国内妈妈们的青睐。

益生菌是外源细菌，其产品要发挥效果有赖于其活性益生菌的生成和增殖。益生菌需要经受胃部强酸环境的考验，只有活着到达肠道的益生菌才能发挥作用。因此，对于益生菌产品的储藏和服用方式应特别注意。益生菌与益生元产品同时服用，其保健效果会相得益彰。益生元不会产生免疫反应，而某些体质的人群则可能对益生菌产生免疫反应。

2. 维生素和矿物质

市场上有多种维生素和矿物质复合片，含人体必需的多种维生素、矿物质（包括微量元素）以及其他有益于健康的营养成分，其中每一种维生素和矿物质以及番茄红素、叶黄素的含量都按人体的生理需要量和营养学原则科学配方，分为供成人和小儿服用两种，也有把成人产品再细分为男性（含番茄红素）和女性服用。

通常摄入的食物中即含有足量铁元素，人到中年（女性停经）以后铁元素尤其容易累积，而体内铁元素过多增加患阿尔茨海默病、癌症的风险。但孕妇应额外补充铁制剂。

维生素 K 是维护血管健康的重要营养物资，可预防血栓，阻止钙向动脉壁沉积，还能促进预防肺部疾病的某些蛋白质生成，因而可阻止新冠病毒诱发血栓形成和引发肺弹性纤维硬化。维生素 K 存在于菠菜、西蓝花、羽衣甘蓝、生菜等绿叶蔬菜和蓝莓等多种水果中,也存在于豆油、菜籽油等植物油中。《美国临床营养学杂志》发布的一项整合分析 4 000 名年龄在 54～76 岁美国人的研究称,血液中维生素 K 含量最低的人群的死亡风险比维生素 K 摄入充足的人群高 19%。

维生素 K_2 是一种脂溶性维生素,也称甲基萘醌。维生素 K_2 是骨生长因子,在骨钙代谢中有"引领"钙定向沉积到骨骼形成骨质,并抑制骨钙流失的作用。另一方面,维生素 K_2 还有阻止钙渗入血管,避免软组织钙化和增生的功能。纳豆中含维生素 K_2,其他日常食物中几乎不含维生素 K_2。维生素 K_2 由人体肠道内的细菌合成。中老年人,特别是绝经后的妇女,体内维生素 K_2 的合成能力急剧下降,从而影响血钙向骨钙的转化,进而导致骨质疏松症。骨质疏松症是一种骨密度降低的疾病,它使骨骼变脆,骨折风险增加,是全球最常见的致残性疾病之一。维生素 K_2 在骨骼代谢中发挥关键的基础性作用,如在补充钙和维生素 D 的同时补充维生素 K_2,可大大提高补钙效果。肠道益生菌能产生维生素 K_2。每天吃一些发酵食品(酸奶、纳豆之类),既能补充蛋白质和钙,又能调节肠道菌群,还能增加维生素 K_2 的摄入,可收一石四鸟之功效。

3. 钙和维生素 D

钙的最好来源是食物。应购买同时含钙和维生素 D_3 的制剂。维生素 D 对钙的吸收有重要意义,大多数人都需要终身补充。婴儿出生不久即可补充维生素 D,越早越好。摄入钙补充剂可降低罹患结直肠癌的风险。皮肤可以合成维生素 D,但必须有紫外线参与。天然食物的维生素 D 含量有限,可以通过吃强化维生素 D 的食品和补充剂来增加维生素 D 的摄入。市售的一种复活钙片,含钙、磷和维生素 D_3,配方比较科学。北方人结直肠癌的发病率较南方人高,其血液中维生素 D 的水平也较低,因此,补充维生素 D 或适当的光照,可能有助于降低结直肠癌的发病率。维生素 D 对于维持健康的免疫系统、增强和巩固免疫力、抵御各种感染、控制炎症、预防呼吸道感染有重要作用。一项涉及 7 400

人的由 16 个临床试验汇总的数据显示,服用维生素 D 补充剂可将呼吸道感染的风险降低 1/3。而对维生素 D 水平较低的人群来说,这种保护作用更大,甚至可将呼吸道感染风险降低一半。维生素 D 被称为"阳光维生素"。在夏天,白皮肤的人可以通过每天让胳膊或腿裸露在阳光下一段时间来生成足够的维生素 D;而对于那些肤色较深,能阻挡更多来自太阳辐射的人来说,这一过程则需要更长的时间。在冬季,维生素 D 只能来自食物,少数食物中含有天然维生素 D,比如富含油脂的鱼类、蛋黄和蘑菇。可以通过测定血液中 25 -羟维生素 D_3 的水平来判断人体是否缺乏维生素 D。研究显示,血液中 25 -羟维生素 D_3 的水平较高与新冠病毒感染率较低之间有较强的关联性。

4. 葡萄糖胺、硫酸软骨素和甲基磺酰基甲烷

葡萄糖胺是人体内合成的物质,是形成软骨细胞的重要营养素,是关节软骨的天然成分。随着年龄的增长,人体葡萄糖胺的缺乏越来越严重,关节软骨则不断退化和磨损。美国、欧洲和日本的大量医学研究表明,葡萄糖胺可以帮助修复和维护软骨,并刺激软骨细胞生长。服用葡萄糖胺,可在软骨组织中形成聚葡萄糖胺,刺激软骨细胞的生长,促进关节腔的软骨发育,增加关节腔的润滑液,从而达到预防关节炎发生的目的。

硫酸软骨素是一种蛋白多糖分子,具有高度的亲水性和较大的黏滞性,附着于组织表面,对保持结缔组织水分及组织间物质交换均有重要作用。硫酸软骨素可促进骨质增长,修复受损的关节,增加骨关节腔中的软骨密度。硫酸软骨素大量集中于关节软骨,可增强关节软骨对营养的吸收,也可使软骨细胞保有足够的水分,从而能达到缓冲震动及润滑的作用。

硫存在于机体的每一个细胞中,在头发、指甲、关节和皮肤中的含量特别高,是结构蛋白的重要成分。甲基磺酰基甲烷有加固结缔组织、维持关节健康、强力止痛、减少发炎、增强血液循环以及消除自由基的功效,也被视为具有帮助肌肉复原、减少肌肉抽筋和腰背疼痛、加速伤口痊愈以及缓解关节炎等作用。

在市售的预防退行性关节炎、缓解关节疼痛的膳食补充剂配方中，葡萄糖胺不可或缺，有含葡萄糖胺和甲基磺酰基甲烷两种成分的，也有含葡萄糖胺、硫酸软骨素和甲基磺酰基甲烷三种成分的。

5. 不饱和脂肪酸

各种深海鱼油皆富含 ω－3 系列的多不饱和脂肪酸，包括 DHA 和 EPA。

6. 膳食纤维

市售的纤维胶囊含 100% 天然洋车前子壳纤维，有降低胆固醇、维持健康的血糖水平、整理肠道和缓解便秘的功效。

7. 一氧化氮前体

路易斯·伊格钠罗的研究表明，一氧化氮是影响血管扩张和弹性的一种重要的信号分子，能够改善机体器官的血液循环。他因为这一杰出研究成果而于 1998 年获得了诺贝尔生理学或医学奖。根据一氧化氮在体内的产生机制，他做出了几种独特的一氧化氮前体产品配方，这些配方可促进机体产生一氧化氮。

市售的有 L-精氨酸和一氧化氮前体胶囊等产品。① L-精氨酸：作为一氧化氮前体产品，每片 1 000 毫克，成人每日 2 片，在餐事之间、就寝时随温水服用。② 一氧化氮前体胶囊：含精氨酸、瓜氨酸、原花青素、甘露醇和多种维生素等主要成分，是一种能够调节血管张度，促进血液循环，对心脑血管疾病有辅助作用的膳食补充剂。

8. 抗氧化剂

体内促氧化机制和抗氧化防御机制失衡而造成的"氧化应激"，已被普遍认为是多数急性、慢性亚健康状况与疾病（如癌症、动脉粥样硬化、糖尿病和神经组织退行性疾病）的主要原因之一。氧化应激的高危险因素包括高龄、肥胖、炎症、长期大量饮酒、长期接触污染空气、创伤和贫血等。膳食抗氧化剂的供给和补充可以降低氧化应激的危害。

作为膳食抗氧化剂，首推维生素和微量元素，其膳食参考量：维生素 A 为 60～800 微克；维生素 C 为 90～110 毫克；维生素 E 为 10～15

毫克;铜为 1.5～2.0 毫克;锰为 2～3 毫克;硒为 50～60 微克;锌为 10～
15 毫克。

虾青素,又称虾红素,是一种类胡萝卜素的强天然抗氧化剂。虾青
素属于脂溶性和水溶性色素,在虾、蟹、鲑鱼、藻类等海洋生物中均有存
在,其抗氧化能力比维生素 E、β-胡萝卜素强得多。花青素在蓝莓中含
量高,也是一种强天然抗氧化剂,对视力有保护作用。

我国的维生素 C 和维生素 E 生产技术和工艺世界一流,国产维生
素 C、维生素 E、维生素 A、锌等价廉物美。有确凿的证据表明维生素 C
可以缩短感冒症状的持续时间。免疫细胞在抗击感染的过程中非常需
要维生素 C。服用维生素 C 的量不妨稍大一些。莱纳斯·卡尔·鲍林
是美国量子化学和结构生物学的先驱者之一,诺贝尔化学奖和诺贝尔
和平奖获得者,他著有《维生素 C 与普通感冒》和《癌症与维生素 C》两本
在美国十分畅销的书。他提倡每人每天服用 6～18 克维生素 C。这引
起了很大的争议。今天的美国人 30%～40%都在服用维生素 C,其中
20%的人服用量超过 1 克。美国国立卫生研究院的科学家认为,每人
每日摄入 200 毫克维生素 C(原先的推荐量是 60 毫克)是理想的。钱学
森先生晚年听从他朋友鲍林的建议,也坚持大剂量服用维生素 C 和维
生素 E。事实上,鲍林享年 94 岁,钱学森享年 98 岁,这大概可以作为抗
氧化剂于健康有益的有力佐证。但过量服用抗氧化剂有可能导致人体
缺乏镁、锌等矿物质,须引起注意。

人体含硒量 14～21 毫克,7 岁以上人群每日补充 50 微克即可。世
界上富硒地区很少,我国 72%的地区缺硒,所以大多数人都可能缺硒。
补硒可以增强健康人的免疫力,对可以保护儿童的眼睛,对中老年人可
以减少疾病、延迟衰老。硒元素丰富的食物包括蛋类(鹅蛋、鸭蛋、鸡蛋
等)、南瓜子、沙虫及(瘦)猪肉等。

9. 叶酸

叶酸不仅对胎儿神经系统的发育至关重要,可预防胎儿先天性神
经管畸形,还是唯一被证明可以降低心脏病和卒中风险的膳食补充剂。

叶酸还可以预防老年痴呆,提高认知能力,有助睡眠。20%～60%的国人缺乏叶酸,叶酸缺乏可导致血液中同型半胱氨酸含量升高。因此,孕妇和中老年人,特别是有高血压病的老年人,有补充叶酸的必要,一般每日补充 0.8 毫克即可。鸡肝、猪肝、黄豆、豌豆等食物富含叶酸。

10. 烟酸

烟酸也称作维生素 B₃,耐热,能升华。它是人体必需的 13 种维生素之一,是一种水溶性维生素。烟酸在人体内转化为烟酰胺。烟酰胺是辅酶Ⅰ和辅酶Ⅱ的组成部分,参与体内脂质代谢、组织呼吸的氧化过程和糖类无氧分解过程。现多用烟酸的衍生物,如阿昔莫司、烟酸肌醇酯等。通常用于改善胆固醇水平,维持皮肤健康和降低心脑血管疾病风险。烟酸可阻止载脂蛋白 A1 的分解,而身体会使用该蛋白来产生高密度脂蛋白。研究表明,烟酸可使高密度脂蛋白增加 20%～40%。烟酸还有助于降低低密度脂蛋白胆固醇水平,并减少甘油三酯。烟酸是用于治疗血脂异常的最老和使用最广的药物之一,可以单独使用,也可与其他调脂药物联合应用,对于冠心病有良好的临床效果。过量服用烟酸可能产生一种罕见的毒性反应,称为烟酸诱导的囊性黄斑病,导致患者视网膜肿胀,这是一种无痛的视力丧失。

11. 锂

锂是一种金属元素,食物和(或)饮水中富含锂可以预防阿尔茨海默病,但多种维生素和微量元素片中不含锂。丹麦哥本哈根大学的科学家对丹麦一些地区的阿尔茨海默病发病率和这些地区锂的天然含量比较后发现,与锂含量最低地区相比,锂含量最高地区的人阿尔茨海默病发病率降低了 17%。研究人员发现,每升水中锂含量 15 微克以上有益于健康。

12. 叶黄素

叶黄素又称植物黄体素,属于类胡萝卜类族,广泛存在于蔬菜、水果和花卉中。叶黄素是一种性能优异的抗氧化剂,可抵御氧自由基对人体细胞的损害,预防机体衰老。最重要的是叶黄素具有保护视力、缓解视力疲劳、预防白内障和黄斑区病变的功效。

13. 阿魏酸钠

阿魏酸钠是阿魏酸的钠盐,作为心脑血管疾病治疗的辅助用药。我在研究和自身试用中发现,阿魏酸钠可长期服用,对改善睡眠、保护中枢神经系统有一定作用。

14. 芦丁

芦丁属维生素类,有降低毛细血管通透性和脆性、保持及恢复毛细血管正常弹性的作用,用于防治高血压脑出血、糖尿病视网膜出血和出血性紫癜等。芦丁还是合成曲克芦丁的主要原料。曲克芦丁用于心脑血管疾病,能有效抑制血小板的聚集,防止血栓形成。

15. 月见草油

月见草油含有丰富的 γ-亚麻酸。γ-亚麻酸是一种具有三个双键的不饱和脂肪酸,在人体内可由必需脂肪酸亚油酸合成。γ-亚麻酸影响人癌细胞蛋白质的合成,有很好的抗脂质过氧化、抗促癌和抗癌效果,也具有明显的降血脂和抗血小板凝聚作用。

16. S-腺苷甲硫氨酸

S-腺苷甲硫氨酸(蛋氨酸)是必需氨基酸,定期食用有改善情绪、保护肝脏、使关节舒适、缓解关节炎或关节疼痛的功效。

17. 赖氨酸

赖氨酸是必需氨基酸,有助于胶原合成和保持健康的免疫机能。

第四节　功 能 性 食 品

国际生命科学院欧洲专家把功能性食品定义为:一种食品如果可以令人信服地证明对身体某种或多种功能有益处,有足够营养效果,能改善健康状况或减少疾病发生,即可被称为功能性食品。功能性食品的功能成分包括纤维素、低聚糖、糖醇、多不饱和脂肪酸、蛋白质和肽类、苷元、酚类和醇类、复合脂质、乳酸菌类、矿物质和氨基酸类等。

功能性食品的功能成分中,蛋白质是首要成分,豌豆蛋白质、富含蛋白质的谷物如奇亚、奎奴亚藜和麻类很受关注。含有抗氧化物质的超级水果受到了消费者的青睐。红牛、枫树水、洋蓟汁和含有阿尼亚莓提取物的产品也广受欢迎。

21世纪的主导食品应是功能性食品,而昆虫食品正是典型的功能性食品。昆虫的虫体具有蛋白质含量高、氨基酸种类齐全、微量元素丰富等特点,并且含有许多生物活性物质。昆虫血液中所含的游离氨基酸量是人体血液的数十倍,种类有20种左右,尤以赖氨酸最为丰富。

第五节　加 工 食 品

在发达国家的食品中,加工食品差不多占居民日常食品的70%,实际上,加工食品远不如新鲜天然食品。

食品在加工特别是深加工过程中,对营养素(特别是维生素)的破坏极大。糙米和全麦在加工过程中去掉了表皮,而膳食纤维、矿物质、维生素 B_1 都在表皮中。加工食品多含有添加剂(防腐剂或染色剂)、乳化剂和组织形成剂,如方便面加有防腐剂,松花蛋含有铅。添加剂在饮食中的比例每增加10%,对人体健康的风险就会增加15%。加工食品中的食盐、糖、脂肪含量通常过高,而维生素和纤维素含量又很低。如冻干草莓粉、姜黄果汁、叶绿素滴剂、螺旋藻粉及冻干蔓越莓粉等,虽然采用纯天然健康材料,但糖分含量高,并不健康。虽然在食品加工过程中会添入一些钾,但这种加工过程增钠而减钾,钾对于降低血压、维持正常的细胞活动非常重要。

已经确认,加工食品中的反式脂肪酸增加患心脑血管病和糖尿病的风险。脂肪酸是一类羧酸化合物，由碳氢组成的烃类基团连结羧基构成。脂肪就是由甘油和脂肪酸组成的甘油三酯。反式脂肪酸是对植物油进行氢化改性过程中产生的一种不饱和脂肪酸，这种加工可防止油脂变质，改变风味。流行病学调查和动物实验都证实反式脂肪有各种可能的危害，其中对心血管健康的影响具有可靠的证据。至于其影响早期生长发育，增加罹患糖尿病、高血压及癌症等疾病的风险，则有待于进一步研究。世界卫生组织建议，每天来自反式脂肪的热量应不超过食物总热量的 1%（大致相当于 2 克）。中国采用了这一目标来做评估，而英法等国则是把 2% 作为推荐标准。经高温加热的植物油、煎炸食品、深加工食品中含反式脂肪酸较多。

植物蛋白质本来是为避免动物蛋白质含有过多脂肪而生产的，但是一些加工植物蛋白质的制造商试图模仿肉的味道，通常在产品中添加过量的糖、脂肪和钠，甚至在单个产品中加入每日需求量近 20% 的钠。

罐头食品的氧化锌纳米颗粒附着到胃肠道细胞上，可引起这些细胞表面绒毛的变形或消失，而绒毛有助于增加吸收营养物质的表面积。附着到胃肠道细胞上的大量氧化锌纳米颗粒还会引起炎症，进而增加肠道的渗透性，肠道渗透性的提高意味着本不应穿透肠道进入血液的有害有毒物质可能长驱直入体内。

美国国立卫生研究院的试验显示，体重正常的成年人连续 2 周摄入"真正食物"后体重下降 0.9 千克，而摄入过度加工食品后体重增加 0.9 千克。喝一杯 355 毫升的加糖饮料，消费者需步行 2.4 千米或至少跑 15 分钟才能消耗其提供的能量。

第六节　食物的摄入量

俗话说，"少食长寿，多食折寿"，"若要安，常带三分饥与寒"。子曰："君子食无求饱。"孙思邈说："人之寿夭,在于撙节。""早餐吃好,午餐吃饱,晚餐吃少"是现在流行的口头语,但现实中很多白领、上班族却恰恰是"早餐草草,午餐凑合,晚餐撑饱"。具体地说,年轻人比较理想的吃法是:早餐七分饱,午餐七分饱,晚餐六分饱;宜按早:午:晚＝3.5:4:2.5分配食量;中年人比较理想的吃法是:早餐六七分饱,午餐六七分饱,晚餐五分饱。老年人比较理想的吃法是:早餐六分饱,午餐六七分饱,晚餐四分饱(甚至仅吃水果)。美国约翰·霍普斯金大学和巴尔的摩大学选择 7 000 人作为样本,进行长达 14 年的对比跟踪调查,发现限制热量使得心血管疾病的死亡风险降低 30%。

　　晚餐饱食会造成诸多疾患,有百害而无一利。晚餐饱食,导致消化系统在睡眠时仍不断地工作并向大脑传递信息,使大脑处于兴奋状态,造成失眠、多梦,长此下去会引起神经衰弱、神经系统退行性变。据调查统计,90%的肥胖者源于晚餐吃得太好、太饱。晚上活动量小,能量消耗低,多余的热量在胰岛素作用下被合成脂肪,日积月累,就形成了肥胖。长期晚餐过饱,经常刺激胰岛素大量分泌,容易导致胰岛负担加重,诱发糖尿病。晚餐如进食太多高蛋白、高脂肪、高热量食物,会刺激肝脏生成低密度和极低密度脂蛋白,造成高脂血症,最终可引起脂肪肝。晚餐若过饱,蛋白质类食物无法完全消化,在肠道细菌作用下腐败,产生毒性物质和炎症反应,加之睡眠期间肠蠕动缓慢,延长毒性物质在肠道的停留时间,增加了患结直肠癌的风险。毒性物质和炎症因子随血液进入大脑,可增加患阿尔茨海默病的风险。晚餐如偏油腻,睡眠期间血流又缓慢,大量脂肪沉积在血管壁上,成为诱发动脉粥样硬化和冠心病的原因。晚餐如过饱,睡眠时胃、肠、肝、胆、胰等器官还在紧张的工作中,大脑也不能休息且血液供应不足,进而影响神经细胞的代谢,加速脑细胞的老化。据统计,青壮年时期经常饱餐的美食家,老年时 20%以上会患阿尔茨海默病。

　　早餐是新陈代谢的启动器。吃早餐者比不吃早餐者更容易减肥。早餐应该包括碳水化合物、蛋白质和膳食纤维三种基本成分。中国人的家常早餐可由蔬果（至少一个中等大小的苹果）、主食（燕麦片粥、面包、馒头或杂粮粥）、酸奶（或鸡蛋、牛奶、豆浆）组成，谷物、牛奶、鸡蛋中的蛋氨酸和大豆中的赖氨酸可以构成蛋白质互补，提高蛋白质的利用率。油条或油饼加豆浆，或者清粥、咸菜加牛奶组成的早餐，其营养不全，且油脂和盐含量高，不是健康的早餐。据报道，宋美龄晚年早餐必有一碗燕麦片粥，一生竟避免了心血管病，活到 106 岁，成为横跨三个世纪的百岁明星。

1. 富含 β-葡聚糖的燕麦片

燕麦的蛋白质、油脂含量是所有谷物中最高的，为什么还推荐燕麦片来做早餐？这是因为燕麦含有丰富的可溶性纤维 β-葡聚糖，其含量是苹果的 4 倍。β-葡聚糖是燕麦对人类的特殊奉献，它拥有多种独特的保健功能：① 降脂降压。据美国专家研究的结果，一名高血脂患者每天摄取 3～4 克 β-葡聚糖，可降低"坏胆固醇"8％，其心脏病发作危险可降低 10％～12％。② 比萨圣安娜高等研究院的研究结果表明，β-葡聚糖纤维能促进冠状动脉侧支的生长，形成天然旁路，使人体更能抵抗冠心病，降低病死率。③ 防治糖尿病。β-葡聚糖的高黏性可抑制胃的排空，延缓小肠对葡萄糖的吸收，从而有效地延缓餐后血糖上升的速度，对糖尿病有一定的预防和抑制作用。④ 防止腹泻或便秘。在大肠中 β-葡聚糖能促进益生菌增殖，维持肠道菌群平衡，防止腹泻或便秘。不少老年人因便秘排便困难，导致脑血管意外。⑤ 预防其他疾病，如感冒和癌症。

燕麦是全谷物食物，蒸熟需 1 小时。燕麦片健康又美味，要慎重选择，别把麦片当成燕麦片。麦片是多种谷物的混合物。一些麦片产品中加入的奶精等成分会提高血糖上升速度，而且奶精中的"反式脂肪酸"不利于心血管的健康。天然谷物是不甜的，如果冲 40 克燕麦片就有明显甜味，等于你买的燕麦片一半是白糖。所谓"无糖产品"若有甜味，一定是加入了高效甜味剂。燕麦片本身营养已经够高，商家宣称的高钙、高铁、高蛋白麦片并无多大增效价值。包装朴素、没有添加任何成分的品牌(味道清淡、口感黏稠),才是真正的天然燕麦片。冲食的产品虽方便,往往加入了糖分,会抵消其防病功效。因此,煮食胜过冲食。美国食品与药品监督管理局建议每人每天摄取 β-葡聚糖 3 克,折合成燕麦片就是 75 克,所以每人每天喝半杯燕麦片粥就可以了。

2. 良好的饮食习惯

良好的饮食习惯可以决定甚至改变人生。饮食习惯由饮食内容和饮食方式组成。

除坚果外,不吃零食。保证一日三餐有规律地进食,而不是饿了才吃。美国亚拉巴马大学的科学家研究发现,吃饭时间与生物钟和激素活跃时间同步可以大幅改善新陈代谢,降低发胖、糖尿病、高血压的风险,建议 6 点半到 8 点半吃早饭,12 点吃午饭,晚饭最迟应该在 18 点吃完。

早上起床喝一杯加入柠檬的温水,清洁身体各系统,启动体内的新陈代谢。醋是人的好朋友。苹果醋会帮助消化系统分解食物,使人体更有效地吸收营养。可将一勺苹果醋加入水中作为饮料,或在吃午饭时用它来拌色拉。

"雷公不打吃饭人",在一个良好的环境和氛围下坐下来细嚼慢咽。用小碗、小盘盛饭菜,坚持正确的吃饭顺序。先吃水果,喝少量汤,之后吃蔬菜等膳食纤维丰富的食物,再吃主食,最后喝适量的汤。喝汤过多有冲淡胃液之虞。汤的进食温度宜 10～40 ℃,务必不要超过 60 ℃。烫食是 2A 级致癌物,全世界的食管癌患者中 49% 是中国人。放慢进食速度,细嚼慢咽,一口饭至少嚼 12 次,一顿饭至少吃 20 分钟。切忌狼吞虎咽。细嚼慢咽可以避免摄入过量食物。

不吃加工和精制食品,尤其不宜吃腌制食品。不吃或少吃低纤维干食,如饼干、椒盐卷饼之类,这类食物水分少,容易吃得过多,而你却感觉不到饱。

选择低钠、低糖、低饱和脂肪酸的饮食模式,减少富含这些成分的食物摄入,既健康又能减少食物的诱惑。吃家常饭菜,增加食物种类,同类型的食物可以在一段时间内交换着吃。家常饭最养人,美味佳肴仅可偶尔食之。

要培养自制力,管住自己的嘴,要训练自己用"需要吃"代替"想吃"。不吃或少吃饭后甜点,甜点口感好,但热量高。少用或谨慎用提味食品。食入过多的食物不仅增加全身各系统器官的负担,还因为相当一部分食物不能运化,成了垃圾,变成对机体有害的废物、毒物。

暴饮暴食对身体有诸多伤害。急性胰腺炎、胆结石症急性发作,以及心肌梗死、脑出血等大多与暴饮暴食、饮食过量有关。人体一下子摄入过多的食物或者酗酒,促使胰腺大量分泌胰酶,导致胰腺管内压力增高,促发可能危及生命的急性胰腺炎、重症急性胰腺炎;人体一下子摄入过多的食物,特别是脂肪丰富的食物,促使胆囊收缩、排空胆汁和胆囊内的细小结石,导致胆管阻塞和胆管内压力增高,促使胆结石症急性发作;人体一下子摄入过多的食物,消化系统需要更多的血液供给,血压会突然升高,有诱发脑出血可能,同时加重心脏的负担,导致冠状动脉供血减少,这些因素又容易诱发心肌梗死。

重视食物多样化以及食物的营养密度和量。为了在能量限制的基础上满足营养需求,应在所有食物中选择多样化且营养密度高的食物。尽可能多地摄取优质蛋白质。牛奶、鸡蛋、鱼肉和坚果,这些食物里含有的高蛋白质会帮助人们保持肌肉力量,促进新陈代谢,并为人们提供能量。传统饮食指南一直断言,脱脂和半脱脂牛奶更健康,然而近期的研究表明,全脂牛奶中含有一种可以减少罹患心脑血管疾病的脂肪酸。2019年12月发表在《美国临床营养学杂志》的一项研究表明,与喝低脂牛奶的孩子相比,喝全脂牛奶的孩子超重和肥胖的概率要低40%。因此,孩子和无"三高"的中青年应喝全脂奶。

食物中植物性食物应占80%,动物性食物占20%。世界卫生组织推荐的适宜膳食能量构成是:来自碳水化合物的能量为55%~65%,来自脂肪的能量为20%~30%,来自蛋白质的能量为11%~15%。许多研究结果将富含植物性食物的饮食与较低的过早死亡风险及较低的癌症、代谢综合征、心脏病、抑郁症和脑退化风险联系在一起,这是因为植物性食物中含有的特定营养成分和抗氧化剂。另一些研究结果表明,随着肉类摄入的增加,过早死亡的风险和某些疾病的风险也会增加。也有一些研究报告指出,不存在这种联系,或者关联不大,其负面影响主要与加工肉类有关。适合中国人体质的膳食标准请参照《中国居民膳食指南科学研究报告(2021)》。

健康可以在一点一滴的坏习惯中悄悄溜走,健康也可以在一点一滴的好习惯中慢慢养成。在适当的能量水平下选择一个健康的饮食模式有助于维持健康的体重,保证营养素的充足,降低慢性病的发病风险。始终遵循、保持健康的饮食模式,养成良好的饮食习惯,并形成传统,一代一代传下去。

3. 缓慢燃烧生命之火

有机体的新陈代谢,即有机体同外界进行不断的物质和能量交换的过程,是生命最一般和最显著的现象,因此,新陈代谢是生命最基本的特征。新陈代谢由各种氧化还原反应组成。人体的新陈代谢随着个体的出生、发育、生长、春秋鼎盛,逐渐衰老以及最终死亡,经历了一个由逐渐兴旺到逐渐衰退,直到停止的过程。生物氧化反应是代谢物在生物体内,从脱氢及失电子,通过一系列酶促反应与氧化合成水,并释放能量的过程。生物氧化本质上是一种缓慢的燃烧反应。自然界一般的规律是:新陈代谢越缓慢的机体其寿命越长。乌龟比兔子代谢慢,跑得也比兔子慢很多,但乌龟的寿命要比兔子长很多。慢性子的人常常比急性子的人长寿,很可能是因为慢性子的人的代谢要慢一些。如果把生命比作一团缓慢燃烧的暗火,那么吃得过多就等于给生命这团火过多过快地加薪。不断拨火,不断过多、过快地加薪,就等于加快新陈代谢中的氧化反应,结果可能使生命这团缓慢燃烧的暗火变成迅速燃烧的明火、旺火。虽然这团火一时烧得旺一些,发出的光芒可能也十分耀眼,但明火、旺火能够持续的时间肯定比暗火、文火、慢火、小火短得多。

4. 限制热量

限制热量即减少我们盘子里食物的量,可能是降低疾病发病率和延长寿命的重要措施。自 20 世纪 30 年代初开始的研究陆续发现,限制热量摄入可以减缓蠕虫、苍蝇和老鼠的老化。限制热量的白鼠要比正常进食的同类寿命更长。在动物界,热量限制已被证明是延长生命的最佳方法。值得重视的是,限制热量摄入有助于减少多余的体重和腹部脂肪,肥胖是导致寿命缩短的原因之一。更值得特别注意的是,对宇航员的体检结果提示,热量摄入减少可能延长端粒。

20 世纪 80 年代后期,在美国国家老龄化研究所和威斯康星大学分别进行了独立的长期试验,研究热量限制对恒河猴老化的影响。实验中所有的猴子都能取到它们身体所需的营养和矿物质,但限制其中一半猴子的热量摄入,减少 30% 的热量。1987 年已经 16 岁的猴子谢尔曼就是热量限制组成员之一,它从没出现过任何明显的饥饿迹象。谢尔曼的寿命比其他猴子长约 20 年。当年轻的猴子正在经历疾病和死亡时,它似乎并无衰老迹象。这些被限制热量的猴子们不仅看起来更年轻、毛发茂盛,且呈棕色而不是灰色,皮肤也没有松弛,与喂养标准饮食的猴子相比,它们的身体更健康,疾病也明显减少,普通肠道腺癌的发病率减少了 50% 以上,心脏病的风险也减少了一半,还具有健康的血糖调节能力。人类 93% 的 DNA 与这些灵长类动物的相似,并以和它们相同的方式老去。因此,热量限制对恒河猴老化影响的这一实验结果有可能适用于人类。

美国著名生物学家 E.B.Wilson 说:"所有生物学的答案最终都要到细胞去寻找,因为所有的生物体都是或曾经是一个细胞。"人体由 40 万亿～60 万亿个细胞组成。细胞是生命最基本的单元,细胞的质量和数量决定生命的质量和寿命的长短。我们所做的一切,从运动到思考,从消化到睡觉,都依赖于各种不同细胞的活动。只要人体的细胞是健康的,那么人体也一定是健康的。2020 年 3 月著名的《细胞》杂志发表了美中学者合作的论文称,不限制热量会使细胞及其细胞器衰老加速,热量限制则可延迟细胞衰老。这一结果为限制热量的摄入和延缓衰老提供了细胞生物学基础。科学家正在研究回调衰老细胞的生物钟,他们利用强大的"山中"因子改写细胞表观基因组的程序,使之回到零点时刻,即胚胎细胞。

5. 控制热量摄入,拨慢"表观遗传学时钟"

表观遗传学指的是由非 DNA 变异而改变表型的"可遗传的"现象,即在 DNA 序列没有改变的情况下,基因功能发生了可遗传的变化,最终导致表型的变化。甲基化是基因组 DNA 的一种主要的表观遗传修饰方式,是调节基因组功能的重要手段。通过 DNA 甲基化和组蛋白修饰,营养成分和生物活性食物成分能逆转或改变表观遗传现象。在过去几十年里,表观遗传学的研究主要都集中在胚胎发育、衰老和癌症。目前,表观遗传学在诸如炎症、肥胖、胰岛素抵抗、糖尿病、心血管疾病、神经变性疾病和免疫疾病研究的许多领域都有长足的进展。由于基因的后天修饰可以通过外部或内部环境因素的改变来实现,许多不明病因疾病的发病机制现在可以用表观遗传学的研究方法来阐明。

DNA 甲基化随着时间发生改变的现象被用作细胞年龄的生物标记,称为"表观遗传学时钟"。表观遗传学时钟的数值、表观遗传老化率可能决定着哺乳动物的寿命。2017 年 9 月,英国《自然·通讯》杂志刊登了美国坦普尔大学刘易斯·卡茨医学研究所前川慎治团队的报告。研究人员对 22 只恒河猴实行 30% 的热量控制,同样是 30 岁的实际年龄,这 22 只猴子的生物学年龄比其他没有实行热量控制的猴子的年龄要年轻 7 岁。通过对表观遗传老化率的实际测定,证实控制热量摄入能拨慢"表观遗传学时钟",使表观遗传老化速度变慢。

波士顿塔夫茨大学的科学家将 21~50 岁的 218 名健康男女分为两组。一组被允许像平常那样(随意)吃饭,而另一组则实行热量控制。两组人员每 6 个月进行一次健康检查,经过 2 年的持续实验发现,与正常饮食的人相比,在热量受限人群的血液中,"好"胆固醇的比例增加,与肿瘤形成相关的分子降低约 25%,胰岛素抵抗水平降低,糖尿病迹象减少了近 40%。

现年 94 岁的马来西亚前总理马哈蒂尔是医师出身,他深知节食对健康的益处,并在生活中笃行之。马哈蒂尔称自己的食量很小,他按自己的需要量来控制饮食,多年来恪守在美食前不为所动的自律,饮食极其简单。他通常只吃一片面包作为早餐,午餐在家里解决,晚餐只吃两汤匙分量的米饭。从 60 岁起体重一直保持在 62~64 千克。他在参加第 35 届东盟峰会接受采访时说,规律饮食,不吃油腻食物,少吃碳水化合物或含糖食品;多运动、多锻炼;勤动脑、多交谈、多辩论,甚至与人发生争吵,以保持思维的活跃。他还打趣地说,自己和两位前总理就国家大事发生的争执也有利于他的头脑保持灵活,因为一直在想着怎么换政府。这些或许就是他健康、长寿的秘诀。2018 年,92 岁的他仍时刻关注国内政治和世界局势,不时针砭时弊,他还参加了马来西亚大选,且成功当选。当时他对采访的媒体说,他保持容貌相对年轻(报道称他的容貌比他的实际年龄年轻 20 岁,在过去 12 年里几乎没有变化)的秘诀很简单:别吃太饱,坚持运动和阅读。他说:"除了那些正在长身体的年轻人,身体真的无须太多食物。"可见,热量限制是生活中改善健康和延长寿命最有希望的途径之一。袁世凯的生活条件不可谓不优越,但他只活了 57 岁。他是暴饮暴食、过度肥胖引发致命疾病的典型。据称,做袁世凯的客人最怕被撑死。他的秘书说,袁大人的饭量是他的数倍。

佛陀释迦牟尼(前 565—486)29 岁时放弃了王宫的安逸生活,弃家外出寻道,成为一名苦行僧,吃不好也吃不饱,但他却活了 80 岁。可以推测,节食对佛陀的长寿是有贡献的。

6. 肥胖

吃得多、运动少、消耗得少的直接后果是产生肥胖,肥胖是体内脂肪积聚过多而呈现的一种状态。单纯性肥胖多与遗传、生活方式等因素有关。值得注意的是,产生肥胖不仅取决于摄入食物的总热量,而且更取决于摄入食物的种类。在总热量相同的前提下,含脂肪和糖更多的食物更容易产生肥胖。食物中蛋白质的营养功能不能为糖、脂所代替,而蛋白质却能代替糖、脂供能。还有一种肥胖与阴沟杆菌有关,这种杆菌在正常肠道内是一种弱势的定植菌。当滥用抗生素或肠道菌群失调时,肠道阴沟杆菌可能大量繁殖,成为优势菌。肠道阴沟杆菌产生脂多糖内毒素,引起内脏器官的炎症反应,如脂肪肝炎;肠道阴沟杆菌嗜糖,逼着人们多吃东西,引起肥胖。拟杆菌则与阴沟杆菌相反,有助减肥。

7. 身体体重指数

体重指数(BMI)是体重(kg)÷身高(m)的平方得出的数值,是一个衡量人体胖瘦程度和健康状况的指标。最理想的体重指数是 22 kg/m²。亚洲成年人 BMI 的正常范围为 18.5～22.9 kg/m²,＜18.5 kg/m² 为体重过低,≥23 kg/m² 为超重,23～24.9 kg/m² 为肥胖前期,25～29.9 kg/m² 为Ⅰ度肥胖,≥30 kg/m² 为Ⅱ度肥胖。按照脂肪分布的部位和特点,肥胖分为全身性和中心性两种。全身性肥胖也被称为四肢型肥胖,是指全身较均匀的脂肪堆积引起的肥胖,身体最粗的部位在臀部;中心性肥胖也被称为腹型肥胖,是指以腹部或内脏脂肪堆积为主引起的肥胖,身体最粗的部位在腹部,俗称"啤酒肚"或"游泳圈"。因此,两者也分别被形象地称为梨形身材或苹果形身材。肥胖程度可以体重指数判别,但内脏脂肪堆积更具病理学意义。"大腹便便"不仅影响观感,而且是一种代谢障碍病,与罹患心脑血管疾病、高血压、癌症和糖尿病的风险升高相关。过多的脂肪给心脏、肝脏、肺脏和肾脏等内脏器官带来不良影响。中心性肥胖发生心血管疾病和代谢性疾病的危险显著高于全身性肥胖。所以,肥胖程度完全相同的个体,因其不同的脂肪分布类型,而有显著不同的危险性。世界卫生组织以男性腰围≥102 厘米、女性腰围≥88 厘米或男性腰臀比＞1.0、女性腰臀比＞0.9 为内脏型肥胖,即中心性肥胖(腹型肥胖或"O"型肥胖)。

世界卫生组织建议欧洲人群腰围的适宜标准为男性94 厘米,女性80 厘米。目前,亚洲人群的暂定标准为男性 90 厘米,女性 80 厘米。我国全身性肥胖的定义是体重指数达到 28 kg/m² 或更高。男性腰围≥85

厘米,女性腰围≥80厘米则属于"中心性"肥胖。

2004年至2014年,我国全身性肥胖率增加2倍多,"中心性"肥胖率增长超过50%,即所谓"油腻中年人"大比例增加。发表在《新英格兰医学杂志》上的一项研究报告称,到2030年近一半美国成人将患上肥胖症,其中29个州的居民将有超过一半的居民受到肥胖症的影响。

肥胖不仅增加罹患多种慢性病,如高血压、高血脂、脑梗死、心肌梗死、糖尿病、高尿酸血症和关节炎的风险,还能改变大脑的结构和功能。例如,肥胖者的大脑灰质区域较小,导致认知障碍和痴呆风险增加,超重和肥胖的儿童其前额区域的大脑皮质变薄,导致儿童容易冲动。据称,超重已超过吸烟成为最大的致癌因素。肥胖还被认为是新冠肺炎的主要风险因素,如果伴有糖尿病情况会更糟。有趣的是,也有报告指出,在因传染病而住院治疗的患者中,超重及肥胖者的存活率分别比正常人高40%和50%。

体重指数不适用于以下人群:未满18岁的青少年、运动员、正在做重量训练的人、怀孕或哺乳中妇女以及身体虚弱或久坐不动的老人。一些人虽然按体重指数计算并未超重,但他们如果属于体重正常而腹部肥胖者,即腰围大于臀围的苹果形身材的人,其罹患心脏病的风险是梨形身材受试者的2倍,甚至比真正的肥胖者还要高。

饥饿是影响减肥努力的主要障碍,吃饱的感觉是减肥的关键。低能量密度食物(水果、蔬菜、粗粮等)含有的热量低于高能量密度食物(肉类、奶酪、饼干等)。因此,人们在摄入同样多或更少热量的情况下,可以吃数量更多的低能量密度食物,从而达到提高饱腹感的目的。这意味着人们在就餐时可以吃更多的东西,而仍然可以保持较为苗条的腰身。

民以食为天。美食当前,谁不会食指大动?然而,只有身体健康了,才能吃得更长久。那么多种美食,有节制、适量地多次尝试,非常美好。若是不知节制,等到疾病缠身,才忽然发现自己已经无福消受,实在太亏。

8. 减肥

减肥要持之以恒。减肥是缓慢积累的过程,是长期坚持的系统工程。吃得较少而合理、多运动、消耗得多就能达到减肥的目的。素食爱好者多吃蔬菜水果,这自然是好事,但因水果中含有碳水化合物,能量不可忽视,应当相应减少正餐或主食的数量,以达到一天中总能量的平衡,这样方能达到减肥目的。

现有的减肥药通常是利用其的不良反应,要么遏制食欲,要么增加排泄,从而达到快速减肥的效果,但其效果不稳定也不能持久。2012 年,belviq(氯卡色林,每片 10 毫克,每日口服 2 次,每次 1 片)获美国食品和药品监督管理局批准,作为一种辅助药物,联合低热量饮食和运动锻炼,用于初始体重指数≥30 kg/m² (肥胖),或体重指数≥27 kg/m² (超重)且伴有至少一种与体重相关的并发症(如高血压、血脂高、糖尿病)的成人患者的长期体重管理。2019 年 7 月,美国食品和药品监督管理局推出上市的缓释减肥药 belviq XR(氯卡色林,每片 20 毫克,每日口服 1 片)是 belviq 的缓释配方,在体内吸收较慢,可持续一整天。基于生物等效性临床研究数据,每日一次 belviq XR 20 毫克的片剂与每日 2 次的belviq 10 毫克的片剂具有生物学等效性。氯卡色林是一种新的化学物质,它通过选择性激活脑 5-羟色胺 2C 受体,降低食耗量、增强饱腹感,以达到减肥效果,是迄今为止最有效的减肥药。

美国弗吉尼亚理工大学的化学教授韦伯斯特·桑托斯发现了一种名为 BAM15 的小型线粒体解偶联剂,它可在不影响食物摄取和肌肉量,且不致体温上升的情况下降低老鼠的体脂量。线粒体解偶联剂可改变细胞内的新陈代谢过程,这样一来,无须特别锻炼就能消耗更多热量。

通过长期地适当减少热量摄入(10%～50%),可以让人的心血管、肝、胃、免疫系统、神经系统顺利运转,进入良性循环,最终预防疾病,延迟衰老,延长寿命。

当然,长期过度地控制热量摄入是不可持续的,并且可能引起不良反应,例如饥饿感增强、体温降低、营养不良、抵抗力和机体活力降低等,这就需要把握适当的"度"。适当控制热量摄入能预防疾病,并延长寿命确是一个不争的事实。

有趣的是,2019 年 12 月,丹麦哥本哈根大学发表的一项研究报告指出,严重超重的人(体重指数＞30 kg/m²)每年排出的二氧化碳比正常体重的人多出 1 000 kg。之所以会排出更多二氧化碳,是因为他们会吃掉更多的食物,外出坐车会排出更多的尾气,甚至比正常体重的人呼出更多的二氧化碳。

9. 轻断食

轻断食者每周 5 天正常饮食,2 天对食量加以控制。轻断食者能轻松实现减肥。

第七节　素　　食

一、素食的历史

史载最早的素食主义者是公元前 580 年生于希腊萨摩斯岛上的思想家和宗教领袖毕达哥拉斯。他主张杜绝肉食,代之以豆类及其他素食,并以此来要求他的弟子们。自柏拉图起,许多非基督教的哲人,如伊壁鸠鲁和普鲁塔克等也都提倡素食。公元前 5 世纪的另一位希腊哲学家安培多克勒也持有同样的观点。他们之所以倡导素食是因为相信灵魂可以轮回。西方哲学的开源者柏拉图、苏格拉底,宗教领袖释迦牟尼、耶稣基督以及达·芬奇、雪莱、托尔斯泰、甘地、萧伯纳等名人都是经典素食主义者。

在中国,道教的创立者,公元前 3 世纪的中国哲学家老子就提倡素食。古代人迷信,认为素食可以表达对神的尊敬,而不是为了保护动物,而素食之后的祭祀还要拿牲畜开刀。梁武帝提倡素食,素食之说在中国广为传播,并远及中国文化圈中的大部分国家和地区,如日本和东南亚等。

中山先生说:"中国常人所饮者为清茶,所食者为淡饭,而加以菜蔬豆腐,此等之食料,为今日卫生家所考得为最有益于养生者也。故中国穷乡僻壤之人,饮食不及酒肉者,常多长寿。连发明'东坡肉'的东坡先生也说,'宁可食无肉'嘛。"

自17世纪起,素食主义开始在英国发展起来,拒绝肉食的宗教团体越来越多。托马斯是17世纪突出的素食主义倡导者,他主张完全弃绝以"动物同伴的肉体"为食,他撰写的《健康的生活方式》给年轻的本杰明·富兰克林留下了深刻的印象。

在18世纪,由于经济学、伦理学和营养学等方面的原因,素食主义逐渐引起人们的兴趣。营养学家威廉医生建议他的患者素食,以利于癌症的治疗。18世纪中突出的素食主义倡导者有美国的本杰明·富兰克林和法国的伏尔泰。

二、素食的膳食模式

素食是以谷物、杂豆、大豆及其制品、蔬菜、水果等为主,不包含畜、禽、鱼、虾等动物性食物的膳食模式,这类食物含有丰富的碳水化合物、植物蛋白质、植物脂肪和膳食纤维。素食可分为全素、蛋素、奶素、蛋奶素等,每种都有各自的膳食特点。一些严格素食者极端排斥动物产品,如蛋、奶、蜂蜜等,也不从事与杀生有关的职业。从严格意义上讲,素食指的是禁用动物性原料及禁用"五辛"(即"五荤")的寺院饭菜、道观饭菜,即所谓斋饭。五辛指五种有辛味的蔬菜(葱、大蒜、荞头、韭菜和洋葱)。但对现代人来说,凡是从土地中和水中生长出来的植物,可供人们直接或加工后食用的植物性食品,都可以统称为素食。

素食业者根据大豆蛋白质的特点,配合面筋、淀粉、胶性物质等做成仿肉的素鸡、素火腿、素对虾、素腊肠和素蛋糕等形神兼备的仿荤素食品(植物肉),既保留了素菜的自然本色,又能满足人们吃"肉"的心理嗜好。

三、素食的动机及其推广

素食的动机因人而异,可能出于避免传染病或减重等健康考虑,可能出于保护动物的理念,也可能是基于道德或宗教信仰,还可能是经济因素。不同的动机使得素食者选择不同的素食方式。

值得注意的是,生态环保人士大力提倡并引起广泛关注的气候友好型食物、给地球降温的菜单多为素食。食物的种植、运输和消费所带来的温室气体排放量占到全球温室气体排放总量的 1/4。在此数据面前,很多人决定放弃以肉类为基础的菜单。

越来越多的人开始采用素食。现代社会中,素食者越来越多,素食人群也趋年轻化。素食主义不再是一种宗教和教条,素食者也没有道德优越感,选择素食只是选择了一种考虑到食品安全、有益于自身健康、尊重其他生命、爱护环境、合乎自然规律的饮食习惯,素食已经逐渐成为符合时代潮流的生活方式。

据调查,英国素食人口的比例已达到 7%,荷兰、德国和法国分别是 4.4%、1.25% 和 0.9%,意大利某些地区的素食人口竟然达到 10%～18%,美国 20 世纪 90 年代也有 7% 的人自称是素食者。印度是世界上素食人口比例最多的国家,铁路实行素食和非素食双重供膳制度。21 世纪初,素食餐馆已经遍布世界各地。一些著名品牌的五星级连锁饭店内均有专门的素食服务,或设立专门的素食餐厅。世界上绝大多数的航空公司均提供多种风格的素食餐饮,旅客可以在起飞前 24 小时内订妥素食。

目前,在具有气候意识的消费者的推动下,从纯素汉堡到纯素靴子,从啤酒到化妆品,英国的"纯素风"已从食品到服装吹向生活的各个领域,不使用任何动物制品的产品市场正迅速扩大。据市场调研公司英敏特公司称,在 2018 年推出的新产品中,大约有 16% 声称是"纯素产品"。

四、素食的益处

《救命饮食：中国健康调查报告》（T·柯林·坎贝尔）调查了生活在中国大陆和台湾总计 65 个县 130 个自然村的 6 500 名成年人及其家庭成员，探讨了疾病与膳食生活方式因素之间的关系，共得到 8 000 多项具有统计学意义的科学数据。数据分析显示，植物性食物的摄入可以使胆固醇水平降低，而动物性食物则可以使胆固醇水平升高；当血液中胆固醇水平下降时，心血管疾病的发病率也显著下降；植物来源的纤维和抗氧化剂的摄入与消化道癌症发病率较低有关；植物性食物加上积极的生活方式不仅能维持健康体重，而且能让人长得更加强壮、高大等。调查结果指出，保持健康宜食用纯天然、非精制加工、植物来源的食物。

（1）素食能够帮助身体停止自我伤害，减少罹患各种疾病的风险，益寿延年。根据营养学家研究，素食者比非素食者长命。佛教徒、道教徒中的素食者，平均寿命比普通人高；墨西哥中部的印第安人是原始的素食主义民族，平均寿命高得令人称羡；瑜伽圣贤也因素食而享高寿。

（2）素食者较肉食者体重轻。这是因为肉类比植物蛋白质含有更多的脂肪，而且肉食者摄取的过多蛋白质会转变成脂肪。瑜伽饮食观认为，新鲜的水果、蔬菜含有各种丰富的维生素，能提供给人体需要的营养成分，帮助机体清除垃圾、排除毒素，便于生命之气在身体中顺畅流通，有助于练习瑜伽的人取得更好的健康效果。

（3）降低血脂和胆固醇含量。血脂和胆固醇含量过高，往往引起动脉粥样硬化，导致血管阻塞，成为高血压、心脏病等疾病的主因。素食者血液中所含的胆固醇比肉食者更少。第二次世界大战期间，北欧人被迫食素，结果发现人们心脏病的发病率大为降低；以后他们改食肉类，心脏病发病率又提高了。素食可以降低心脑血管疾病的发生风险，主要是由于素食的胆固醇、饱和脂肪酸、总脂肪酸以及钠盐含量较低，而膳食纤维、镁离子、维生素 C、维生素 E 等含量较高的缘故，且素食含有较多的植物化学成分,如多酚、类黄酮等,多具有抑制胆固醇吸收与合成的作用。

(4)减少患癌症的机会。研究指出,肉食与结肠癌有相当密切的关系。印第安人及其他素食部落中,尚有许多人根本不知道癌症为何物。甲基丙二酸是一种随年龄增长而积累的代谢副产品,其积累与高蛋白饮食有关,降低甲基丙二酸水平有助于癌症患者对肿瘤治疗作出更好的反应。

(5)降低糖尿病等疾病的发病风险。超重人群在转向纯素食16周后,与未改变饮食习惯的超重人群相比,他们的胰岛素敏感度以及负责生成和释放胰岛素的β细胞功能明显改善,空腹和餐后血糖水平也有所降低。超重是导致糖尿病的主要风险因素之一。事实上,大约80%的糖尿病患者属于超重或者肥胖人士。对于超重的人来说,采用素食是预防糖尿病的有效方法之一。

(6)减少寄生虫感染。绦虫及其他好几种寄生虫,都是经由受感染的肉类而寄生到人体上的。

(7)减少肾脏负担。高等动物和人体内的废物经血液进入肾脏,再经肾脏处理排出体外。动物性食物代谢产生的废物较植物性食物多,会加重肾脏的负担。

(8)易于储藏。植物性蛋白质通常比动物性蛋白质更易储存。五谷和干燥的豆类可以长期储存备用,极为方便;而一旦混合食用,其蛋白质所含必需氨基酸有互补作用,是极佳的蛋白质来源。黄豆、黑豆、赤小豆、薏米按2:0.5:1:1打浆可做成一碗健康的早餐。

(9)价格低廉。植物性食材比肉类便宜。

(10)比吃肉食更环保。相同重量的素食排碳量可低至肉食的1/10,甚至更低。所以肉类生产是气候变化的一个主要原因,人类对猪肉和牛肉不断增长的需求加剧了环境的破坏,导致缺水、热浪以及森林被毁等问题。

一项对1.66万名45岁及以上成年人的9年追踪调查发表在《美国

心脏病学会杂志》,研究结果指出,大量食用水果、蔬菜、豆类和鱼类会使人因心力衰竭而住院的风险降低 41%。不少体坛明星青睐素食乃是因为素食对健康有益,且能提高运动成绩。

美国拳王泰森十年前的健康状况十分糟糕,达到几乎可能在任何一天死去的程度,但现在他的身体健壮,竞技状态也不错,还能复出比赛。他声称,这要归功于在这十年间他完全放弃了所有动物源性食品,采取纯素模式的饮食习惯。

五、不要盲目跟风

美国科罗拉多大学的古生物学家卡伦·奇恩领导的团队发表在《英国科学报告》上的论文指出,7 500 万年前生活在美国犹他州南部的食草鸭嘴恐龙的粪便化石中除植物残渣外,还含有甲壳动物外壳的碎片。甲壳动物是蛋白质和钙的优质来源。动物在繁殖和产卵期会摄入更多的蛋白质和钙。这就是说,即便是食草动物,为了繁殖和生存竞争也需要改变部分食性。

长期吃素患脂肪肝的并不少见。南京一寺院的和尚进行体检时发现不少人都患有脂肪肝。实际上,素食者因吃肉少,导致主食摄入偏多,而现在的主食多为精米白面,导致碳水化合物摄入量过多,超过人体新陈代谢需要的碳水化合物会转换为脂肪沉积于肝内。同时,吃素者优质蛋白质摄入不足,影响脂肪运输,增加了患脂肪肝的风险。

人们普遍以为,只要不吃肉、控制烹调油,血脂就会降下来,脂肪肝就会被逆转。然而,为了耐饥,碳水化合物和坚果食物摄入过多,导致能量过剩,体内多余的碳水化合物会转化为脂肪在体内蓄积。因此,即使吃素,营养结构若不合理,还是不利于降脂的。

无论素食或者非素食,蛋白质摄入不足都会给健康带来负面影响,比如肌力和免疫力下降。人造素肉(素鸡、素牛肉、素猪肉等)、素蛋使用植物蛋白制作,模仿肉、蛋的外形、色和味道,多为豆制品,口味几同真肉、真蛋,目前已在美国流行。吃素肉、素蛋可避免摄入不饱和脂肪酸,几乎可满足人体对蛋白质的需要,口感也相当不错,还可以降低畜牧业带来的环境负担。

素食有益健康,但不要盲目跟风。素食者应在营养医师的指导下合理饮食,做到食物多样、营养均衡,以达到强身健体的目的。对于妊娠期或哺乳期妇女、生长发育期青少年、病后恢复期患者、运动员等,如要吃素,建议吃素食(包括豆类制品)+蛋奶,以保证机体对必需氨基酸、必需脂肪酸和微量元素的需求。

一些发达国家普遍对食物进行了营养强化,专门为素食者配置的营养食物品种繁多,素食者罹患微量营养素缺乏的风险也较小。然而在中国,食品工业为素食者考虑的还很少,营养强化不普遍,因此素食者最好适量补充复合营养素,特别是含铁、锌、维生素 B_{12} 和维生素 D 的配方,以预防可能发生的营养缺乏问题。

六、素食的注意事项

(1)选择富含蛋白质的食物。富含 8 种必需氨基酸的素食主要有黄豆(大豆)、大青豆、黑豆及豆类制品,其中大豆是一种理想的优质植物蛋白质食物。据营养学家分析,大豆的优质蛋白质含量为 40% 左右。大豆含有多种氨基酸、10 种矿物质元素、多种维生素和膳食纤维,而脂肪和糖的含量低,是大自然恩赐的低糖、低脂肪和高蛋白质食品。此外,花生、瓜子、芝麻、核桃、杏仁和松子等干果类蛋白质的含量均较高,辣椒、大蒜、洋葱、燕麦、蚕豆、菠萝、香蕉和无花果等也含必需氨基酸。无花果被称为"生命之果",富含多种营养素,突尼斯人认为无花果有预防多种疾病的功效。

(2)保证其他必需营养素的供给。这些营养素包括必需脂肪酸、铁、锌、碘、钙、维生素 D 和维生素 B_{12} 等。维生素 B_{12} 缺乏现象在纯素食者中相当普遍,大约占 20%,它可能导致神经麻木的神经系统疾病。食用富含维生素 B_{12} 的食物或适当服用维生素 B_{12} 片剂可以补充其不足。

(3)妥善规划营养需求。美国营养学会的报告指出,妥善规划的素食能满足生活周期中任何时期及各年龄层人群的营养需求。同时，儿童、青少年时期即开始吃素，摄取较少的胆固醇、饱和脂肪酸、总脂肪量以及摄取较多水果、蔬菜及膳食纤维，更能帮助其养成终身健康饮食的习惯。

七、素食的误区

误区一：素食较为清淡，因此可以添加大量的油脂、糖、盐和其他调味品来烹调。殊不知，这些做法会带来过多的热量，植物脂肪与动物脂肪同样容易导致高血脂，诱发脂肪肝，而钠盐则是高血压的诱因。

误区二：吃过多水果不必相应减少主食。其实，水果中含有不少糖，热量不可忽视。如果吃 250 克以上的水果，就应当相应减少正餐或主食的数量，以达到一天当中能量的平衡。

误区三：蔬菜生吃才有健康价值。实际上，蔬菜中的很多营养成分需要添加油脂才能很好地吸收，如维生素 K、胡萝卜素和番茄红素都属于烹调后更易吸收的营养物质。

误区四：只吃少数几种"减肥蔬菜"，如黄瓜、番茄、冬瓜和苦瓜等，就能获得足够的营养物质。蔬菜不仅要为素食者提供维生素 C 和胡萝卜素，还要能提供铁、钙、叶酸、维生素 B_2 等诸多营养素。所以，应尽可能吃多种蔬菜，尤其是绿叶蔬菜。为了增加蛋白质的供给，菇类和鲜豆类蔬菜都是上佳选择。

误区五：荤食是诱发高血压、高血脂、高胆固醇症的罪魁祸首。实际上，问题不在荤食，问题在"过量荤食"。营养学家建议，老年人要"适量吃肉"。高寿 111 岁的周有光先生就是"适量吃肉"的践行者。根据日本厚生省的《健康营养调查》报告，年纪越大，营养不良者越多，每五位 80～84 岁的老人中就有一位被归为"低营养族群"，85 岁以上的老人则有 1/3 没有摄取足够的营养。因此，长期素食者，若食物搭配不当、营养素摄取不足，就会造成免疫力、认知能力下降，加速老化，增加死亡风险。

第八节　与疾病有关的饮食因素

　　研究指出,在全球人口位居前 20 名的大国中,年龄标准化后,中国不健康饮食造成的心脑血管疾病和癌症病死率均最高,分别达 299.1/10 万和 41.7/10 万。影响中国人健康前三位的饮食习惯依次为食盐摄入太多、吃蔬菜水果和杂粮太少。

　　理论上,任何营养素或生理活性食品成分均可在 S-腺苷甲硫氨酸或 S-腺苷高半胱氨酸的作用下影响 DNA 和组蛋白的甲基化,可以在转录水平调控基因表达。叶酸、维生素 B_{12}、甲硫氨酸、胆碱和甜菜碱可以影响 DNA 甲基化和组蛋白甲基化。其他水溶性 B 族维生素,如生物素、烟酸和泛酸也能发挥组蛋白修饰的重要作用。生理活性食物成分,例如:染料木黄酮影响 DNA 甲基转移酶,白藜芦醇、丁酸盐、姜黄素、萝卜硫素和二烯丙基硫化物抑制组蛋白去乙酰化酶,参与表观遗传机制。这些能改变酶活性的物质可能通过调控基因表达来影响生理和病理过程。因此,表观遗传学的最新知识将有助于理解营养素和生理活性食品成分对心脑血管疾病、癌症、老年痴呆症和衰老等的预防作用。

　　"短板原理"同样适用于人体,任何一种疾病发展到严重程度都可以致命,何况这些疾病之间还互相影响。所以,最好多吃那些可以同时预防多种疾病的食物。

　　其实,饮食结构均衡更重要,不要把注意力集中在某一种或某几种食物上,没有一种食物可以提供你需要的一切但不同的食物可能有相似的作用。

　　饮食习惯也同理。好的饮食习惯,比如节食,可以同时预防多种疾病,何以不首先为之? 坏的饮食习惯,比如饮酒,可以同时导致多种疾病,为什么不立即戒之?

一、间歇性禁食

法国生理学家克劳德·贝尔纳 1857 年提出的"内环境"概念,已成为生理学中的一个指导性理论。他指出血浆和其他细胞外液是动物机体的内环境,是全身细胞直接生活的环境,内环境理化因素如温度、酸碱度和渗透压等的稳定是保持生命活动的必要条件。在今天看来,"内环境"概念,除血浆和其他细胞外液,还应该包括肠道里的内容。肠道这个内环境"稳定"的实质,就是创造一个富于益生菌的"菌群平衡",使毒素、炎性分子尽可能少产生,有益于健康的物质尽可能多产生。肠黏膜是肠道和血液之间的屏障。正常情况下,肠黏膜可以阻止部分毒素、炎性分子进入血液。大肠是专门收纳粪便的,如果清除不尽就会产生多种毒素,变成各种慢性疾病加工厂,为百病之源,所以要想治病,须先清理肠胃,以保持内环境的清洁,从而促进各脏腑功能,提高免疫能力。

间歇性禁食(或称饥饿疗法)可以快速降低血糖/糖原水平,启动体内内源性酮体的产生,其目的是减少热量摄入、实现短期内减重,给机体留出修复时间。但是这种方法若使用不当会导致长期的体重反弹。因此,这并不是任何人都能用来减脂或减重的首选方法,只能作为一种补充方法。实验证实,每天进食一次的小鼠比全天都能获取食物的小鼠寿命长 40%。停止进食若干小时后,人体会修复并清除所有的垃圾。如果整天不停地吃饭或吃零食,身体就没有时间调整或休息了。

二、食物过敏及可能引起过敏反应的食物

食物过敏也被称为食物变态反应或消化系统变态反应、过敏性胃肠炎等,它是由某种食物或食品添加剂等引起的消化系统或全身性的变态反应。食物变态反应可在进食后几分钟或 1～2 小时内出现。有时极微量的食物就可引起十分严重的过敏症状。最早出现的通常是皮肤、黏膜症状,呼吸道症状则出现较晚。消化道症状为口腔(黏膜)变态反应综合征和婴儿肠绞痛;其他常见的有皮疹、湿疹、鼻炎、结膜炎、复

发性口腔溃疡、支气管哮喘、过敏性紫癜、心律失常和头痛眩晕等,甚至可引起过敏性休克。

食物过敏反应多发生在儿童。儿童食物过敏反应的发病率为6%～8%,牛奶是最常见的过敏食物,占其中的3%～7.5%,以1岁以内的婴幼儿多见。随着年龄的增长,食物过敏症的发病率明显下降。有食物过敏的患者常伴有支气管哮喘,发病率为6.8%～17%;而对牛奶过敏的儿童,哮喘的发病率则可高达26%。

食物的种类成千上万,其中只有一部分容易引起过敏,这与机体个体对食物的反应性密切相关。同族的食物常具有类似的致敏性,尤以植物性食品更为明显,如对花生过敏的患者对其他豆科类植物也可能会有不同程度的过敏。各个国家、地区的人饮食习惯不同,机体对食物的适应性就有相应的差异,因而致敏的食物也不同。比如,西方人极少对羊肉过敏,但在中国羊肉比猪肉的致敏性高;西方人对巧克力、草莓、无花果等过敏较多,但在中国则极少见到。根据西方的资料,易引起过敏的食物为牛奶、鸡蛋、巧克力、小麦、玉米、坚果类、花生、橘子、柠檬、草莓、洋葱、猪肉、某些海产品、蛤蚌、火鸡等。北京协和医院变态反应科专家在《亚洲临床免疫与变态反应杂志》上发表的中国过敏性休克诱因研究表明,致敏诱因中食物占77%,其中小麦占总诱因的37%,而桃子是导致过敏性休克的最常见水果,腰果则为最常见的致敏坚果。

三、有预防高血压和心脑血管疾病作用的食物和饮食习惯

1. 高血压和心脑血管疾病

心脑血管疾病具有发病率高、致残率高、病死率高、复发率高、并发症多,即"四高一多"的特点。老百姓都知道,血管年轻才能长寿,"血脉不通"是大事。在中国,高血压患者就有3亿多。心脑血管疾病的病死率居各类疾病之首,每年约有350万人死于心脑血管疾病。据国家卫健委数据,中国18岁及以上成人高血压患病率为25.2%。在成人高血压中,3/4以上为中青年,中青年高血压发病率增长较老年人更加迅猛。

部分中青年高血压患者常常无感觉、无症状，但其内脏器官在不知不觉中受到损害，反而更危险。中国人卒中的平均发病年龄是 63 岁，比白种人早发病 10 年。卒中通常被认为是"老年病"，然而近年来国内越来越多地发生在中青年人群中，35 岁以下人群发病率占总数的 9.77%，以缺血性卒中为主，令人担忧和惋惜。加班、熬夜和不良的饮食习惯是导致年轻上班族卒中的三大杀手。

高血压和心脑血管疾病的病理基础多是动脉粥样硬化。动脉粥样硬化的病理基础则是大量脂质和糖损伤血管内皮，脂质沉积于动脉内膜下，被巨噬细胞等吞噬而转变为泡沫细胞，形成脂质条纹、纤维脂肪病变和纤维斑块，最终衍变为粥样和纤维粥样斑块，引起管腔狭窄。极低密度脂蛋白、低密度脂蛋白具有致动脉粥样硬化的作用，高密度脂蛋白则具有抗动脉粥样硬化的作用。动脉粥样硬化以后人体更容易受到机械损伤（血流的压力和血管壁的应力）和氧化损伤，进而引起炎症和白细胞的聚集，结果导致动脉粥样硬化斑块增大。一些百岁老人的"血管龄"甚至与 50 岁的中年人相当，这是他们长寿的重要原因之一。

2. 有预防作用的食物和饮食习惯

高血压和心脑血管疾病之所以"盯上"年轻人，除与遗传因素有一定关系外，主要与年轻人不科学、不健康的生活和饮食习惯有关。遗传因素是先天的，而健康饮食习惯和生活方式的养成则在个人的掌控之中。

动脉粥样硬化多半是"吃出来"的，然而想把这种不良变化再"吃回去"几乎是不可能的。如果说把动脉粥样硬化"吃回去"难以做到的话，那么，通过调整食谱来预防动脉粥样硬化倒是可以办到的。美国医学专家对朝鲜战争和越南战争中死亡的美国、韩国和越南年轻士兵进行尸体解剖后发现，20 多岁美国士兵的动脉多半都已粥样硬化，而韩国和越南士兵的动脉几乎未发现粥样硬化的征象。分析表明，这是西方高脂肪、高胆固醇、高糖饮食文化的"恶果"。在调整美军的食谱后，美国士兵的血管健康得到了很大改善。

到目前为止，尚未发现哪种或哪些食物有清除血管斑块的作用，但通过调整食谱来保持病情稳定或者使之进展缓慢甚至部分逆转则是有可能的。下面提出的一些预防高血压和心脑血管疾病的食物和饮食习惯仅供参考。

（1）选择低盐、低糖、低饱和脂肪酸、适量胆固醇的食物和不含酒精的饮品作为日常饮食。酒、食盐、饱和脂肪酸含量高的饮食（如动物油脂和肥肉）以及胆固醇含量高的食物（如蟹黄、猪肝和蛋黄等）被列入预防高血压和心脑血管疾病负面清单的食物。每月控制红肉摄入量为350～550克，尽量选瘦肉。酒最好点滴不沾；盐、糖和饱和脂肪酸则应该限量。食盐的摄入使食物变得好吃，民间也有"好厨子一把盐"的说法。但食盐是钠的主要来源，钠的过量摄入会导致罹患高血压、心脑血管病的风险增加。世界卫生组织估计，将食盐的摄入量降低到推荐值以下，每年可以避免全球 250 万人死亡。中国居民平均每天摄入 10.5克食盐，这比建议每天摄入 5 克高出不少。务必要注意酱油、蚝油、辣椒酱及加工食品中"隐性盐"的摄入。

《2015—2020 美国居民膳食指南》对胆固醇的限制不像过去那样严格，取消了每日从食物中摄入胆固醇的量应在 300 mg 以下的建议。这一改变反映了最新的科研成果，即从食物中摄入的胆固醇对血胆固醇水平影响不大，体内大部分胆固醇是由肝脏合成的。但该指南仍然建议"个人应尽量少吃胆固醇"，因为胆固醇含量较高的食物饱和脂肪酸含量也高，而饱和脂肪酸的摄入量是要限制的。限制饱和脂肪酸的摄入量旨在控制甘油三酯的水平。胆固醇大部分是人体自身合成的，少部分是从饮食中获得的。相反，甘油三酯大部分是从饮食中获得的，少部分是人体自身合成的。甘油三酯增高与动脉粥样硬化性心脑血管疾病风险密切相关。在他汀类药物治疗有效降低低密度脂蛋白胆固醇后，甘油三酯增高成为心脑血管疾病残留风险的重要因素。鸡蛋含有高质量蛋白质、多种维生素以及磷脂和类胡萝卜素这样的活性成分，也是饮食中主要的胆固醇来源，但鸡蛋的饱和脂肪酸含量不高，所以不必像限制肥肉那样限制鸡蛋。

一项针对 50 多万成年人的研究表明,每天吃 1 个鸡蛋可以显著降低患心脑血管疾病的风险。而美国西北大学一项针对 3 万名美国成年人 17 年的追踪研究表明,相比于不吃鸡蛋的人,每天吃 1 个半鸡蛋(相当于 300 毫克胆固醇)的人患心脑血管疾病的风险高 17%。鸡蛋是能提高高密度脂蛋白的少数几种食物之一,所以有动脉粥样硬化的人吃一定量的鸡蛋是有好处的。吃鸡蛋要吃煮熟的鸡蛋,不要吃所谓的溏心蛋(蛋黄可以流动的白煮蛋),吃鸡蛋更不要弃蛋黄。

(2) 限制总热量,多吃膳食纤维丰富的食物。尽管只吃七分饱,但总热量超标也是不行的,因为吃进人体的食物在体内通过代谢活动可以互相转化,即超标的糖、氨基酸可以转变为脂类。膳食纤维不提供热量,但增加饱腹感,还能促进肠蠕动,预防便秘。膳食纤维干扰脂肪、胆固醇的吸收,可以起到"刮油"的作用,膳食纤维不可能转化为胆固醇。因此,吃富含膳食纤维的食物多了,吃其他可转化为胆固醇食物的量相应就减少了。富含膳食纤维的食物还含有多酚、类黄酮等物质,具有抑制胆固醇吸收与合成的作用。此外,膳食纤维和卵磷脂是一对降低血脂和血胆固醇的好"搭档"。膳食纤维含量丰富的食物主要是蔬菜、水果、粗粮、杂粮、米糠、麦麸、干豆类和海带等。建议每天蔬菜摄入量为 300~500 克,水果摄入量为 200~350 克。

(3) 富含不饱和脂肪酸和卵磷脂的食物。不饱和脂肪酸可以起到保护血管壁和降低血清胆固醇浓度的效果。富含不饱和脂肪酸的食物主要有火麻仁、火麻油、亚麻子油、橄榄油、茶油和鱼肉(尤其是鲑鱼肉)等。这些油品不仅有助于降低胆固醇水平,还能使血液变稀,防止形成微小的血液凝块,从而防止心肌梗死等心脏疾病的发生。油用亚麻种植在中国已有 600 多年的栽培历史,亚麻子油含丰富的 α-亚麻酸。

卵磷脂被誉为与蛋白质、维生素并列的"第三营养素"。卵磷脂可将胆固醇乳化为极细的颗粒,这种微细的乳化胆固醇颗粒可透过血管壁被组织利用,而不会使血浆中的胆固醇增加。卵磷脂同样具有乳化油脂的作用,可促进血液循环,改善血清脂质,清除过氧化物,降低血液中胆固醇及中性脂肪含量,减少脂肪在血管内壁的滞留时间,促进粥样硬化斑块的消散,防止由胆固醇和脂肪引起的血管内膜损伤。因此,高血脂和高胆固醇血症患者服用卵磷脂可预防和治疗动脉粥样硬化。目前,市售的卵磷脂主要有大豆卵磷脂和蛋黄卵磷脂,其来源分别是大豆和蛋黄。此外,牛奶、动物的脑、骨髓、心脏、肺脏、肝脏、肾脏以及酵母中都含有卵磷脂。卵磷脂在体内多与蛋白质结合,以脂蛋白的形态存在。如果能摄取足够种类的食物,就不必担心会有卵磷脂缺乏的问题,也不需要额外补充含卵磷脂的营养品。大豆卵磷脂价格较低,蛋黄卵磷脂营养价值较高,但价格相当昂贵。

（4）富含钾和镁的食物。钾能防止动脉壁受高血压的机械损伤,并能通过钠钾交换机制促进钠盐排出体外,保护心脑血管,降低高血压患者心肌梗死和卒中的发病率。最好的补钾方法是食用富含钾的食物,如红枣、香蕉等,但血钾过高可以引起心脏骤停,值得注意。镁对血管、心脏的健康有益,能预防心脏病发作。镁与钙并用,可作为天然的镇静剂。

（5）富含类胡萝卜素的食物。类胡萝卜素能防止"坏"胆固醇的氧化,保护血管,避免斑块和血管病变的产生。黄色、绿色、红色果蔬都是类胡萝卜素的优质来源。

（6）具有降血脂、降胆固醇、抗凝血、抗血栓形成等"活血化瘀"功能的食物。① 葱属植物:如洋葱。洋葱是许多美食家所极力推荐的养生蔬菜,被誉为"菜中皇后",药食俱佳。洋葱中的营养成分十分丰富,不仅富含硒、钾、锌、叶酸、维生素 C、维生素 E 及纤维素等营养素,更含有一些特殊的物质,如槲皮素、花青素、儿茶素和前列腺素 A。紫皮洋葱含有更多的蒜素和槲皮素,味更辛辣。法国人喜欢喝洋葱汤,意大利面的配菜少不了洋葱,希腊人用洋葱调味,印度人尤其喜欢吃生洋葱。国医大师陈可冀更以洋葱为独创的补品,把吃洋葱变成了与喝水、吃饭及睡觉一样重要的事情。洋葱有降血压、降血脂、维护心血管健康的功效。洋葱所含的环蒜氨酸是降血脂的有效成分,故洋葱被认为是抗动脉粥样硬化的良药。洋葱是目前所知唯一含前列腺素 A 的蔬菜。前列腺素 A 是较强的血管扩张剂,可对抗儿茶酚胺等升压物质,促进钠盐排泄,减少血管和心脏冠状动脉的阻力,因而有降血压、增加冠状动脉血流量、预防血栓形成的作用。洋葱能帮助细胞更有效地利用葡萄糖,预防糖尿病。洋葱所含的植物杀菌素有祛痰利尿、发汗、预防感冒以及抑菌防腐的作用。洋葱中含量丰富的槲皮素,其生物可利用率很高。槲皮素有助于防止低密度脂蛋白氧化,能为血管提供重要的保护作用;在体内黄酮醇的诱导下,槲皮素可以形成一种药用苷元,具有很强的利尿作用,可以用来辅助治疗肾炎等疾病引起的水肿。洋葱中的蒜素可刺激泪腺分泌眼泪,同时有很好的提神作用,且有促进新陈代谢、增强体力、消除疲劳、提高注意力的功效。洋葱中含有一种最有效的天然抗癌物质谷胱甘肽,当人体内这种成分增多时,癌症发生率就会降低,因而具有防癌、抗癌的作用。洋葱中还含有二烯丙基硫化物,具有降低血脂、预防动脉粥样硬化的作用。洋葱所含类黄酮能降低血小板的黏滞性,降低血液黏度,常吃洋葱可预防血栓,降低心肌梗死和脑血栓的发生率。洋葱中含有的儿茶素和钾有助于高血压的治疗。② 山楂:含多种维生素、山楂酸、酒石酸、柠檬酸及苹果酸等,还含有黄酮类、内酯、糖类、蛋白质、脂肪和钙、磷、铁等矿物质,所含的解脂酶能促进脂肪类食物的消化。山楂具有消积化滞、活血化瘀等功效。山楂中含有的三萜类及黄酮类等成分具有显著的扩张血管及降压作用,有增强心肌、抗心律失常、调节血脂及胆固醇含量的功能。③ 大蒜:长期食用可降低高血压的发病率。大蒜最显著的好处是能降低胆固醇水平、降低血压和血液黏稠度,而高胆固醇、高血压和高血黏度正是心血管病的三大元凶。④ 十字花科植物,如西兰花或花椰菜:含类黄酮。类黄酮是最好的血管清理剂,能够阻止胆固醇氧化,防止血小板凝结成块,降低心脏病与卒中的危险。⑤ 黑木耳:含木耳多糖,可能是通过降低血浆胆固醇,减少脂质过氧化产物脂褐质的形成,以维护细胞的正常代谢。黑木耳能阻止血液中的胆固醇沉积在血管壁上。黑木耳有抗血小板聚集、抗凝血和抗血栓形成的作用,被称为食品阿司匹林。⑥ 紫皮茄子:是为数不多的紫色蔬菜之一,在它的紫皮中含有丰富的维生素 E 和维生素 PP,这是其他蔬菜所不能比的。经常吃些茄子,有助于防治高血压、动脉粥样硬化、冠心病和出血性紫癜,保护心血管。

（7）含抗氧化剂（硒、维生素 C、维生素 E、花青素等）的食物:可清除自由基,有保护血管壁、降血脂及降胆固醇的效果。

（8）含降压成分的食物:如西芹。西芹有一定的降压作用,这种作用的持续时间会随着西芹的长期食用和食量的增加而延长。临床上,西芹对原发性、妊娠性及更年期高血压均有效。芹菜还能镇静安神,对动物有镇静作用,对人体能起安定作用。

（9）富含 L-精氨酸的食物:如花生、杏仁、腰果等。精氨酸在体内能生成一氧化氮,一氧化氮又被称为血管内皮舒张因子,有改善微循环、保护血管内皮的作用。

（10）富含多酚类物质的食物:如石榴、苹果、红葡萄、柿子和绿茶等。多酚类物质能抑制低密度脂蛋白氧化,保持血管壁的弹性。

（11）优质蛋白质:蛋白质是血管壁结构的组成成分。

（12）富含烟酸的食物。烟酸有较强的降低甘油三酯的作用。烟酸既是升高高密度脂蛋白最好的药物,又能降低低密度脂蛋白。烟酸还具有保护血管内皮细胞的作用。富含烟酸的食物有肝、肾、牛肉、羊肉、猪肉、家禽肉、鱼肉、花生、无花果、麦芽、香菇、全麦制品、麦麸、米糠和小米等。色氨酸是人体内的必需氨基酸,不仅用于蛋白质合成和脑内5-羟色胺、褪黑素的合成,而且可以转变成少量烟酸。由于大多数蛋白质均含有1%的色氨酸,因此能摄入含优质蛋白质的膳食就有可能维持良好的烟酸营养。以玉米为主食的地区可在玉米粉中加入 0.6%的碳酸氢钠,烹煮后结合型的烟酸可转化为易被人体利用的游离型烟酸。在玉米中加入 10%黄豆可使其氨基酸比例改善,也可达到预防烟酸缺乏的目的。

（13）富含叶酸的食物。叶酸可以降低血中同型半胱氨酸水平,预防卒中。多数蔬菜水果、全谷物、动物内脏、坚果、鸡蛋都富含叶酸。

（14）富含膳食纤维的食物，如燕麦、糙米、藜麦等。燕麦中含有可溶性纤维（β-葡聚糖）、丰富的矿物质和维生素。研究人员追踪调查了从 1984 年参与研究的 10 万余名健康志愿者的日常饮食和身体状况，根据 2010 年最终收集到的反馈资料，超过 2.6 万名志愿者已经离世，但发现经常食用诸如燕麦、糙米、藜麦等粗粮的志愿者避免了心血管疾病。这是人类第一次大样本长期观察谷物对人类寿命影响的研究。美国评选出的防止高血压的最佳饮食方案，建议每人每天摄入全谷物和杂豆 50～150 克（约占每日主食量的 1/3）。可供选择的中国好谷物包括全麦粉、糙米、燕麦米/片、小米、玉米、高粱米、青稞、荞麦、薏米及藜麦。

（15）姜黄素：从姜科植物姜黄中提取的一种色素，也存在其他姜科植物中，主要药理作用有抗氧化、抗炎、抗凝、降脂、抗动脉粥样硬化、抗衰老、消除自由基及抑制肿瘤生长等。2006 年 11 月，美国《关节炎与风湿病》杂志刊登的一篇文章指出，姜黄素可以防止关节肿大、关节炎，对心脑血管疾病、癌症等有预防效果。

（16）坚果：对预防高血压、心脑血管病、炎症、糖尿病、代谢综合征、腹部脂肪堆积，甚至癌症都有作用。两项对 35 万人的研究表明，在研究时间段内常吃坚果的人的死亡风险降低到 4%～27%，而每天坚持吃一份坚果的人死亡率降低幅度最大。例如，杏仁所含不饱和脂肪酸对保护心血管有非常好的作用，所含维生素 E 能有效控制胆固醇。杏仁还含有丰富的纤维素。建议每人每天吃 10 克，每周吃 50～70 克坚果。10 克相当于 2～4 个核桃，或 6～8 个杏仁。核桃分心木则可用来泡茶，或放入料理机与豆类粉碎做成豆浆喝。

（17）水果：含丰富的维生素 C、钙、胡萝卜素和纤维素，这些营养素对保持心血管健康不可或缺，且含脂肪、糖和钠低。

（18）辣椒：对心脏有保护作用，这要归功于辣椒中含有的叫作辣椒素的物质。2019 年 12 月，《美国心脏病学会杂志》发表的意大利流行病学家玛利亚劳拉·博纳乔的一篇报告中，对 22 811 名意大利居民的健康与饮食状况进行了长达 8 年的追踪调查后发现,期间共有 1 236 人死亡。与那些很少吃辣椒的同龄人相比,每周至少吃 4 次辣椒的人在 8 年内死于心脏病的风险降低 40%,卒中病死率降低一半以上。一个有趣的事实是,辣椒降低的疾病风险与人们遵循的饮食类型无关。

(19)一种由标准硬粒小麦粉和全谷大麦粉混合制成的新品意大利面可以促进血管生长,原因是其中的全谷大麦粉富含 β-葡聚糖纤维。比萨圣安娜高等研究院的研究结果表明,这种 β-葡聚糖纤维能促进冠状动脉侧支的生长,形成天然旁路,降低冠心病的病死率。研究人员给小鼠喂食这种新品意大利面,然后对其实施心脏停搏,发现喂食含大麦成分新品意大利面的小鼠存活量超过食用普通意大利面的对照组。病理检查表明,食用含大麦成分意大利面的小鼠心脏受损程度更小。

(20)仙人掌果。仙人掌生长在贫瘠的戈壁、干旱的沙漠,其果富含蛋白质、维生素、微量元素,与阿甘油、椰枣一起被称为摩洛哥三宝。经常食用仙人掌果可以调节血脂、降血压、降血糖、增强免疫力,甚至有抗病毒、抗肿瘤的功效。

四、有致癌作用的食物和烹调、饮食习惯

在进化史上,肿瘤出现得很早。植物长树瘤,多种动物会生肿瘤,甚至恐龙也会患骨肉瘤。对人类来说,肿瘤也是一种古老的疾病。

(一) 小故事

1. 夫妻同时患癌的故事

39 岁的熊女士和 41 岁的丈夫都是湖北省蕲春县的农民,平日里两人身体状况不错。夫妻俩到县医院做体检,没想到体检结果让夫妻俩大吃一惊,两人被同时诊断为患上了甲状腺癌。都说夫妻在一起生活久了,会呈现出人们所说的"夫妻相"。殊不知夫妻生活久了,还可能会得"夫妻病"! 难道癌症也会传染? 当然不是! 只是因为这对夫妻有一个相同的饮食习惯,从 10 多年前开始,熊女士每逢过年时都要腌制足

够吃一年的鱼肉和咸菜,她和丈夫几乎每餐都要吃腌制菜,这才是夫妻俩同时患癌的重要原因! 腌制食品是一级致癌物,常吃腌菜是夫妻俩患上甲状腺癌的重要原因。因为咸菜和腌制品里面含有较多的亚硝酸盐,虽然亚硝酸盐本身不致癌,但进入体内会和胃肠内的胺类物质(蛋白质分解产物)结合,形成致癌物亚硝胺。

2. 一家四口相继患癌去世的故事

北京有一位张女士,2013 年被检测出患有癌症。更可怕的是,她的爸爸、哥哥等一家四口相继患癌去世。究竟是什么原因导致一家人都逃脱不了癌症的阴影? 张女士家的致癌因素竟然是一个做菜习惯。医生在张女士日常用的砧板、筷子上都发现了黄曲霉菌。这主要是因为家里做饭的砧板,用后不晾干、不清洗,生熟食物共享一个砧板,最终导致黄曲霉滋生。黄曲霉会产生比砒霜还毒的黄曲霉毒素。黄曲霉毒素是众所周知的最强的生物致癌剂,摄入 1 毫克就可能致癌,一次性摄入 20 毫克就能致命。

(二) 属于致癌物的食物

1. 致癌物清单

癌症的发生是多种致癌因素综合长期作用造成的。世界卫生组织国际癌症研究机构制定的致癌物清单把致癌物分为四类,其中 1 类致癌物及其食物来源如下。① 黄曲霉毒素：发霉的花生、自榨花生油等；② 亚硝酸胺类化合物：中国式咸鱼等；③ 苯并芘：烤肉等；④ 乙醇：酒及含酒精饮料；⑤ 槟榔素：槟榔；⑥ 亚硝酸盐：隔夜菜,即使是新鲜蔬菜,在室温下存放时间较长也会产生过量亚硝酸盐。⑦ 砷及无机砷化合物：雄黄酒、含砷的饮用水；⑧ 华支睾吸虫：未煮熟的螺类、鱼类；⑨ 镉及镉化合物：被镉污染的水和食物,如"镉粳米"；⑩ 马兜铃酸：含马兜铃酸的中药。

2. 增加癌症风险的食品

癌症是多因素长期作用的结果。不同的致癌或促癌食品有不一样的致癌或促癌机制,但它们可能造成的最终后果都是癌症的发生,所以要尽量减少、避免食用有致癌或促癌作用的食品。一个"癌"字三个"口",很多癌症真的是吃出来的。如果你能切实改善生活方式,30%～50%的癌症将得到预防。下列是有实验或流行病学调查根据的增加癌症风险的食品。

(1)咸鱼、咸肉等腌制类食品:制作咸鱼、咸肉时,要对鱼、肉进行脱水处理,还要用高浓度的盐对鱼、肉进行腌制,这个过程中会产生一些二甲基亚硝酸胺化合物。不致癌的亚硝酸盐与二级胺在 pH 值 2～4 的胃液中可生成亚硝酸胺,这类亚硝胺化合物被证明具有致癌性。当咸鱼、咸肉与酒共同摄入时,亚硝胺对人体健康的危害就会成倍增加。亚硝酸胺可以在人体内合成,是一种很难完全避开的致癌物质。实验证明,维生素 C 有抑制亚硝酸胺合成的功能,与上皮细胞分化密切相关的维生素 A 也有抑癌作用。因此,每天多吃胡萝卜和番茄是非常有益的。亚硝酸胺具有强烈的致癌作用,主要引发食管癌、胃癌、肝癌和结直肠癌等。"广东咸鱼"被列为与鼻咽癌有关的明确致癌物,咸蛋、咸菜等同样含有致癌物质。腌制食品在腌制过程中会产生亚硝酸盐,通常在腌制开始后的 3～8 天达到高峰,若恰好在这段时间食用,很容易摄入过量的亚硝酸盐。韩国人胃癌的发病率高居癌症榜首,可能与韩国人嗜好泡菜有关。泡菜是一种用低浓度(2%～4%)盐水腌渍、经乳酸菌发酵而成的食品,有人甚至用肉类作为泡菜的材料,处理不当的泡菜可能含有亚硝酸盐。

(2)烧烤油炸和熏制食物:烤牛羊肉(肉串)、烤鸡鸭鹅、烤乳猪等均含有强致癌物苯并芘。苯并芘是被世界卫生组织认定的致癌物。苯并芘是一种多环芳烃,被人体代谢后会产生大量的中间体,这些中间体可引起靶细胞结构的变化,诱发癌症。食品加工过程中受到的各种污染(沥青、包装材料和环境污染等)都是食品中苯并芘化合物的主要来源。日常生活中,厨房油烟、煮焦的肉类和鱼类食物以及油炸过火的肉类和鱼类食品都可能产生苯并芘。杭州市市场监管局联合浙江大学专家进行了对照实验：在 180 ℃的电烤炉下，鸡翅经过约 18 分钟烤制已烤熟；在 230 ℃的电烤炉下，鸡翅经过约 12 分钟烤制已烤熟。鸡翅刚烤熟时并未检出苯并芘，烤熟后随着烤制时间的延长，苯并芘含量随之增高。烤制温度对烧烤食品中的苯并芘含量高低有直接影响。烤焦的肉制品中一般苯并芘含量较高。烧烤食物口感好，偶尔尝鲜无妨，但不宜多吃、常吃。熏制食品，如熏肉、熏肝、熏鱼、熏豆腐干等也含苯并芘致癌物，常食易患食管癌和胃癌。

（3）霉变食物：湿热地区储存不当的花生、玉米、麦、粳米、棉籽和坚果等易受潮霉变，常会产生黄曲霉毒素，可诱发肝癌及其他多种肿瘤，损伤肝、肾、脑和神经系统，高温并不能将其灭活。我国食品黄曲霉毒素最高允许浓度：玉米、花生、花生油、坚果为 20 μg/ kg；粳米、食用油为 10 μg/ kg。对于这种毒素，最好的方法是预防食物霉变，更不要吃霉变的食物。黄曲霉毒素是我国肝癌的致病首因。据统计，我国肝癌的发病率和病死率均居世界首位，占全世界的一半以上。

1960 年，英国发现有 10 万只火鸡死于一种从未见过的病，被称为"火鸡 X 病"，后来鸭子也被波及。追根溯源，最大的嫌疑是饲料。这些可怜的火鸡和鸭子吃的是从巴西进口的花生饼。花生饼是花生榨油后剩下的残渣花生粕，富含蛋白质，是很好的禽畜饲料。这些花生粕被一种来自真菌的有毒物质黄曲霉毒素污染。

黄曲霉毒素是一类化学结构类似的化合物，主要由黄曲霉、寄生曲霉产生的次生代谢产物。黄曲霉毒素存在于土壤、动植物和各种坚果中，在大豆、稻谷、玉米、通心粉、调味品、牛奶、奶制品、食用油等制品中也经常被发现。发木耳泡的时间长了，表面就会滋生大量细菌，其中就包括一些能产生黄曲霉毒素的细菌。一般在热带和亚热带地区，食品中黄曲霉毒素的检出率比较高。1993 年，黄曲霉毒素被世界卫生组织的癌症研究机构划定为 1 类致癌物，仅次于肉毒毒素，是目前已知霉菌毒素中毒性最强的。黄曲霉毒素的危害性在于对人及动物肝脏组织有破坏作用，严重时可导致肝癌甚至死亡，在天然污染的食品中以黄曲霉毒素

B₁最为多见,其毒性和致癌性也最强。黄曲霉毒素 B₁是最危险的致癌物,经常在玉米、花生、棉花种子、干果中被检测到,其中以花生和玉米污染最严重。黄曲霉毒素具有耐热性,一般烹调加工温度不能将其破坏,裂解温度为 280 ℃。在水中溶解度较低,溶于油及一些有机溶剂。

食物中的黄曲霉毒素以 ppb 为单位,1 ppb 相当于 1 吨粮食中含有 1 毫克。中国的现行标准是 1 吨食物中不超过 20 ppb。按照工业加工流程,浸取出来的"粗油"要经过几步精炼。经过第一步精炼,黄曲霉毒素含量降到 10 ppb,已经达到食用标准;经过第二步精炼,黄曲霉毒素含量低于 1 ppb,就可以忽略了。压榨出来的油中黄曲霉毒素常超过 800 ppb。这是因为压榨出的油中会带入一些残渣,而残渣中的黄曲霉毒素含量非常高。

以上用较长的篇幅叙述黄曲霉毒素,一则是因为它对于健康的威胁实在太大、太可怕了,再则是因为在平常生活中只要我们时常小心,其威胁是完全可以避免的。

(4)剩菜、剩饭:长期摄入对消化系统,尤其是食管和胃有诸多危害。放置过夜的剩菜会产生亚硝酸盐,在体内会转化为亚硝酸胺致癌物质。在冰箱冷藏室里存放超过 3 天,反复冷藏、加热的剩菜、剩饭,亚硝酸盐含量可能明显升高。不妨遵守以下几点建议:① 尽量做到不剩饭菜,预估到有剩饭菜时,最好在出锅时就盛出放凉,冷却后及时加盖或密封分类冷藏。② 蔬菜和豆制品放置时间不超过 24 小时,肉类不超过 48 小时。③ 食用剩饭菜时,应彻底加热,以杀灭/破坏剩饭菜中可能滋生的致病菌及其毒素。④ 尽量少吃或不吃剩饭、剩菜。

(5)槟榔:含槟榔素。槟榔素损伤口腔黏膜,系 1 级致癌物。嚼食槟榔者患口腔癌的概率是一般未嚼食者的 2.82 倍,而在中国台湾地区为 11 倍,其男性口腔癌的发生率为 31.5/10 万,高居全球第一。

(6)反复烧开的水:含亚硝酸盐,进入人体后生成致癌的亚硝酸胺。

(7)烫食和烫饮:世界卫生组织明确指出,吃 65 ℃以上的烫食或饮 65 ℃以上的热饮有致癌风险。口腔和食管表面覆盖着娇嫩的黏膜,超过 65 ℃以上的温度足以烫伤这层黏膜。黏膜如果长期反复进行"损伤—修复"的循环,不正常的"异型性"细胞就会越来越多,癌症的风险随之增加。热豆腐的表面温度降下来了但中心仍烫,工夫茶的温度常常在 50 ℃以上,所以,"心急别吃热豆腐",喝工夫茶也要十分小心。也可以用凉开水泡茶,凉水泡的茶抗氧化物含量相对较高。火锅涮肉相当诱人,但从火锅中取出肉片一定要等 20~30 秒再入口;面条是北方人的家常饭,但不可吃太烫的面条。总之,热食或热饮的温度以接近人的体温为宜。

（8）高盐食品:盐是人体不可或缺的,但摄入过多就不好了。盐吃得多,由于渗透压作用,身体组织的水分减少,不利于皮肤保持湿润。许多国家和地区的流行病学调查表明,盐吃得越多,患食管癌和胃癌的风险就越高。少盐有利于预防癌症的实例是,江苏省淮安市楚州区是食管癌和胃癌高发地区,在观察对象限制食盐（包括酱菜和盐腌食品）摄入量 5 年以后,食管癌和胃癌的发病率就显著下降了。不少人每天吃进去的盐很轻松地就超过《中国居民膳食指南科学研究报告（2021）》每天 6 克的推荐量,其实每人每天的盐摄入量应比 5 克再低一点,以不超过 3 克为宜。

（9）红肉和加工肉类:红肉本身并不含有致癌物,但其脂肪和铁含量高。现在很多人都是"无肉不欢",进食太多红肉,还不爱吃蔬菜水果,不仅容易出现便秘,结直肠癌的发生风险也会提高。

一直以来,食用红肉被认为会增加患癌和心脏病的风险。然而,刊登在《内科学年鉴》、由加拿大戴尔豪斯大学副教授约翰逊带领来自 7 个国家的科学家团队撰写的研究论文指出,北美及欧洲成年人如今每周平均进食 3~4 份红肉,即使每周减少吃 3 份红肉,在 1 000 人中也只会减少 7 例患癌死亡的个案,称进食红肉导致癌症、糖尿病及心脏病的根据薄弱。由于癌症等疾病的发病原因,与其他饮食习惯及生活方式有关,故不能断定红肉便是元凶,红肉与患癌风险其实没有明显关系,减少进食也不会带来显著的健康益处,建议公众可维持现时的红肉摄取量。但来自哈佛、耶鲁及斯坦福大学的多名学者致信《内科学年鉴》，要求撤回上述研究报告。哈佛大学公共卫生学院发表声明指出，即使未能确定红肉与癌症等疾病的关系，但就公共卫生方面而言，有关研究如同推广进食红肉，做法不负责任及不道德。认为加工肉类及红肉可能致癌的世界癌症研究基金会表示，对过往 30 年的严谨研究保持信心，无意改变如今的饮食指南。

加工肉类除脂肪、铁和盐含量高外，还含有添加剂以及亚硝基化合物、杂环胺、多环芳烃等多种有害物质。世界卫生组织将加工肉制品评定为 1 类致癌物，即具有明确致癌作用的物质。

蛋类、水产品是很好的蛋白质来源。火腿、香肠、培根、油炸食物等加工肉制品与肠癌、胃癌和胰腺癌等关系密切。煎、烤、熏、炸是加工肉制品常见的烹饪方式，但在烹饪过程中极易产生杂环胺、苯并芘等致癌物。食用时，这些有害物会附着在口腔、咽喉、食管、胃肠等处的黏膜上，增加患消化道癌症的风险。亚硝酸盐是制作火腿、香肠、培根等食品时经常使用的添加剂，进入体内的亚硝酸盐转化为致癌物质亚硝胺，容易引起炎症和癌症。

（10）鱼露：又称鱼酱油，是一种广东、福建等地常见的风味独特的水产调味品。鱼露以低值鱼虾或水产品加工下脚料为原料，经腌渍、发酵、熬炼等加工过程，利用鱼虾所含的蛋白酶及其他酶类，在多种微生物共同参与下，对原料中的蛋白质、脂肪等成分进行发酵分解，从而酿制而成的一种味道极为鲜美的汁液。鱼露中富含亚硝酸盐，福建长乐地区胃癌高发，与当地居民喜欢吃"鱼露"密切相关。

（11）酒精饮料：早在 1988 年，国际癌症研究机构已经宣布酒是致癌物，其中乙醇是最大祸首。饮酒首先刺激或损伤口腔、食管和胃黏膜，而乙醇与唾液接触后转化为乙醛，使得乙醛在唾液内的水平比血液内高 10～100 倍，这就是消化道癌症发生的一个重要因素。乙醇在人体内的分解代谢主要靠两种酶：一种是乙醇脱氢酶，另一种是乙醛脱氢酶。乙醇脱氢酶能把乙醇分子中的两个氢原子脱掉，使乙醇分解变成乙醛。乙醛可以直接破坏人体细胞 DNA 结构，诱发基因突变，有产生癌细胞的风险。乙醛还会诱导大量造血干细胞突变，导致造血干细胞功能障碍。一旦饮酒造成干细胞异常，造血功能下降，免疫细胞功能缺失，人体抵抗力下降，加上癌细胞增多，肿瘤发生的可能性就大大增加了。而乙醛脱氢酶则能把乙醛中的两个氢原子脱掉，使乙醛分解为二氧化碳和水。长期接触酒精会增加体内活性氧化产物含量，抑制解毒相关酶，并通过其他途径产生次级氧化活性产物，从而作用于 DNA 和关键蛋白。肝脏负责分解酒精，过量饮酒会导致酒精性肝硬化，严重的会逐渐演变为肝癌。经常喝含酒精饮料的人，其患口腔癌、咽喉癌、食管癌、胃癌、肝癌、结肠癌、乳腺癌的风险可能性都会增加。英国《癌症》杂志 2019 年 12 月发表的一篇论文指出，轻微到中度的酒精摄入可使罹患癌症的风险上升 18%。饮酒是法国人住院治疗的第一大成因，也是仅次于抽烟的第二大癌症成因。如果用浓茶来醒酒，茶碱的利尿作用可使酒精的分解产物乙醛在分解为二氧化碳和水之前到达肾，并对肾造成损伤。另外，酒精的利尿作用会使肾脏无法正常调节体液流动，造成体内钠、钾、氯离子紊乱，引起电解质失衡。酒精摄入过多与许多心脑血管疾病有关，并增加患胰腺炎的风险。此外，酒后头晕的感觉似乎有利于睡眠，但随后会产生反作用，不利于进入高质量的深度睡眠。睡不好最明显的表现之一就是脸上出现皱纹。醉酒后的第 2 天，当血液中几乎没有酒精的时候，认知障碍仍然存在，与清醒时相比，注意力和运动功能均减弱。饮酒过量时可导致酒精中毒性昏迷。慢性酒精中毒指由于长期过量饮酒导致的中枢神经系统损伤及其他并发症。慢性酒精中毒最严重的情况就是导致酒精性肝硬化或者是外周神经炎和韦尼克脑病等。临床上，患者容易突然出现的意外情况就是由于肝硬化诱发肝性脑病，或者是由食管胃底静脉曲张破裂引起大出血。但如果没有并发症，积极治疗，处于代偿期的患者一般都可以获得较长的生存期，但生活质量会较差。总之，酗酒是一种有百害而无一利的陋习，应及时戒除。

（12）酸菜：含有的亚硝酸盐不仅有致癌作用，而且如果食用过多含亚硝酸盐的酸菜还会使血液中血红蛋白变成失去带氧功能的高铁血红蛋白，令红细胞失去携带氧的能力，导致组织缺氧，出现皮肤和嘴唇青紫、头痛头晕、恶心呕吐、心慌及心悸等亚硝酸盐中毒症状，严重的还能致死。

（13）高糖饮食及摄入热量过多的食物：糖类是人体的主要能源物质，人体内几乎所有的细胞都需要糖类提供营养，癌细胞也是如此。但不同于正常细胞，癌细胞对糖的需求更大，以便实现自身的快速生长和疯狂扩张。高血糖会造成糖尿病和肥胖，而这两种疾病本身也是癌症的危险因素。另外，高水平的血糖更容易让癌细胞长得飞快，且更容易扩散和转移。

过甜的食品可以让幽门螺杆菌大量繁殖，增加患胃癌的风险。甜食摄入过多会促进乳腺癌的发展。瑞典卡罗林斯卡医学院的研究人员发现，与那些很少吃甜食的女性相比，每周吃甜食 2～3 次的女性，其患子宫癌的风险会增加 33％；如果每周吃甜食 3 次以上，患子宫癌的风险就会增加 42％。

摄入热量过多引起超重和肥胖。超重和肥胖与多种癌症发生密切相关，但在乳腺癌的发生上稍显例外。研究发现，出生时体重越高，绝经前患乳腺癌的风险越高；青壮年时期（18～30 岁）超重或肥胖，反而降低绝经前乳腺癌的发生风险。这可能是因为体重变化影响雌激素分泌，而雌激素又与乳腺癌相关。

年轻时的营养不良状态可能导致意想不到的代谢紊乱后果，建议年轻女性不要盲目减肥，但也不支持"增肥预防乳腺癌"，毕竟肥胖可能导致诸多健康问题。女性最好维持正常体重，成人体重指数应维持在 18.5～23.9 kg/m²，微胖一点无妨，但要避免随着年龄增长体脂率过高。肥胖是肝癌的一个重要诱发因素，况且肥胖人群肝脏的老化非常明显。平均而言，体重指数每增加 10 kg/m²，肝脏的发病"年龄"就会提前 3.3 年。

（14）含砷食物和饮料：与肺癌、肝癌、皮肤癌及膀胱癌的发生有关。砷是一种金属元素，其氧化物就是人们熟知的砒霜。我国规定饮用水中砷最高浓度为每升 0.04 毫克。相对来说，城市饮用水更有保障，农村饮水安全则须引起重视。美国《科学》杂志曾刊登一张"中国地下水砷污染地图"，其中新疆、内蒙古、山西等地被认为是严重污染地区。

（15）β-胡萝卜素：每天吸烟超过 20 支的人如果补充 β-胡萝卜素，会使患肺癌风险增加 25％；相比滴酒不沾或饮酒少者，每天摄入 11 克以上酒精的人如果补充 β-胡萝卜素也会增加患肺癌的风险。可见，对于特殊人群，补充 β-胡萝卜素不仅无益，还会成为癌症催化剂。另外，诸多研究发现，黑色素瘤的发病也与服用补充剂有关。β-胡萝卜素到底是"致癌"还是"防癌"，一直争论不休。一方面，β-胡萝卜素是抗氧化物，可减少自由基对细胞的破坏，预防癌症；另一方面，确有研究表明摄入高剂量 β-胡萝卜素会增加患皮肤病等疾病的风险。

（16）激素：一些保健品通过添加激素获得比较好的效果，但摄入某些激素可能会对肿瘤的发生和发展有促进作用。

（17）过酸或辛辣的食物则直接刺激胃黏膜，造成胃黏膜损伤（细菌即可趁机而入），久而久之会增加患胃癌的风险。

（三）《癌症预防报告》

美国癌症研究所和世界癌症研究基金会 2017 年发布了第 3 版《癌症预防报告》（简称《报告》），是基于数百项研究结果、5 100 万人的数据（包括 350 万癌症病例）、对现有文献的最全面评估，并结合有关癌症风险的经验和最先进的证据，提出癌症预防的 10 项建议。全世界的专家都称《报告》是一项里程碑式的成就。《报告》称，40％的癌症是可以预防的，并通过严格和系统的分析完成了饮食、体重和运动与 17 种癌症相关的风险评估。

（1）结直肠癌：过多的脂肪、加工肉类、大量红肉、酒精饮料、肥胖是增加风险的重要因素；全谷物、纤维食品、脱脂乳制品和钙补充剂以及运动可降低风险。

（2）乳腺癌：超重和体内脂肪过多增加绝经后的风险；酒精饮料增加绝经前后的风险；定期高强度运动和母乳喂养可降低绝经前后的风险；身体肥胖降低绝经前的风险。

（3）食管癌：体内脂肪过多增加风险；饮酒与食管鳞状细胞癌之间有明确的联系。

（4）胃癌：酒精饮料、腌制食品（如腌菜和咸鱼）增加风险；加工肉类增加胃非贲门癌风险；体内多余脂肪增加胃贲门癌风险。

（5）膀胱癌：饮水含砷增加风险。

（6）肝癌：黄曲霉毒素、酒精饮料和肥胖增加风险；平均每天喝一杯咖啡降低风险。

（7）胆囊癌：体内脂肪过多增加风险。

（8）卵巢癌：体内脂肪过多增加风险。

（9）前列腺癌：肥胖是增加晚期前列腺癌风险的关键因素。

（10）胰腺癌：体内过量脂肪是导致风险增加的最重要因素之一。

（11）肺癌：饮水含砷会增加风险；高剂量 β-胡萝卜素补充剂会增加风险。

（12）口腔癌、眼癌和喉癌：饮水含砷、饮酒、肥胖增加风险。

（13）肾癌：肥胖是风险增加的关键因素。

（14）子宫内膜癌：过量的体内脂肪、高血糖负荷饮食增加风险；每日适度的体力活动以及喝不含咖啡因的咖啡可降低风险。

五、有预防癌症作用的天然食品

1. 癌症的发生率

2019 年,世界卫生组织发布了一份针对全球 185 个国家、36 种癌症发病率和致死率的报告。报告中提到,1/5 的男性和 1/6 的女性在一生中会患上癌症,而 1/8 的男性和 1/11 的女性将死于癌症。女性最常见的致死癌症是乳腺癌,男性则是肺癌。

我国癌症的发病率仍在上升,每年有超过 100 万人发病。肺癌发病率高居榜首,20～49 岁人群的结直肠癌发病率也在持续上升,这无疑与环境和饮食习惯密切相关。重治疗、轻预防局面亟待扭转。

2. 有防癌、抗癌作用的食物

癌症的发生通常分为激发阶段和促进阶段,促进阶段持续时间长,可达数十年之久。促进阶段是预防癌症发生的好时机。饮食与癌症有着千丝万缕的关系,健康的饮食可以在促进阶段充分发挥作用,降低罹患癌症的风险。一些食物会增加癌症的发病率,而另外一些富含硒、维生素和蛋白质等营养物质以及抗氧化剂的食物则能够提高身体的免疫力,预防癌症的发生。

日常食品中含有各种各样、纷繁复杂的成分,其中一部分成分有致癌或促癌作用,另一部分成分则有防癌效果。它们的作用互相抵消、互相制约。因此,食物的多样性不仅是为了保持营养的充分、完全和均衡,还在于摄取足够多的不同种类的防癌食品有制约、抵消致癌或促癌食品及其他致癌或促癌因素的作用。

在致癌和防癌这一对矛盾中,致癌是主要矛盾,而防癌是次要矛盾。前者是进攻的一方,后者是防御的一方。因此,在日常生活中,要抓住主要矛盾的主要方面,尽量避免吃那些含有致癌物的食物。否则,再好的防癌食物也抵消不了一部分强致癌物(如大量的黄曲霉毒素)的致癌作用。

人的一生随时都可能遭受癌细胞的侵袭,所以增加摄入抗癌成分是防癌的关键之一。一种防癌食品可能只对具有某种机制的致癌或促癌食品有预防效果,因此,不能单吃某一种或某几种防癌食品,食谱中应搭配多种防癌食品,利用其作用机制、作用靶点不同的特点,在防癌的各个环节发挥作用,协同、综合地发挥防癌效果。因此,要吃多种有防癌作用的食品。良好的饮食习惯对于防癌肯定有正面的作用。南京市第二医院肿瘤科副主任医师童金龙认为,70%～90%的结直肠癌与饮食因素相关。因此,预防结肠癌,饮食须先行。

　　由全谷物、蔬菜、水果、坚果、豆类、禽蛋鱼肉、发酵乳制品和食用大型真菌组成的均衡饮食结构,加上保持正常的体重,可以显著降低罹患癌症的风险。目前所知具有防癌、抗癌作用的食物大致有如下一些。

　　(1) 富硒食物:硒是人体最重要的微量元素之一,在人体组织内的含量仅有千万分之一,却决定了生命的存在。硒能阻断机体过氧化反应,加速体内过氧化物分解,促进人体产生谷胱甘肽,从而起到预防、抑制恶性肿瘤的作用。已经证实,硒具有防癌、抗癌与延缓衰老的功效,长寿地区土壤中大都富含硒元素。富硒食品是难得的保健佳品。湖北恩施市癌症发病率很低。恩施境内由富硒土壤、富硒山泉水养成的富硒动植物资源聚集形成了天然的富硒生物圈,在这里生长繁衍的植物、动物和微生物的硒含量明显高于世界上其他地区的同类物种。1992 年 8 月 18 日,于若木教授在《科技日报》上发表《硒——生命的重要元素》,称"湖北恩施市,得天独厚,土壤中富硒,人民健康长寿,百岁老人多、儿童聪明、智商高、学习成绩好,恩施的姑娘秀美、水灵、活泼、开朗、目光有神,被称作硒姑娘。"食物是否富硒,取决于两个因素:一是其产地的土壤和水是否富含硒元素,二是其本身是否具有富集硒的生理特性。营养学家推荐食用有机富硒食品,如富硒酵母、富硒茶叶及富硒米粮等,有机硒易为机体所吸收和利用。

　　(2) 抗氧化食物:食物中的抗氧化成分,如维生素 C、维生素 E、多酚类化合物、花青素和三萜类化合物等都具有极强的抗氧化能力,可以清除体内的自由基。颜色鲜艳的蔬菜多富含"膳食抗氧化剂"。这些"膳食抗氧化剂"不仅可以预防慢性病,还可以减少 DNA 的氧化损伤。多吃抗氧化食品可以降低某些癌症发生的风险。苹果、芹菜、浆果、西柚、红心火龙果等都属于抗氧化食品。

　　(3) 西兰花和十字花科蔬菜:西兰花的种植历史已超过 2 000 年,其祖先是原产于地中海地区和欧洲西部的野生甘蓝。十字花科植物有 3 000 多种,西兰花是最有名的十字花科蔬菜,其他甘蓝(也称卷心菜)、球芽甘蓝、羽衣甘蓝、花椰菜、大头菜、油菜花、白菜、芥菜、萝卜、水生蔬菜类,乃至广东芥菜都有野生甘蓝的遗传基因,是由野生甘蓝培养出来的子孙后代。十字花科蔬菜不含淀粉,几乎每种十字花科蔬菜都含有丰富的维生素 C 和锰,一些深绿色的蔬菜还含有维生素 K。研究表明,十字花科蔬菜能降低癌症、心血管病的患病风险。

花椰菜和西兰花的形状差不多,只是西兰花表面的花蕾没有花椰菜密集,但是两种食物的颜色明显不同。花椰菜一般是白黄色或者乳白色的,而西兰花是绿色或者青色。西兰花和花椰菜的营养成分大体相似,差别在于花椰菜几乎不含胡萝卜素,但维生素 C 的含量比西兰花的要高;而西兰花含少量胡萝卜素,蛋白质、叶酸的含量比花椰菜高。美国《科学》杂志 2019 年发表了哈佛大学科学家的重要发现,西兰花等十字花科植物中含有一种叫吲哚- 3 -甲醇(i3c)的天然分子,可以抑制癌细胞生长。

在日本国家癌症研究中心的抗癌蔬菜榜单上,西兰花名列前茅。西兰花含有硫代葡萄糖苷,这种化学物质会被西兰花自身含有的一种酶分解、转化成萝卜硫素,而萝卜硫素具有杀死癌细胞的能力。长期食用西兰花可降低乳腺癌、直肠癌及胃癌的发病率。烹饪西兰花时不要加热太久,每周应保证吃两次以上。此外,西兰花还有保护端粒、降低胆固醇的作用。

十字花科蔬菜含有一种硫苷类活性物质,可降解为异硫氰酸苄乙酯、吲哚- 3 -乙酰腈和萝卜硫素等,具有强烈的抗癌防衰老作用。流行病学调查也发现,经常食用十字花科蔬菜的人,胃癌、食管癌及肺癌的发病率较低。美国俄勒冈州立大学宝林研究所报告说,属于十字花科蔬菜的花椰菜、抱子甘蓝和卷心菜等是芥子油苷和异硫氰酸酯的天然来源。这些化合物具有保护性的抗氧化、抗炎作用,能消除体内的有害化学物质和毒素,并抑制化学诱导的肺癌、肝癌、食管癌、胃癌、小肠癌、结肠癌和乳腺癌的发生。同时,十字花科蔬菜还富含有“抗氧化之王”之称的自由基清除剂谷胱甘肽,谷胱甘肽能保护 DNA 的结构免受损伤。英国癌症研究中心称,某些类型的癌是由于 DNA 修复功能缺失引起的。比如,肠癌患者由于修复蛋白质的功能不全,受损的 DNA 无法修复,从而发生癌变。而十字花科蔬菜可以通过保护 DNA 的修复功能来帮助预防肠癌。

卷心菜里有很多强抗氧化物,如异硫氰酸盐可预防肺癌和食管癌,萝卜硫素能帮助身体解毒。卷心菜也是维生素 C、膳食纤维、类胡萝卜素、叶黄素和玉米黄素的良好来源。秋冬是吃卷心菜的最佳时节,每周应保证吃上 3 次卷心菜。

(4) 富含大蒜素的葱属植物:葱属植物包括洋葱、葱、韭菜等含大蒜素、硒和锗等微量元素。硒是强抗氧化剂,锗能激活巨噬细胞的吞噬功能。大蒜素有预防癌症(尤其是结直肠癌)的效果。美国癌症专家认为,全球最具抗癌潜力的植物中大蒜位居榜首。

(5) 绿茶:茶中含有咖啡因、儿茶酚、茶红素和茶黄素等。绿茶能够促进新陈代谢,有助于减肥。绿茶中含量最高的多酚类化合物是儿茶素、没食子儿茶素和表没食子儿茶素-3-没食子酸(EgCg)。EgCg 是一种保护性化合物,可以抑制肿瘤的侵袭和血管生成。根据美国国家癌症研究所的说法,绿茶中的 EgCg 可以保护 DNA 免受损伤。绿茶里含有的儿茶素可以起到抑制癌症的作用。实验室研究表明,绿茶可以抑制食管癌、肝癌、乳腺癌、前列腺癌的癌细胞生长。在动物试验中,绿茶有助于降低患口腔癌、胃癌、肺癌和膀胱癌的风险。

(6) 富含胡萝卜素、类胡萝卜素的食物:胡萝卜素在体内可转化为人体不可缺少的维生素 A,而维生素 A 可防止正常细胞癌变。胡萝卜素能够起到抗氧化剂的作用,通过清除体内自由基,预防肺癌。富含胡萝卜素的蔬菜,如番茄、甜椒、胡萝卜等做熟吃更有营养。科学调查发现,蔬菜水果中的胡萝卜素比动物性食品中的维生素 A 防癌效果更好。

(7) 富含膳食纤维的食物:各种蔬菜水果、全谷物、豆类等都富含纤维。纤维可以增加排便次数及排便量,并能与某些大分子物质结合,在减少粪便积蓄时间的同时减少肠腔与致癌物质的接触时间及接触量,从而减少肠道毒物对于肠黏膜细胞的毒害作用。同时,纤维素能

增加 β 氧化及脂质生成途径中的代谢关键酶,如甘油三酯脂肪酶、乙酰辅酶 A 羧化酶、脂肪酸合成酶等,从而降低血脂、减少胆固醇合成并增加胆汁中胆固醇的排泄。纤维素还在免疫系统及炎症控制方面起积极作用,并能调控肠道菌群,从多方面改变宿主的肠道功能,通过保持肠道菌群平衡及大便通畅,可大大降低患多种癌症和结直肠癌的风险。

(8) 富含叶绿素和叶绿酸的食物:大鼠实验证实,叶绿素和叶绿酸能大大降低黄曲霉毒素的吸收率,天然叶绿素可以抑制黄曲霉毒素 B_1 对大鼠多数器官的致癌作用。叶绿素是一种极好的化学保护物质,从减少黄曲霉毒素的吸收,到减少致癌物与遗传物质的作用,以及减少各组织癌前病变的出现,在各环节都有明显的效果。因此,多吃绿叶蔬菜有预防肿瘤发生的作用。

深绿色的叶菜都含有叶绿素、叶绿酸、膳食纤维、叶酸、类胡萝卜素、皂角苷和类黄酮。菠菜被公认为绿叶蔬菜中的黄金菜,富含叶黄素、维生素 E、抗氧化剂,经常食用能预防肝脏、卵巢、结直肠和前列腺癌。菠菜含有丰富的叶酸,它是一种重要的 B 族维生素,不仅可以保护女性更年期雌激素消退后失去保护的心血管,而且可以预防结直肠癌以及乳腺癌。

蔬菜的颜色越鲜艳越好,绿色、红色、橙色、黄色和紫色的食物有助于增强身体的免疫系统,同时也可能有助于对抗癌变的细胞。

(9) 富含番茄红素的食物:番茄(包括一些红色水果和蔬菜)历来引起前列腺癌研究人员的特别关注,因为番茄红素及其相关化合物往往集中在前列腺组织中。使番茄呈红色的番茄红素在体内能够被分解成数种具有多种生物学效应的代谢产物,它们的抗氧化性是其预防癌症的关键所在。番茄红素是一种强抗氧化剂,在各种实验室研究中均显示出抗癌潜力,可阻止前列腺癌、乳腺癌、肺癌和子宫内膜癌等多种癌细胞的增殖。番茄红素还有助于抑制前列腺癌细胞的分裂。同时,小鼠实验也表明番茄红素可以延缓皮肤癌、乳腺癌、肺癌和肝癌的发展及复发。食用番茄可以降低包括前列腺癌在内的多种癌症的发病风险。番茄的加工制品如果汁、番茄酱等也有防癌的潜能。多吃番茄对前列腺癌有预防作用。日照越长,番茄红素产生越多,所以新疆的番茄是世界上很好的番茄红素来源之一。

(10) 含干扰素诱导剂的食物:可以在人体内催生干扰素,因此具有很好的防癌作用。

(11) 具有提高机体免疫功能的食物:含有丰富的多糖及多种生物活性物质的真菌(菇类)、含黑木耳多糖的黑木耳以及含紫菜多糖的紫菜能激活、增强巨噬细胞的吞噬功能,促进淋巴母细胞转化,从而调动机体内在的抗癌能力。

蘑菇是可食用大型真菌的俗称,其营养丰富,含人体必需的氨基酸、多种维生素和矿物质。蘑菇因含有多糖物质和干扰素诱导剂,能提高免疫力,预防和抑制肿瘤。蘑菇可以通过对抗癌症治疗中的不良反应,如恶心、骨髓抑制、贫血和抵抗力下降来辅助化疗和放疗。药用蘑菇含有免疫增强剂 $1,3-\beta-$葡聚糖,这种化合物通常存在于如灵芝、香菇、灰树花和冬虫夏草等真菌品种中。蘑菇含有的抗氧化物质和抗炎成分可以调节免疫系统的功能。

与绿色植物相比,蘑菇能产生一些与重金属络合的蛋白,因而其富集重金属,如铅、镉、汞、砷、镍等。蘑菇确实可能存在重金属超标的情况,这与培养介质是否含有大量重金属有关。人体自身具有代谢重金属的能力,但是如果长期持续超标摄入有毒重金属可能带来危害。一般说来,野生蘑菇的重金属含量要比人工栽培的重金属含量高,而需要覆土栽培的蘑菇,比如双孢蘑菇、鸡腿菇、姬菇等容易受到土壤中重金属的污染。相对而言,用秸秆培育的菇类重金属含量较小。

(12) 含薏米酯、亚油酸的食物:在日本,薏米被看成典型的"抗癌食品",这是因为薏米中的薏米酯、亚油酸是非常重要的抗癌成分,还能减轻肿瘤患者放化疗产生的不良反应。

(13) 含抗炎成分的食物:抗炎是预防癌症的基石,因为炎症本身可以使癌细胞更容易扩散,而坚果和种子可以为消化系统提供医学界公认的"防癌剂",即 ω-3 脂肪酸和膳食纤维,帮助减少炎症。发表在《营养评论杂志》上的一项研究表明,杏仁和核桃中富含膳食纤维,榛子中富含油酸,食用这些坚果有助于降低患结直肠癌、子宫内膜癌和胰腺癌的风险。在抗癌香料清单上最重要的是姜黄,它的活性成分是姜黄素。姜黄与黑胡椒、辣椒、芥末、生姜等香料一起食用可增强身体的抵抗力。大蒜是地里长出来的"抗生素",又含硒,既抗炎症又抗氧化,故有防癌效果。

(14)益生菌类食品:酸奶、奶酪、纳豆、豆豉和味噌等发酵益生菌类食品能促进营养物质的吸收,是良好消化功能的关键,而良好的肠道功能是饮食健康的重要组成部分。肠道益生菌群与肿瘤免疫治疗有协同作用。

(15)富含核酸的食物:豆类及豆制品等都含有可以防癌、抗癌的核酸。大豆含有丰富的植物性雌激素、膳食纤维以及钾、镁、铜、锰、铁等。大豆还是多不饱和脂肪酸 ω-6 和 ω-3 的优质来源。豌豆、扁豆等豆类富含蛋白质、植物素、纤维素,还能提供优质叶酸和 B 族维生素,有助于多种癌症的预防。

(16)富含维生素 D 的食物:在纬度高、光照少、人体内维生素 D 水平相对偏低的地区,结直肠癌发生率高。维生素 D 可通过细胞信号转导及基因转录的调控起到阻止异常增殖和促进分化的作用。富含维生素 D 的食物对结直肠癌有预防作用。

六、有预防和控制糖尿病作用的天然食品和饮食习惯

糖尿病分为 1 型和 2 型,本书所指均为 2 型糖尿病。糖尿病是一组以慢性血葡萄糖水平高为特征的代谢性疾病,是胰岛素分泌缺陷或其作用缺陷所引起。糖尿病患者长期存在的碳水化合物、脂肪、蛋白质代谢紊乱可引起多系统、多器官损害,导致眼、肾、心脏、血管、神经的慢性进行性病变、功能减退,甚至衰竭。

　　胰岛素是一种调节血糖水平的激素。当胰岛素作用的靶器官对胰岛素作用的敏感性降低,不能进行有效响应或者胰腺 β 细胞无法再产生足够的胰岛素时,就会罹患糖尿病。

　　世界卫生组织估计,全球目前有超过 1.5 亿糖尿病患者,到 2025 年这一数字将增加 1 倍。根据我国 1995 年至 1996 年的调查数据,成人糖尿病患病率为 3.21%,目前我国成年人糖尿病患病率已达 11.6%。

　　预防和控制糖尿病应以代谢组学的基本理论为基础,关键是控制总热量的摄入,尽量避免可能引发血糖升高的食物和饮食习惯,保持血糖处于稳定的水平。一项涉及 35 万人,涵盖美国、中国、日本和澳大利亚的调查分析指出,食用精白米的次数越多,糖尿病患病率也越高。这是因为精白米含糖分相对高,含膳食纤维相对少,进入体内后立即被肠道吸收,血糖水平迅速升高。另一些食物或具有低热能、高纤维素的特点,如魔芋、麦麸等,或含有能降低血糖的成分,如苦瓜的粗提取物有类似胰岛素的功能,黑木耳中所含的黑木耳多糖可以缓解餐后血糖的升高,应该常吃。

　　人们每天所需的热量来自碳水化合物、蛋白质和脂肪。根据美国糖尿病协会的指导原则,碳水化合物摄取量应占每天总热量的 45%～65%。糖尿病患者也应该摄取含有不同营养成分的食物。比起只含碳水化合物的食物,搭配了含不同营养成分的食品更能发挥延缓血糖升高的效用。

　　血糖指数是表示某种食物升高血糖效应与标准食品(通常为葡萄糖)升高血糖效应之比,指的是人体食用一定食物后会引起多大的血糖反应。糖尿病患者应尽量少摄取高血糖指数高的食物(如白米饭、馒头、面条等),可以多摄取一些血糖指数低的食物。血糖指数低的食物,如糙米、全麦、荞麦、玉米、豆类、通心粉、燕麦及蔬菜、含糖量低的水果等,在胃肠中停留的时间比较长,所含碳水化合物被消化转化为葡萄糖的速度比较慢,这意味着餐后的血糖会慢慢升高,对糖尿病患者有利。

　　食物加工越精细,血糖指数就越高;反之亦然。含膳食纤维少的食物比含膳食纤维多的食物血糖指数要高。水果虽然是个好东西，也是向人们大力推荐的食品，但不少水果含二糖和单糖较多，属于血糖指数高的食物，糖尿病患者须谨慎使用。

许多在城市里的糖尿病患者习惯拿面包配咖啡当早餐，他们可能以为分量这么小，应该不会对血糖产生太大影响。事实上，这样的早餐只含有碳水化合物，很容易导致血糖快速升高。

糖尿病的发生与生活方式相关。控制糖尿病，健康早餐很重要。早餐是一天中最重要也最容易被忽略的一餐。忙碌的都市人经常因为要赶着上学上班，没空吃早餐。不吃早餐对健康人来说，短期内可能不会产生多大影响，顶多饿了提早吃午餐，但对糖尿病患者要空腹撑到中午就大为不妙了。隔了一整晚没有进食，糖尿病患者到了早上血糖一般偏低，如果不吃早餐，很可能会出现冒冷汗、头痛、手脚发抖、脾气变坏等低血糖症状，等到出现这些低血糖症状才赶紧找东西来填饱肚子，很可能会因为过度饥饿吃得过量，导致身体承受血糖过低和过高的"过山车"式大幅度波动，进一步恶化胰岛素分泌失调的问题。早餐对糖尿病患者显然很重要，有助稳定早餐后以至全天的血糖水平。

吃什么样的早餐才算健康呢？除了通过计算热量和控制碳水化合物的摄取量来避免吃得太多的办法外，糖尿病患者也可以多吃一点血糖指数低的食物来维持饱足感。全麦面包营养丰富，搭上植物油或加上芝士，外加一小杯脱脂牛奶，这份早餐所含的蛋白质和少量脂肪有助减缓血糖升高的速度，不单吃得更营养，也会因为能维持饱足感而不会过量进食。

糖尿病患者宜少用或慎用提味食品（如辣椒酱、酱油之类），这类食品含盐量高且有刺激胰岛素分泌、增强食欲的功能。

此外，肝脏每天制造胆汁储存在胆囊里，吃饭的时候胆囊会把浓缩后的胆汁排进小肠，帮助消化食物中的油脂。每天清晨，胆囊内胆汁经过一夜的储存，饱和度已经很高了。如果经常不吃早餐，高饱和度胆汁无法排出，就可能出现胆固醇沉积，形成结石。

糖尿病患者若长期没有控制好血糖水平,可能引起并发症,如产生白内障,严重者则可能造成心脏病、卒中、截肢和肾衰竭等。

糖尿病实际上是一种生活方式病。控制糖尿病,控制饮食的总热量是关键。饮食治疗是糖尿病治疗的基础,一部分轻型糖尿病患者单用饮食治疗就可控制病情。必须提醒,制订任何饮食治疗计划是专业医师的职责。美国糖尿病协会指出,晚餐安排在 6 点前并与第二天早餐间隔 12 小时,早中晚食物热量以 5∶3∶2 的比例分配,先吃蔬菜,后吃主食,吃饭时细嚼慢咽,这些饮食习惯对控制血糖水平有正向影响。

营养均衡对保持普通人的健康很重要,而对糖尿病患者则更为重要。控制血糖不是单纯为了把血糖降下来,而是让机体能正常运转。

糖尿病患者并非一点甜食都不能沾,关键是所摄入的甜食产生的热量应在控制的总热量范围之内。木糖醇有甜味,但不提供能量。

糖尿病是可以通过实施良好的饮食计划来预防的,而对于糖尿病患者而言,遵医嘱、不折不扣的"医从性"十分重要。正确的药物治疗+饮食治疗不仅可以维持健康,而且完全可能活到正常寿限,甚至长寿。

在美国进行的临床试验表明,肉桂补充剂能降低不正常的空腹血糖水平,改善人体对饮食中碳水化合物的反应,延缓向糖尿病发展的进程,降低糖尿病发生的风险,而且没有不良作用。

美国韦尔·康奈尔医学院卡塔尔校区的沙赫拉德·塔赫里及其同事在 2017 年开展了一项临床试验。他们招募了 150 名在 3 年内确诊的、平均年龄为 42 岁的糖尿病患者,将其随机分为两组,对照组接受标准护理,干预组在开始的 12 周实行"剑桥体重规划",即摄取低热量饮食,每周至少进行 150 分钟体育锻炼,最好每天走 1 万步,接下来的 12 周过渡到一般性健康饮食。为期 12 个月的研究结束时,干预组平均减重 12 千克,61%的受试者已经不是糖尿病患者;而对照组平均减重 4 千克,只有 12%患者的糖尿病病情显示类似缓解。试验结果表明,如果尽早减轻体重,实际上可以逆转糖尿病,从而避免其他各种健康问题及生活质量下降。

最后还必须指出,糖尿病患者经常处于"血液高糖"和"细胞缺糖"的状态。大脑是人体消耗能量最多的器官,也是没有能量储备的器官,而且还只能以葡萄糖作为能量的提供者。所以,低血糖患者常常陷入低血糖昏迷,此时最好的急救方法就是喝一杯糖水。

七、预防阿尔茨海默病作用的天然食品和饮食习惯

痴呆是由于脑功能障碍而产生的获得性和持续性智能障碍综合征。痴呆的发病率和患病率随年龄增长而增加。国外调查显示,痴呆患病率在 60 岁以上人群中为 1%,而在 85 岁以上人群达 40% 以上。我国痴呆的患病率在 60 岁以上人群中为 0.75%～4.69%。临床常见的引起痴呆的疾病有 30 多种,其中最重要的是阿尔茨海默病和血管性痴呆。阿尔茨海默病是老年人最常见的神经变性疾病,由阿尔茨海默在1907 年首先描述。在美国有 60%～80% 的痴呆症患者属于阿尔茨海默病,65 岁以上人群中 9 个人里面就有 1 人是阿尔茨海默病患者。全世界大约有 5 000 万阿尔茨海默病患者,中国约有 950 万,预计到 2050 年患病人数预计将超过 4 000 万。阿尔茨海默病发生于老年和老年前期,起病隐袭,病程呈慢性进行性,以进行性认知功能障碍和行为损害为特征,临床上表现为渐进性记忆障碍、人格和行为改变等认知功能障碍,以及失语、失用、失认、视空间能力损害、抽象思维和计算力损害等神经精神症状,严重影响社交、职业与生活功能。

阿尔茨海默病的病因及发病机制尚未阐明,特征性病理改变为β-淀粉样蛋白沉积形成的细胞外老年斑、Tau 蛋白过度磷酸化形成的神经细胞内神经原纤维缠结以及神经细胞死亡伴胶质细胞增生等。2019 年 11 月,巴塞罗那自治大学神经科学研究所的研究人员发表在美国《电子生命》杂志上的论文指出,阿尔茨海默病中发生的神经变性与癌症的细胞增殖之间存在着共同的机制。

30% 的阿尔茨海默病可归因于 7 个风险因素:中年肥胖、中年高血压、糖尿病、体育锻炼少、受教育程度低或心理刺激不足、抑郁和抽烟,

其中肥胖、高血压和糖尿病都与饮食有关。

英国埃克塞特大学的戴维·卢埃教授团队的研究指出，均衡的饮食加合理的锻炼可以降低患阿尔茨海默病的风险，即使对那些痴呆症遗传易感性人群也有同样效果。阿尔茨海默病的预防永远都不会太早或太晚，当然是越早越好，贵在始终坚持。

下述食物和健康的饮食习惯有助于预防阿尔茨海默病。

（1）海藻。经常食用海藻的老年人阿尔茨海默病的发病率低，甘露特钠胶囊（九期一）的研发就是受到这一事实的启发。海藻中含有一种独特的多糖，它有预防和治疗阿尔茨海默病的作用。甘露特钠是以海洋褐藻为原料提取纯化获得的低分子酸性寡糖化合物，它可通过重塑肠道菌群平衡、抑制肠道菌群特定代谢产物的异常增多、减少外周及中枢炎症、降低 β-淀粉样蛋白沉积和 Tau 蛋白过度磷酸化，从而改善认知功能障碍。

（2）勿用味精做调料。味精，学名谷氨酸钠，其水解产生的谷氨酸是一种兴奋性氨基酸，过量摄入对神经细胞有损伤作用。

（3）膳食纤维和益生菌。两者都有调节肠道菌群、利肠通便、减少肠道炎症的效果。常吃酸奶和富含膳食纤维的食物可减少毒性物质和炎性分子随血液进入中枢神经系统损伤脑细胞。

（4）叶酸和维生素 B_{12}：欧洲几家医院对已确诊为阿尔茨海默病的患者进行血液测定时发现，这些患者血液中高半胱氨酸的含量特别高。由于叶酸和维生素 B_{12} 能降低体内高半胱氨酸的含量，故补充叶酸和维生素 B_{12} 有助于预防阿尔茨海默病的发生。绿茶中的儿茶素可降低血液中使动脉粥样硬化恶化的高半胱胺酸的水平，而多酚类物质则可以与有毒化合物、有毒蛋白结合并保护脑细胞。

（5）富含 ω-3 脂肪酸的食物。鱼、鱼油、坚果和种子富含 ω-3 脂肪酸。ω-3 脂肪酸能保护神经元，还能促进形成神经元所需的化学物质生成。加拿大学者对 70 多名多伦多市的老年人（其中 1/4 患阿尔茨海默病）研究发现，健康老人体内的 ω-3 脂肪酸（二十碳五烯酸和二十二碳六烯酸,尤其是后者)含量远高于痴呆老人。ω-3脂肪酸可抑制对脑组织有害的β-淀粉样蛋白在脑和血液中累积。因此,应多吃不饱和脂肪酸含量高的鱼,如鳕鱼、三文鱼、金枪鱼、鲱鱼、鳟鱼和沙丁鱼等。三文鱼生吃好,因为多不饱和脂肪酸不稳定,加热容易被破坏。

更受青睐的是那些生活在500米以下寒冷深海里的脂肪含量高的鱼。坚果和种子则可以提供ω-3脂肪酸和可溶性膳食纤维,降低血压,对血管起保护作用,可改善认知能力,帮助减少肠道炎症,阻止阿尔茨海默病的发展。

(6)卵磷脂。蛋白质、维生素和卵磷脂被称为三大重要营养素。胆碱乙酰转移酶和乙酰胆碱缺乏被认为是痴呆症发生记忆和认知功能障碍的原因之一。乙酰胆碱是神经系统信息传递时必需的化合物。在神经细胞中,乙酰胆碱是由胆碱和乙酰辅酶A在胆碱乙酰转移酶的催化作用下合成的。卵磷脂储存体内大部分胆碱。人脑能直接从血液中摄取卵磷脂及胆碱,并很快转化为乙酰胆碱。长期摄入富含卵磷脂的食品可以减缓记忆力衰退的进程,预防或推迟阿尔茨海默病的发生。

(7)类黄酮和大豆异黄酮:类黄酮是一类重要的植物次生代谢产物,它以结合态(黄酮苷)或自由态(黄酮苷元)形式存在于水果、蔬菜、豆类和茶叶等许多食源性植物中。槲皮素是最典型的类黄酮,其C_3位羟基结合糖分子即形成植物中一种普遍存在的成分芸香苷(芦丁)。柑橘属的水果大多含有大量的黄酮化合物,如橘红素和川陈皮素。茶叶中的茶多酚由没食子酸和类黄酮(儿茶酚)组成。一项跟踪16 010名美国女护士的调查发现,食用大量蓝莓、草莓能减缓认知能力下降的速度。因为草莓、蓝莓富含天然抗氧化剂类黄酮,能够保护大脑细胞免受化学压力,延缓认知老化。橄榄中的类黄酮可抑制有害脑神经细胞的β-淀粉样蛋白在脑中累积,有助预防阿尔茨海默病。

大豆异黄酮是黄酮类化合物,是大豆生长中形成的一类次级代谢产物,是一种生物活性物质。由于其与雌激素有相似结构,因此大豆异黄酮又称植物雌激素。大豆异黄酮的雌激素作用影响激素分泌、蛋白质合成、生长因子活性，是天然的癌症化学预防剂。美国学者发现，异黄酮还具有脑保健作用。大豆含有丰富的异黄酮，而且其化学性质极为稳定，无论炒、煮、炖，都不破坏其结构，也不影响其效果。所以，常吃大豆不仅可以摄取充分的植物蛋白，而且有预防阿尔茨海默病、动脉粥样硬化和癌症的作用。

（8）抗氧化剂：包括维生素 E、维生素 C、花青素、多酚等。抗氧化剂含有丰富多酚的黑醋栗，可避免 β 类淀粉蛋白斑块的累积。黑莓除了含多酚以外，还含有其他抗氧化物质，可减轻过氧化反应，协助血液和肝脏排毒。浆果中的黄酮类化合物、花青素和肉桂酸盐可增进记忆和学习能力，减少大脑细胞氧化。绿叶蔬菜含有丰富的维生素 K、叶酸、叶黄素和 β-胡萝卜素等，这些营养素可以维护大脑健康，确保大脑正常运作，减缓与年龄相关的认知退化速度。

经过 3 个月小鼠实验发现，从茶叶中分离得到的儿茶素类单体 EgCg 和阿魏酸能显著缓解大脑的氧化应激反应，一些失忆小鼠的记忆力显著改善，而失忆是阿尔茨海默病的关键。绿茶含 EgCg，胡萝卜含阿魏酸。因此，多喝绿茶和多吃胡萝卜可能有预防阿尔茨海默病的作用。

科学家们希望利用人体的自然抗氧化防御机制来阻止阿尔茨海默病的发展，使用药物的目的是启动这类机制。目前，一种常见于蔬菜（如花椰菜和紫花南芥）中的萝卜硫素的化学物质已进入临床试验。

姜黄所含的多羟基姜黄素衍生物可以增加脑啡肽酶在脑组织中的含量，增强其活性，进而预防甚至缓解阿尔茨海默病。

（9）含咖啡因的食物。咖啡因可能有助于巩固记忆，咖啡因摄取水平较高的人在大脑功能测试中取得的成绩更优秀。约翰斯·霍普金斯大学的一项研究要求参与试验者学习、认识一系列图像，随后让他们服用安慰剂或 200 毫克咖啡因。结果显示，与安慰剂组相比，摄入咖啡因的人第 2 天正确识别的图像更多。茶和咖啡均富含咖啡因。

（10）避免胆固醇含量高的食物和反式脂肪酸：长期食用胆固醇含

量高和含有反式脂肪酸的食物会增加血液中"坏"的低密度胆固醇,减少"好"的高密度胆固醇,导致血管阻塞,使氧气和营养素的运送及二氧化碳和代谢产物的排出受阻,进而影响大脑功能,并增加患卒中、高血压、冠状动脉心脏病和不孕等疾病风险。

(11)七分饱,少量多餐,食用低脂、适量复合式碳水化合物食物。所谓复合式碳水化合物是指其淀粉来源为糙米或全谷类面食。避免食用会让血糖快速升高的精致淀粉类食物。"低碳饮食"或"高碳饮食"都对脑细胞不利。阿尔茨海默病的发病可能受到高血糖和频繁发生的低血糖影响,而复合式碳水化合物组成的"中碳饮食"和少量多餐可以有效调控胰岛素的分泌,稳定血糖水平。摄入热量过多、体型肥胖的人面临更高的患阿尔茨海默病的风险。

(12)葡萄糖是供给神经细胞活动最佳的能量来源。正常情况下,机体不缺葡萄糖,问题出在机体对葡萄糖的摄取和利用环节。因此,凡能增强机体对葡萄糖的摄取和利用的食物,都会有利于预防甚至缓解、逆转阿尔茨海默病。

(13)忌酒:酒精对神经细胞有损伤作用。

(14)避免食用含有毒金属元素(如汞、铅、铋、镉、锑、铝)的食品。明矾常用于发酵粉和油条的制作,也用于净水,但明矾中含铝,铝对神经细胞有损伤作用。铝制厨具和餐具也应避免使用。

八、有防辐射作用的食物

辐射是指能量以波动(电磁波或机械波)或大量粒子(如质子、X 粒子、α 粒子、β 粒子等)向各个方向传播的过程。任何电器都可带来辐射,有的电器体积虽小,但是辐射量却不可小觑。对于学生、白领工作人员以及其他脑力劳动者来说,日常接触最多的电器莫过于手机和计算机了。随着家电的增多,各种各样的辐射层出不穷。欲预防辐射,就需要多吃一些能够减少、抵抗或消除辐射影响的食物。

以下食物具有抗辐射、保护视力、抗疲劳和增强脑力的作用:① 富含胶原弹性物质的食品;② 富含抗氧化活性物质的食品;③ 具有排毒功能的食物;④ 保护视力、明目类食物;⑤ 保持体内营养平衡的食品;⑥ 保护细胞 DNA 不受辐射破坏的食物;⑦ 具有防核辐射作用的食物,如松茸和含碘食物等。

第九节　长寿地区人们的食谱及饮食习惯

一、日本人的食谱及饮食习惯

为什么日本人更健康、更长寿? 我作为访问学者在日本待了一年多,以后又因参加学术会议去过多次,对日本人的长寿和生活方式,特别是饮食习惯有切身体会。日本人十分尊重他们的传统饮食文化,日本文化厅准备将超级"和食"(日本料理)厨师列为"人间国宝"。不妨让我们来看看日本人的食谱及饮食习惯,考察一下和食的特点。

(1) 食物精致,注重营养。日本在 1985 年发布的《为了健康的饮食生活指南》中建议居民每天吃 30 种食材。大多数日本人遵循这一建议,每餐菜肴品种多,数量少,一顿饭就可能包含肉、蔬菜、鱼及水果等。

(2) 注重食材的天然、新鲜,尊重食材原本的味道,不吃或少吃其他地区引进的食材或温室中培养的作物。

(3) 喜欢吃鱼,更钟爱深海鱼,如金枪鱼、三文鱼等,这些鱼都含有丰富的 ω-3 多不饱和脂肪酸。日本人也喜欢章鱼、秋刀鱼、蚝等海鲜,这些食物含有丰富的牛磺酸。每年人均吃鱼超过粳米的消耗量。多吃鱼,尤其是海鱼,是日本人长寿的重要原因。日本人吃鱼很讲究新鲜度,刺身、寿司等食物使用的都是生鱼片,好的日本料理店使用的鱼都是当天打捞的,超市售卖的鱼晚上 7 点以后就卖半价,因为日本人一般不吃"隔夜鱼"。日本人吃鱼非常讲究季节性,一般只吃当季的新鲜食材。

（4）喜欢吃海藻、海苔、紫菜等，其中含有钾、钙、镁、铁、碘、维生素C、纤维素、β-胡萝卜素等。日本人每年要吃掉100亿张海苔。

（5）食物大部分由素食构成，如水果、蔬菜、谷物和豆类等，少量吃肉，偏爱生吃蔬菜。摄入的食物中有较多的"慢速型"碳水化合物，这些碳水化合物人体吸收速度较慢，不会像"快速型"碳水化合物那样快速吸收，导致血糖迅速升高并转化为脂肪。吃肉少可减少心脑血管病的风险。

（6）喜欢吃发酵食品，如纳豆、味噌汤、酸奶和奶酪等。日本有"世界第一发酵之国"的美称。日本的传统食文化就是发酵食文化，甚至有人认为，爱吃发酵食品是日本人长寿的秘诀。

纳豆所含纳豆激酶与日本人长寿密切相关。日本的纳豆分为咸纳豆和拉丝纳豆（不放盐，由于发酵方法特殊而出现一种拉丝），关西人喜欢前者，关东人则喜欢后者。纳豆是日本常见的传统发酵食品，由黄豆通过纳豆菌发酵制成，具有黏性，不仅保有黄豆的营养价值、富含维生素 K_2（每100克纳豆中约含900微克维生素 K_2），还能提高蛋白质的消化吸收率。更重要的是发酵过程产生了多种生理活性物质，具有溶解体内纤维蛋白及其他调节生理功能的保健作用。其实纳豆始于中国的豆豉，日本也曾称纳豆为"豉"，平城京出土的木简中也有"豉"字。由于豆豉在僧家寺院的纳所制造后放入瓮桶储藏，后由禅僧从中国传播到日本寺庙，所以纳豆首先在寺庙得到发展，是以也称"唐纳豆"或"咸纳豆"。纳豆有溶解血栓、防止骨质疏松、降低胆固醇、抑制高血糖、预防高血压、调整肠道菌群、提高免疫功能、防止脑细胞退化、预防肿瘤发生、美容美发等多种营养和保健功效。家庭自制的纳豆新鲜、价廉，且能发挥纳豆的最佳功效。

（7）烹饪偏好清淡，一般不炒菜，不过度烹饪，尽可能保持食材的原味。

（8）用小碟或小碗吃饭，但食物种类多，使用容量小的餐具更容易控制食量。食物种类多则可保证营养全面、均衡。

（9）注重餐桌礼仪，养成了细嚼慢咽的好习惯。日本人从小接受的教育是要认真吃下每一口食物。细嚼慢咽不仅能锻炼涉及咀嚼的肌肉,增加唾液分泌,减轻肠胃负担,有利于食物的消化,而且因为大脑大约需要 20 分钟才能确认"饱"这个概念。因此,如果吃饭速度快不容易感觉到饱,从而导致食物过量。吃饭细嚼慢咽的人不容易发胖或患代谢综合征。代谢综合征是高血压、糖尿病及肥胖症等的总称。研究人员跟踪了 1 000 多名中年人 5 年,监测他们的进食速度和健康状况。结果发现,吃饭慢的人患代谢综合征者仅 2.3%,吃饭速度中等的人为 6.5%,而吃饭速度快的人为 11.6%。这意味着狼吞虎咽者患代谢综合征的概率是细嚼慢咽者的 5 倍。吃饭快者体重增加 19 千克的概率也是吃饭慢者的 3 倍多。此外,吃饭太快可能引起血糖浓度激升,从而阻碍胰岛素有效发挥作用。

（10）"分量控制"也是日本料理传统文化的一部分。日本人一般只吃七八分饱,认为吃十分饱有害无益,会使消化过程延长,致使身体各器官的运作变得迟缓而无法发挥正常的生理功能。

（11）对天然菌类食物情有独钟,尤其是松茸。松茸属口蘑科,在所有真菌物种里被称为"白金菌种"。它是世界上最珍贵的天然野生药用菌,位列四大菌王（松茸、灵芝、冬虫夏草和牛肝菌）之首。日本科研工作者发现,松茸具有强身、益肠胃,预防糖尿病和癌症的作用。我国林芝市出产的松茸很受日本人的青睐,藏民在青杠树下采摘的松茸经 48 小时可空运到东京大田市场。

（12）崇尚传统食物。冲绳处于日本九州岛和中国台湾省之间,气候温暖宜人,动植物种类繁多,其附近水域鱼类丰富。冲绳人比日本本土居民更长寿,这与其吃得少、食物多样化有很大关系。冲绳人的日常食物达 206 种之多。冲绳县农村地区无超级市场,却有蔬果、鲜鱼和鲜肉店,供应时令食材。

（13）喜饮绿茶。

（14）不为食物所累,想吃什么就吃什么,相当随性,不计算每口饭的热量。

（15）习惯冷饮、冷食。

（16）流行旨在限制食量、避免传染疾病的分食制和公筷、公勺制。日本的漆木饭盒十分精致，饭盒分为多个小隔，少量饭菜分装在各小隔内。

（17）从幼儿园到中学都有"定时制"的供餐制度，这一制度不仅解决了贫困家庭儿童不能获得健康饮食的问题，还以营养均衡的膳食保证了学生的生长、发育，也有利于健康饮食习惯的养成。

日本人的健康长寿是多种因素，包括饮食习惯、规律睡眠、经常运动、无或少不良嗜好、适量晒太阳、泡温泉以及良好的生态环境、战后多年的和平、全民体检、社区保健，以及经济和医疗技术的高度发达等因素综合作用的结果。然而，搭配绝佳的食谱及良好的饮食习惯肯定是其主要因素之一。

二、地中海地区人的食谱及饮食习惯

地中海式饮食，泛指西班牙、意大利、希腊等处于地中海沿岸的南欧各国居民以天然谷物、豆类、鱼类、蔬菜、水果和坚果为主，少量肉类为辅，佐以橄榄油、乳制品及红酒的饮食。地中海饮食入选了人类非物质文化遗产代表作名录。

流行病学家和营养学家发现，生活在欧洲地中海沿岸南欧各国的居民心脏病发病率很低，普遍寿命长，且很少患有肥胖、糖尿病、高胆固醇血症等现代病。经过长期大量调查分析，谜底逐渐被揭开，结论是这种现象与该地区的饮食方式——"地中海式饮食"有关。地中海式饮食可以延缓端粒老化，减少心脏病、卒中、阿尔茨海默病和帕金森病的发生，还可以保护大脑血管免受损伤，降低发生认知障碍和记忆力减退的风险。根据纳瓦拉大学医学院的一项研究指出，地中海饮食中的特级初榨橄榄油和坚果让西班牙人患心脑血管疾病的风险大大下降。澳大利亚研究人员一项历时 10 年的研究表明，传统地中海式饮食的确可以避免罹患心脏病的风险。研究人员还发现，地中海地区的饮食结构不仅有益于心血管，还有助于预防糖尿病。高纤维、低脂肪的地中海式饮食习惯能减缓阿尔茨海默病的病情恶化,可使痴呆症患者的死亡风险降低73%。地中海式饮食加坚持锻炼的确可延年益寿。地中海式饮食被认为是最适宜用于逆转心血管疾病的非药物手段。以地中海地区的意大利饮食为例,其重要的原料是番茄、洋葱、大蒜、深海鱼和橄榄油,与单纯降低脂肪摄入量的饮食相比,地中海饮食对心血管疾病的改善作用更加主动有效。《神经病学文献》发表的一项研究报告称,地中海式饮食可保护大脑血管免受损伤,降低发生卒中和记忆力减退的风险。

碳水化合物含量低的地中海式饮食,以及各种不同颜色的水果蔬菜,最有可能让机体获得对抗感染所需的抗氧化剂和具有消炎作用的植物营养素。地中海饮食习惯有以下特点。

(1) 多果蔬和杂粮。这类食物主要提供维生素、矿物质、能量、抗氧化剂及纤维。地中海沿岸各个国家饮食结构固有不同,但有一种蔬菜是各国菜谱里都不会缺少的,那就是番茄。番茄可以抑制胆固醇的氧化,减少患心脏病的风险。番茄红素的另一个显著特点是防癌,尤其对前列腺癌的预防非常有效。杂粮则包括燕麦、大麦、稞麦和玉米等。为了防止大量维生素、矿物质和纤维被破坏,加工烹饪过程被尽量简化。面条和面包多用粗粮制成,其主要成分是碳水化合物。在地中海地区居民的典型食谱中,面条通常只是前菜和头盘,并不当作主食吃,三明治吃得也很少。按照传统的地中海食谱,吃面食既能保证身体得到足够的"燃料",又不会发胖。

(2) 橄榄油在西方被誉为"液体黄金""植物油皇后"或"地中海甘露",是地中海饮食的核心。当地居民普遍有生吃橄榄的习惯。橄榄油是用初熟或成熟的油橄榄鲜果通过物理冷压榨工艺提取的天然果油汁。橄榄油可以直接饮用,也可以用来凉拌菜、涂抹面包、拌色拉,还可以用来煎、炸、烹、煮。橄榄油味道有点辛辣,低压初榨优质橄榄油呈浅黄色,但色泽深的橄榄油酸质高、品质较差。

(3) 坚果、豆类和种子丰富了地中海菜肴的营养,并使之美味。坚果、豆类和种子是蛋白质、健康脂肪和膳食纤维的重要来源。坚果是闭果的一个分类,果皮坚硬,内含 1 粒或者多粒种子,如核桃、榛子、南瓜子(预防前列腺增生)、杏仁、巴旦木、松子、花生、板栗子和腰果等。坚果是植物用于繁衍下一代的精华部分,营养全面且高度浓缩,富含不饱和脂肪酸、优质的植物蛋白质和矿物质,对人体生长发育、增强体质、预防疾病有极好的功效。帝国理工学院和挪威科技大学的研究人员通过大量资料的分析研究发现,每天 20 克(相当于一把)坚果就能够降低个体将近 30％患冠心病的风险、15％的患癌风险以及 22％的早死风险。推荐每天都吃 25 克坚果,但不要多吃,别超过 50 克。吃几颗核桃,吃几粒花生及其他坚果,搭配着吃,种类尽量多一点,把坚果当成早餐的一部分最好。如何搭配坚果取决于坚果的成分和个体的健康状况。核桃大约含 40％的脂肪,榛子的脂肪含量大约 80％,板栗的淀粉含量高。豆类能缓慢、平稳地将糖分释放到血液中,只要每天摄取 25 克豆类蛋白质,就可降低血液内胆固醇和其他有害血脂如甘油三酯的含量,如果再配合低胆固醇和低饱和脂肪酸的饮食,则可降低心脏病的发病率。豆类蛋白质对癌症、肾病及糖尿病等的预防也有帮助。

(4)广泛运用香料。香料的运用可以改善食物色香味,同时减少烹饪中油盐的用量,使菜肴变得清淡健康。香料本身富含广谱抗氧化剂。添加大量、多样的香料是地中海美食的一大特色。

(5)每日适量食用酸奶或奶酪。这类乳制品减少了食物中原有脂肪带来的副作用,其中钙能促进骨骼健康,而益生菌则有利于肠道菌群的平衡。

(6)常吃海鲜。鱼虾海鲜可以给食用者提供大量健康的蛋白质和脂肪酸。地中海海域盛产沙丁鱼,沙丁鱼肉中含有丰富的必需不饱和脂肪酸,有助于降低血液黏稠度和血压,保持正常的心律,提高有益的高密度脂蛋白的水平。

(7)适量饮用红酒。红酒在地中海饮食中占有一席之地,但饮酒适量,男性每天不超过两杯,女性不超过一杯,饮酒时保持愉快、豁达的心情。

(8)饮食遵守适量原则。生日聚会上的一小块蛋糕、野外聚餐时几片薄薄的烤肉、亲友团聚时一两杯红酒,既不薄情谊,平常且美味,又浅尝辄止,不仅享受了美食带来的愉悦感,还减少了不健康食品对身体的负荷。

(9)一起进餐。地中海人非常重视亲情友情。餐桌是他们黏合人际关系的重要舞台。和亲友共享美味佳肴,身心愉悦,好处多多。

(10)节制饮食,控制体重。地中海地区居民很注意了解自己的体重在什么样的范围才算健康。如果体重超标,就通过节制饮食、加强锻炼来控制体重。但是在控制体重时又不过于关注计算摄取和消耗的能量,以免影响享用佳肴美酒的心情。

(11)特殊情况特殊处理。地中海式的饮食方式适用于大多数成年人。但是,儿童和孕妇的膳食有所不同,需要对某些营养额外补充。

三、中国香港地区人的食谱及饮食习惯

全球平均寿命最长的地区是中国香港。2019 年统计发现,中国香港地区男性平均寿命达 82.34 岁,女性达 88.13 岁,平均每百名香港常住居民中就有 1.2 个 90 岁以上的老人,比日本人更长寿,远远超出全球平均寿命。

从源头来说,中国香港地区的饮食属于粤菜,与地中海式饮食非常类似。香港作为通往中国内地和亚洲其他地区的海陆通道,更易获得新鲜的鱼类、水果、蔬菜、奶制品、谷物、坚果、优质油和碎肉等"优质食品"。具体地说,香港人的饮食有下述特点。

1. 早餐一个七谷面包

营养学家们总倡导食物多样性。香港人早餐通常吃一个七谷面包。所谓七谷,就是小麦粉、黑麦、大麦、玉米、燕麦、黄豆和小米。虽说是七谷,但各家的配料大多不同,有的还会放芝麻、核桃或花生。美国曾有研究称,每天早餐两片全麦面包,能帮助减肥、缓解便秘、预防糖尿病、动脉粥样硬化甚至癌症。香港人发明的七谷面包,其营养比全麦面包更全面。

2. 爱喝茶,也爱"吃"茶

香港人都喜欢喝早茶,吃茶叶饼干。茶中有多酚类物质和具有抗氧化作用的儿茶素,常喝有助于抗衰老,还能起到减肥、预防心脑血管疾病的作用。

3. 饮食多蒸煮,少盐无味精

香港人经常是用水蒸煮,再稍放些盐的方法烹调食物,这样可以使食物的营养尽量被保留。香港人还喜欢吃海鲜,也酷爱清蒸做法。家里做饭很少用味精等调味品,餐馆也会以"不含味素"来标榜自己售卖的饮食健康。

4. 重视吃水果

香港人重视吃水果。香港卫生署建议市民养成每天进食两份(一份水果约为半个中等大小的苹果或梨)或以上水果的习惯,以降低患上慢性病的机会,6 岁以下儿童水果进食量可减半。2013 年,香港卫生署将 4 月定为"开心'果'月",旨在鼓励市民养成每天吃水果的习惯。

5. 适量饮食

大多数香港人体型相对偏瘦,不贪食,摄入的热量适度。

6. 爱喝汤

香港地处亚热带,非常潮湿,极易让人疲倦心烦。根据天气和个人的健康情况,选取不同的煲汤食材,如中药、蔬菜、排骨等,煲出诸如"溃烦汤""芹菜清伏热汤""荷叶马蹄汤"等。习惯饭前喝汤,有助于控制食欲和体重,提神醒脑、解暑清热、开胃通便、除痰去湿的效果。特别值得一提的是,当地餐厅提供的美食多数相当健康。

四、中国广西巴马地区人的食谱及饮食习惯

如果说特殊的自然生态环境、奇特的地质地理状况是中国广西巴马地区人长寿的外因,那么,生长在这里的各种动植物食材及巴马人的饮食习惯就是使得巴马人长寿的内因。

巴马人几乎都是清淡素食者,只有逢年过节才吃些肉食品。主要

肉食有巴马香猪(当地一种体小、肉嫩、瘦肉多的特产猪)、黑山羊、油鱼(当地盘阳河中的一种特产鱼)、土鸡、土鸭及野猪等动物。巴马山区种植多种豆科植物,如黄豆、竹豆、猫豆、弯豆、刀豆、四季豆、荷包豆及篱笆豆等,是长寿老人最喜欢吃的食物。

巴马寿星们的主要食物都是当地土生土长的自然生态作物。主要粮食有珍珠黄玉米、粳米、糯米、小米、红薯、山芋和木薯等,蔬菜以青菜、南瓜、南瓜苗、红薯叶、苦麻菜、野藤菜、雷公根等为主,同时还有竹笋、香菇、木耳和剑花等山珍。这些粮食和蔬菜都是自然生长的"绿色食品",多用农家肥种植。特别是一些野菜,是自然界中自生自长的绿色蔬菜,各种维生素含量非常高。百岁老人所食的油料以火麻油、茶油、蝴蝶果油等为主,而这些油料也都是当地的绿色特产,很利于人体健康。

俗话说,"只有千年树,难逢百岁人"。但在巴马,百岁老人颇常见。所略乡坡帮村107岁的黄家英老人鹤发童颜,四代同堂,耳不聋、眼不花,擅刺绣、懂草药,乐于助人,是屯里人人爱戴的"老祖宗"。猫豆、红薯叶、苦脉菜、火麻油汤和玉米粥,这就是黄家英一天的食谱。

我国医学研究专家去百岁长寿之乡广西巴马做调研,与当地百岁老人同吃,发现几个特点:① 总热量供给不高,每顿吃八分饱。② 食物天然,做菜时喜欢放火麻仁。火麻仁从树上摘下来洗净后捣碎,直接连汁带渣一起往锅里放就炒菜,油都不放,据说火麻仁本身含油。③ 吃东西比较粗糙,吃鱼时除了鱼肠不要,连鱼鳞片都不去就直接下锅煎煮了。④ 百岁老人最爱吃两样东西,一个是火麻汤,一个是合渣。火麻汤就是用火麻仁做的汤,火麻仁含球蛋白,与人体的球蛋白非常相似。合渣的做法如同磨豆浆,把豆子磨得非常细,连水带磨好的豆浆放入锅里,再加各种新鲜蔬菜,熬这么一大锅。当地民间流传一句话:"辣椒当盐,合渣过年。"⑤ "五菜常为充,新鲜绿黄红",就是说在日常饮食中把蔬菜放在一个很重要的地位。

各国医学专家考察广西巴马寿星的饮食结构后发现,巴马寿星几乎顿顿要吃火麻油青菜汤,"粗、杂、素、淡、鲜"的饮食中具有低热量、低脂肪、低动物蛋白质、低盐、低糖、高纤维素、高维生素的"五低两高"特点,这符合根除现代"富贵病"的寿膳饮食结构。从巴马百岁老人的110例死亡原因回顾性调查资料表明,没有一位百岁老人死于高血压、糖尿病、脑血管意外或者癌症。百岁老人肠中双歧杆菌的含量与年轻人甚至婴儿相同。

第四章

运　　动

养生在动。

善行者健。步数,而不是步速,决定人的健康和寿命。

坐如钟,站如松,紧收腹,昂首挺胸,行走一阵风。

运动必须循序渐进,找到适合自身的运动强度和运动方式,养成并坚持有规律、中等强度、综合性的体力锻炼,必将终身受益。

运动不能在身体气血不足的情况下进行,运动不能在污浊的环境中进行。

运动和体力活动是睡眠的动力,是保持正常体重和健美身材的关键。

第一节 运动与健康

根据国家卫健委的数据,我国约有 1/3 的中小学生每天户外活动的时间不足 1 小时,这使我国青少年的健康状况堪忧。世界卫生组织 2018 年 9 月的一项研究报告指出,"身体活动缺乏症"正成为全球性流行病,全世界超过 14 亿成年人因缺乏锻炼而面临罹患血管病、心脏病、糖尿病、痴呆症和癌症的风险。世界卫生组织 2019 年 11 月 21 日发表在英国《柳叶刀·儿童与青少年健康》上的一项研究报告指出,全球 4/5 的青少年身体活动不足,女孩子尤其严重。报告建议,青少年远离手机和电脑屏幕,参加有规律的体力活动,每天至少 1 小时,以改善心脏和呼吸系统功能,提高认知和学习能力,根除肥胖的流行。

如果每周中等强度运动少于 150 分钟或高强度运动少于 75 分钟,那就属于缺乏锻炼了。不锻炼、不运动对于健康的危险大于吸烟、糖尿病和心脏病。健身能延长人的寿命。运动,特别是有氧运动的好处体现在所有人的身上,没有年龄和性别的区分。世界卫生组织和美国癌症协会建议,每周中等强度有氧运动 150～300 分钟(达到或超过 300 分钟最佳)或高强度有氧运动 75～150 分钟。

一、运动于健康大有裨益

运动可以使人精力充沛、生机勃勃。每天至少锻炼 15 分钟,于健康大有裨益,其中就包括使过早死亡的风险降低 4%,并延长 3 年的寿命。最近的一项研究发现,即便运动时间少于专家建议的每周 150 分钟,过早死亡的风险也能降低 22%,而运动时间达到 150 分钟的人过早死亡的风险就能降低 28%,锻炼更多的人这个数字或能达到 35%。加拿大圣保罗医院心脏病专家斯科特·利尔领导的团队发表在《柳叶刀》上的报道指出,他们对 17 个国家 13 万人(包括富人和穷人)进行了调查。结果发现,无论是去健身房、步行上班,还是从事洗衣或园艺等家务劳动,让身体活动起来就可以延长寿命,而且还发现了运动的剂量效应,即身体运动越多,患心脏病或早逝的风险就越小。每天运动半小时就可以带来显著的好处。纽约斯基德莫尔学院(Skidmore College)的研究人员比较了不同锻炼方案的效果。他们发现,那些采用一套综合方案锻炼的人受益最大。方案包括抗阻运动、有氧运动、间隙训练和拉伸运动,加上每天吃适量的蛋白质。这种做法带来了显著的效果,即体重减轻、腹部脂肪减少、血糖降低和肌肉增强。

美国心脏协会会刊《循环》杂志刊文指出:人到中年,想让心脏变得强壮的最好方法就是运动,45～64 岁是增强心脏功能的"关键锻炼期"。从中年开始经常将锻炼融入日常生活,可恢复心肌活力,让心脏更年轻。运动甚至可以逆转中年人久坐导致的心脏衰老问题。美国达拉斯运动与环境医学研究所做了一个试验,他们将参试者分为锻炼组和控制组。锻炼组久坐生活多年,平均年龄 53 岁,从低强度训练开始,每周运动时间达 180 分钟;控制组每周进行瑜伽、平衡或力量训练 3 次。2 年后,锻炼组心脏舒张收缩能力提高 25%,泵血能力增强,而控制组的运动量虽然超过很多不爱运动的人,但心脏的舒张和收缩能力没有变化。

总之,体力活动和运动带给人们的好处是:促进人体血液循环流通,增强心肺功能,提高体内各器官的工作效率;促进胃肠蠕动,改善消化功能,缓解便秘,加快体内毒物排出体外;保持淋巴系统的健康,增强机体免疫力;减少肾上腺素、5-羟色胺的分泌,有效且持续地降低血压,体育锻炼有时比药物更有效;有助于降血糖、降血脂,减少患糖尿病和卒中的风险;降低罹患多种癌症的风险;预防骨质疏松,使骨骼强健,阻止骨量和骨钙蛋白减少,而生成骨骼的骨钙蛋白对记忆力健康至关重要;运动有助增强大脑处理声音的能力,或许有益于听力健康;运动刺激神经系统,重启神经元的可塑性,促进大脑分泌"快乐素"(如内啡肽),使人精神愉快,改善睡眠,对抗慢性疲劳综合征,缓解抑郁症和阿尔茨海默病。因此,锻炼有助于保持记忆力,提高人体免疫力,减少感冒,对抗上瘾,改善性生活。运动对减肥也至关重要。

随着年龄增长,人体免疫力会越来越低,老年人更容易被各种病原体感染,症状和后遗症也更多、更严重。保持经常性的体育锻炼可以增强机体的免疫力。但不系统的、偶尔高强度的剧烈运动适得其反,会降低处于身体第一道防线的自然杀伤细胞的防御屏障能力,甚至伤害身体。

养成并坚持有规律、中等强度、综合性、适度的体力锻炼,必将终身受益,对人体的免疫系统亦最有好处。

二、运动前进行健康评估

中老年人运动前,首先要了解你自己的身体,即先天遗传因素所决定的、后天获得因素所影响的目前的身体状况。所以第一步要做的是去医院进行全面体检,评估健康状况,是否有冠心病,运动后是否会发生心绞痛、头昏和头痛等症状,确定是否存在运动禁忌,然后在运动医师的指导下选择适合的运动项目、强度、时间和频率等,制订科学的训练计划并循序渐进地执行,在执行过程中根据训练效果,随时咨询医生,修订计划。

三、运动就像吃饭一样必不可少

"运动就像吃饭一样,是生活的一部分",钟南山院士如是说。随着人工智能的发展,机器人、遥控装置、电动车窗和带轮手提箱等减少了人们在日常生活中大量的体力活动。随着社会的发展和科学的不断进步,脑力劳动者和在电脑旁边工作的、久坐不动的人群越来越多,运动变得越来越重要。

四、运动增强人的体质

毋庸置疑,体育锻炼能增强人的体质。俄罗斯总统弗拉基米尔·

普京曾经深情地表示,他非常感谢他的柔道教练。因为练柔道,才使他有了强健的体魄,才使他得以在他的岗位上像牛马一样为俄罗斯服务多年。95岁的清华大学张礼教授开直播网授课,精神状态极佳,思维敏捷,讲课内容前沿。他的秘诀是,坚持晨跑40年。张教授说:"我坚持跑步是为了有一个良好的身体来支撑我做自己喜欢的事情。"84岁的钟南山院士还战斗在防疫第一线,这得益于他几十年如一日的运动习惯。90岁的水稻专家袁隆平院士年轻的时候是游泳健将,现在每天坚持做广播体操、打排球,这使得他还有体能亲自在田间从事科研工作。

五、晨练与晚练

早晨空腹锻炼能激活肌肉细胞中的某些基因,使之更能燃脂,更能增强锻炼效果,从而提高肌肉代谢糖和脂肪的能力。因此,晨练可能对超重或患糖尿病的人有所帮助。傍晚锻炼消耗较少的氧,从而使运动更有效率,提升运动效果,因此,傍晚锻炼可能对竞技者提高运动成绩有利。

运动不能在身体气血不足的情况下进行,也不能在污浊的环境中进行。如果户外空气质量好,运动最宜在户外进行。

六、坐如钟,站如松

坐如钟,站如松,紧收腹,昂首挺胸,行走一阵风。一个人的精神状态能从走路的姿态和速度看出来。

坐,一定要选一把符合人体工学的椅子,要采取正确的坐姿。久坐不动者,血液循环减缓,血液黏稠度也会增高,容易形成血栓,气血循环受阻,各种疾病自然也不请自来。久坐不动者,下半身静脉回流不畅,导致大量废物堆积、痔疮频发、下肢静脉曲张。久坐不动者与最积极锻炼者相比,前者与死亡相关的风险更高。电脑重度使用者特别容易出现后背和脖子痛的情况。这些症状被统称为"硅谷综合征"。加利福尼亚大学洛杉矶分校的研究人员发现,久坐不动会使中老年人罹患心脏病、糖尿病和早逝的风险大大增加。

最新的研究显示，久坐与内侧颞叶变薄有关。内侧颞叶是大脑中参与形成新记忆的区域，该区域变薄可能是中老年人认知功能衰退和痴呆的前兆。2012 年，全世界范围内的调查结果表明，每天坐 11 小时以上的人，死亡风险上升 40%，且易引发癌症。避免久坐的窍门：每坐30 分钟起来活动一下，如伸伸腰、抬抬腿；如果没有条件站立，就坐着活动腿脚，充分利用站立姿势。必须提醒，首要的是避免久坐，站立并不能挽回久坐对身体造成的损害。从人类进化的角度而言，久坐不动的日常生活会导致人类丧失祖先留下的善于长途跋涉的能力。

不良坐姿还会导致肩痛和腰痛。不良坐姿有 4 种：下巴前伸坐着、腰部弯曲坐着、下巴前伸且腰部弯曲坐着、跷二郎腿坐着。许多人认为，把背部和腰部伸得笔直，使腰和髋关节保持 90 度的坐姿是正确的坐姿。其实，持续保持直角坐姿会令肌肉紧张，也很难一直坚持，渐渐不自觉地又回到不良坐姿。日本格子运动医学研究所的院长建议，腰和髋关节不必保持 90 度，而是稍稍向前，达到 110 度，这样全身骨骼不歪不斜，正好居中，在医学上相当于"零位"。这种坐姿被称为"零位坐姿"。保持"零位坐姿"有几个要点：骨盆竖立，头位于坐骨上方，上半身保持在中央，足踏在地面上。

英国专家认为，慵懒坐姿——弓腰弯背有助于增加椎间盘之间的液体量，可以使躯干和腿部的紧张肌肉放松下来。他们认为，在"零位坐姿"和慵懒坐姿之间不断切换才是坐在桌前的最佳方式。

绝大多数人的体态要么是放松且懈怠的（脊椎类似 C 形），要么是紧张而弯曲的（脊椎类似 S 形），要么则像一些家长要求子女的那样，站起来是笔直的。身体应回归到自然的姿势——直立且放松（脊椎是长长的 J 形）。

七、运动必须循序渐进

运动必须循序渐进，找到适合自身的运动强度和运动方式，养成并坚持有规律、中等强度、在氧气充分供应情况下进行的综合性体育运动,能降低心率,减少罹患心脑血管疾病和癌症的风险,延长寿命。中等强度的运动包括步行、骑脚踏车、做家务、养花、游泳及跳舞等。

坚持运动,正确的做法是不仅要进行提高心肺功能的运动,还要做增强肌肉力量的练习。密歇根大学的凯特·杜楚尼博士认为:"人体最需要保持力量的部位就是双手。"握力是衡量一个人整体力量的关键指标,而且人的握力会随着年龄的增长而下降。肌肉力量在30岁时达到顶峰,然后慢慢衰减。人类步入晚年后,保持肌肉力量对预防疾病、延长寿命和维持自理能力至关重要。强大的肌肉能降低心血管疾病、糖尿病以及癌症的发病率,甚至能改善记忆力,预防认知衰退。王陇德院士说:"体育锻炼是保健的第一要素,锻炼让肌肉发达,筑起一道健康城墙。人体的肌肉纤维数量出生后就不会再增加了,丢一条少一条,而锻炼则能使肌纤维增粗,延缓肌纤维衰老。"日本老年医学会认为,每位老年人在2周内不行走带来的肌肉减少量,相当于通常情况下7年的减少量。肌肉训练的真正优势在于其对骨骼的作用。肌肉有力了才能撑得起骨架,才能保持坐立和行走姿势的正确,才能保证关节的活动自如,才能保护关节免受损伤,并有助于维持甚至增加骨密度。比如,有了强大的股四头肌,就可能保护膝关节,保护髌骨。一个身高1.8米但弓腰驼背的人显然不如一个身高1.6米但身姿挺拔的人精神。

每天锻炼10分钟,比如10分钟的慢走、瑜伽或打太极拳,即可使负责形成和储存记忆的大脑区域海马和参与生动记忆的大脑皮质之间的联系增强,使年长者或体能低下者减缓或避免记忆力丧失和认知能力下降。

八、善行者健

善行者健。最好的运动方法是走路。步行是最经济、最有效的运动。每天走2次,速度以每分钟100步为宜,坚持每天走6 000~10 000步。"树老根先枯,人老脚先衰",脚是人体的精气之源,又被称为"人体的第二心脏",养好双脚不仅能增强人体的免疫力,还能延缓衰老。养好双脚最好的方法也是走路。

人类是唯一在进化过程中不断完善有氧运动和认知能力的人科动物。慢跑是一项适合中老年人的有氧运动。慢跑不仅能健身,而且能养心,延缓认知能力的衰退。中老年人,特别是老年人,不适合快跑,而适合跑得慢一些,跑得久一些,跑得远一些。有条件的可配备健身应用程序,健身应用程序能记录跑步线路、距离和能量消耗。跑步时一定要穿适合运动的鞋,以保护跑步者的足和膝关节免受损伤。

努力在你的日常活动中加入更多的运动安排,如爬楼、步行、做家务等都是很好的方式。体力劳动和体育活动要适当。体力活动应根据身体状况、活动习惯和心脏功能状态而定,以不引起不适感觉为原则。老年人体育活动应循序渐进,不宜勉强做剧烈运动,提倡散步、做健身体操和打太极拳等。打太极拳可作为糖尿病的辅助治疗手段,对卒中的功能康复也有明显效果。太极拳于 1972 年中日邦交正常化后传入日本,在日本民众中颇受欢迎,如今在日本已有 150 多万人在练。我在欧美国家的公园里,也经常看到练太极拳的国际友人。

多动腿,包括步行、奔跑、蹲坐等锻炼及腿部的运动对于完善神经系统的功能至关重要。大脑与肌肉之间的联系十分复杂,从腿部肌肉向脑部传输的信号与从脑部向肌肉传输的信号同等重要。

九、运动可以矫正身体的缺陷

英国文艺复兴时期最重要的散文家、哲学家弗朗西斯·培根说:"身体上的缺陷可以通过运动来改善。"

1. 拉伸运动

脊柱、上下肢的拉伸运动可以矫正驼背、脊柱侧弯和上下肢的某些缺陷。拉伸运动可以分为主动拉伸(如徒手体操)和被动拉伸(如在单杠上悬吊)。我一位朋友的妹妹,身材颀长,退休不久去跳广场舞,舞伴悄悄告诉她,她的背有点驼。于是她买了一副单杠安在自家凉台上,有空时就悬吊一会儿,不到半年功夫就变得自信满满、昂首挺胸、亭亭玉立了。此外,还有拉力绳、拉力器可用于拉伸运动。

2. 抗阻运动

抗阻运动是肌肉在克服外来阻力时进行的主动运动。阻力可来自他人、自身的健肢或器械(如弹簧、橡皮筋、哑铃和沙袋等)。阻力的大小根据肢体肌力而定,以用力后能克服阻力完成运动为度。抗阻运动可提高肌肉力量及爆发力,包括仰卧起坐、俯卧撑、躬身提拉、直立提拉、深蹲起、卧推、杠铃弯举、过头推举等。抗阻运动能恢复和发展肌力,广泛用于各种原因所致的肌肉萎缩。仰卧起坐既可增强腹部肌肉,也可收到保护背部和改善体态的效果且简单易行,不受场地环境影响。仰卧起坐有助于减少、消除腹部脂肪则是一种误解。事实上,脂肪是运动中最后消耗的能源物质,且身体消耗脂肪没有选择性,而是从各个部位同时消耗。因此,锻炼相关部位及相邻区域并不能首先燃烧掉这一区域的脂肪。消耗脂肪的方法是长时间坚持全身有氧运动,如适度跑步或游泳。俯卧撑是锻炼胸大肌、三头肌,并考验全身肌力的动作。如果能将俯卧撑做好,表明你对肩胛固定、肩部活动及全身稳定有一定的控制能力。

3. 挥拍运动

打乒乓球、羽毛球、网球及高尔夫等属于挥拍运动。

4. 关节操

我自创了一套关节操,根据关节的活动范围,每天全身各关节前后、左右活动 50 次,可以旋转的关节则顺时针方向和逆时针方向各旋转 10 次。我从 40 岁开始做关节操,几乎每天不间断,至今关节活动自如。关节有损伤者,如颈椎病、腰椎病和膝关节病等不宜做关节操。

5. 金鸡独立

每天做金鸡独立 1 分钟,有缓解高血压、高血糖、颈椎病的效果,还有预防老年痴呆的作用。每天双眼微闭练金鸡独立 10 秒,可训练平衡系统。

6. 叩齿

叩齿就是做咀嚼状使上、下齿反复互相轻轻叩击,以保健牙齿、促进牙齿坚固的牙齿保健方法。叩齿每日早晚各一次,每次多少不拘,因人而异;叩齿的力量也不求一律,根据牙齿的健康程度量力而行,但必须持之以恒方可见成效,主要目的是健齿、固齿,属于保健性质。叩齿以轻微的力量震动牙根周围组织,有利于提高牙根抵抗疾病的能力。牙齿的牙腔内有由血管神经等组织构成的牙髓,是牙的营养通道。牙齿所需要的营养在血液里,叩齿产生的生理性刺激可以振动牙髓及牙床,巩固牙齿和牙周组织,兴奋牙神经,促进牙体和牙周组织的血液循环,改善牙齿的营养供应,增强牙周组织的抗病和再生能力,增加牙齿的自洁作用,发挥类似咀嚼运动形成的刺激,提高牙体本身的抵抗力,使牙齿变得坚硬稳固、整齐洁白,有益于口腔健康。经常叩齿,还可以使咬肌及牙齿的咬肌部强壮,在一定程度上改善因年老机体萎缩造成的凹脸瘪嘴状态。已经有牙病的患者,经常叩齿也能起到辅助治疗作用。叩齿时,嘴、舌充分活动,血液循环加快,对延缓面部皮肤衰老大有裨益。

7. 壁虎功

面向墙壁,双腿尽量伸直、分开 30～50 厘米,足掌着地;双手尽量伸直、分开 30～50 厘米,手掌贴于壁;收腹,胸部紧贴墙;抬头,微仰;状似壁虎,坚持 5 分钟。期间可同时叩齿。

8. 普拉提

普拉提是以德国人约瑟夫·休伯特斯·普拉提姓氏命名的一种运动方式。普拉提生前把自创的这一套独特训练动作称为“控制术”。普拉提主要锻炼人体深层的小肌肉群,塑造体型、改善外观,维持正常活动姿势,以达到身体平衡、扩展躯干和肢体活动范围及活动能力的目的。普拉提锻炼神经系统对核心肌群的控制,训练人脑对肢体及骨骼肌肉组织的支配能力,再配合正确的呼吸方法以达到全身协调。普拉提集体健身课是专为在办公室工作的人群设计的。这个群体由于长时间在办公桌和电脑前工作导致肌肉发展失衡。该课程主要是针对腹肌、髋肌群以及肩、背等部位的肌肉训练。有规律地进行普拉提锻炼可纠正身体姿态,放松腰部、颈部和肩部,收紧手臂、腹部的松弛肌肉。很多专业的运动员也用普拉提练习来避免运动损伤。

普拉提运动速度相对平和,几乎不会产生对关节和肌肉的伤害。

同时，动静结合的动作安排使身体既有紧张，也有松弛，既有步伐的转换，又有打坐的调吸，这就使锻炼的人更容易控制身体，减少因姿势错误造成的负面作用。普拉提借助非常简单的器具给身体带来全面的锻炼。只要有一片安静的空间，有一块柔软的地毯，就可以进行练习，达到身体与意念的结合。

普拉提训练者在增强肌肉力量的同时却不增大肌肉体积。普拉提的轻器械练习就是遵循小重量多次数的原则，令肌肉充满弹性，而又不会使肌肉变得太突出。它的运动强度不是特别大，但讲究控制、拉伸和呼吸，对腰、腹、臀等女性重点部位的塑造有非常好的效果，更适合女子在现实生活中对形体美的要求。

西方人一向注重胸、背、腰、腹等肌肉的锻炼，而东方人则注重心灵和呼吸的训练，冥想、瑜伽和打太极拳就是好例子。普拉提吸取两者之长，把西方的刚毅和东方的柔韧合二为一，动作清楚、缓慢，且每个姿势都必须与呼吸相协调，所以普拉提适合任何年龄，特别是缺少运动、长时间接触电脑和朝九晚五的上班族人士。伸展、拉长也是普拉提运动中最重要的训练方式，其特殊之处就是肌肉不会经运动后变得粗壮，普拉提通过对身体腰部和腹部肌肉（包括腹横肌、腹内斜肌、腹外斜肌、腹直肌、竖脊肌）的锻炼，使脊柱变得柔软而有韧性。所以，普拉提运动不但改善了身体线条，还对矫正脊柱缺陷有非常好的效果。

十、运动要适度

适量运动可提升免疫力，但过度、过量的运动会对人体造成损害。研究发现，全马拉松或超级马拉松赛后，罹患感冒的风险比一般人高2～3倍，这种现象被称为免疫空窗期。老年人尤其怕运动过度，过度运动造成的损害有时是不可修复的，甚至是致命的。

十一、运动必须持之以恒

下面讲一个小故事。有一次我到德国旅行，来到了莱茵河畔，在桥头等人,附近有一块大约 2 平方米的空地。在这块空地上我练起了体操,刚做到蹲马步,过来一位 40 多岁的德国男人。

"是中国功夫吧?"他用英语说。

"是的,是我自创的一套中国功夫,姑且叫作于氏太极拳吧,要不要比试比试?"我一边回答,一边摆出一个防御的架势。

"不用,不用,中国功夫厉害!中国功夫厉害!"他一边喃喃自言,一边赶紧向后退去。

其实,我做的是上初中时学会的、做了几十年的第二套广播体操。实际上,掌握一套简单易行、适合自己身体状况的动作就行,关键是长期坚持,必有效果。

钟南山院士说,人生可以分为体质上升期(0～28 岁)、体质下降期(29～49 岁)和体质衰退期(49 岁后)。第一期可以选择竞技运动,根据自己的身体条件,适当参加多种体育锻炼,打好基础;第二期就不要参加竞技运动了,主要进行体质锻炼;第三期主要进行功能锻炼,保持各个器官的功能正常运作。他同时表示,最值得推荐的是快速步行(＞120 步/分)、游泳和太极拳(特别适合年长者)。

第二节　八段锦和太极拳

一、八段锦

在我国古老的导引术中,八段锦流传最广。八段锦简单易学,年龄大的人也好掌握,容易坚持。中国近代著名书法家于右任每天下午 4 时一直坚持练习八段锦,取得了很好的健身效果。享年 105 岁的杨绛先生晚年非常钟爱八段锦,每天把八段锦作为早课。八段锦共八节,又分武八段与文八段两种。文八段又称南派,多用坐式,注重凝神行气,适合老年人与体力较弱者;武八段多为马步式或站式,又称北派,适合青壮年与体力充沛者。

二、太极拳

太极拳是世界非物质文化遗产,发源于中国焦作市温县陈家沟。太极拳是极富中国传统民族特色元素的文化形态,以中国传统儒、道哲学中的太极、阴阳辩证理念为核心思想,集颐养性情、强身健体、技击对抗等多种功能为一体,是结合易学的阴阳五行之变化、中医经络学、古代的导引术和吐纳术而形成的一种内外兼修、柔和、缓慢、轻灵、刚柔相济的汉族传统拳术。

太极拳注意意念修炼,是通过平缓流畅的动作与呼吸调节相结合的一种低强度锻炼,对关节和肌肉的压力几近于无。打太极拳可降低老人跌倒风险。研究发现,练太极拳的老年人比只做拉伸运动的老年人跌倒的可能性要低 50% 以上。打太极拳也是治疗帕金森氏症患者平衡障碍的最佳治疗法方式。

二十四式简化太极拳也称简化太极拳,是国家体委于 1956 年组织太极拳专家汲取杨氏太极拳之精华编串而成。二十四式太极拳是国家本着弘扬国粹、发扬传统武术的指导思想而编制的一套入门级的太极拳,动作简练,浓缩了传统太极拳的精华,老少咸宜,实在是老百姓晨练之佳品。尽管它只有 24 个动作,但相比传统的太极拳套路来讲,内容更精练,动作更规范,并且也能充分体现太极拳的运动特点。

第三节　游　　泳

游泳是人在水的浮力作用下向上漂浮,凭借水的浮力通过肢体活动使身体在水中产生有规律的运动。

游泳必须借助水这个介质。水具有以下特性:① 密度和传热性。

水的密度和传热性都比空气大,所以消耗的能量也比其他运动多。实验表明,在 12 ℃ 的水中停留 4 分钟所耗散的热量,相当于在同等温度的陆地 1 小时所耗散的热量。可见在相同时间、强度下,水中运动耗散的热量要比陆地大得多。运动中所消耗的能量是靠体内的糖和脂肪燃烧来不断补充的,所以经常游泳就会逐渐消耗掉体内多余的脂肪。同时,由于水温和环境的温差,加之水传热比空气快,可以在水中锻炼人体的适应能力,增强体温调节功能,预防感冒。② 阻力。人在水中活动的阻力比在陆地上大 12 倍,手脚在水中运动时能感受到强大的阻力,所以背部、胸部、腹部、臀部和腿部的肌肉在游泳当中能够得到很好的锻炼。③ 浮力。水的浮力可以缓解甚至解除体重对脊椎、全身各关节的压力。

游泳是在水这个介质中进行的运动,其好处是:① 不会对各关节造成损伤。对于脊椎病患者,做其他运动时,由于人体自身的重量,脊椎需要承受一定的压力;而游泳则因为水的浮力承托,运动时人体又采用卧姿,脊椎可在无重压状态下运动,有利于康复。对于那些有退行性关节炎及关节损伤的患者,受损关节则可以在水的浮力承托下无损伤地进行康复训练。② 增加肺活量,增强心脏功能。③ 加速新陈代谢。游泳使人体新陈代谢速度加快,30 分钟就可以消耗 1 100 千焦的热量,而且这样的代谢速度在人体离开水以后还能保持一段时间,所以游泳是非常理想的减肥方法。④ 锻炼肌肉。游泳是一种全身性运动,对全身肌肉都有锻炼作用。对于比较瘦弱者,游泳反而能够让体重增加,这是由于游泳使肌肉的体积和重量增加。因此,游泳可以使胖人变瘦,使瘦人变壮,体态匀称、曲线优美,具有塑身作用。⑤ 缓解负面情绪,抵制抑郁。

第四节　有氧运动和无氧运动

人体运动需要能量,如果能量来自细胞内的有氧代谢,就是有氧运动；若能量来自无氧酵解，就是无氧运动。有氧代谢是缓慢而持久的供能系统，主要燃料是碳水化合物和脂肪。当开始运动时，机体的能量需求增加，导致呼吸与心跳略加快。只要运动强度增加不是太多、太快，人体会自动调整呼吸与心跳，有氧代谢仍然能保证足够能量的供给，人体也就不会感到太疲惫。

当运动强度增大到一定程度，能量需求超过有氧代谢系统的供给能力时，无氧代谢系统就开始启动。无氧代谢只能用糖作为燃料，其特点是供能迅速但是所产能量较少，这是高强度运动时容易疲劳的一个主要原因。无氧代谢的最大缺点是"燃烧"不充分的糖会产生乳酸。乳酸堆积是高强度运动时人体容易疲劳的另一个主要原因。无氧代谢运动一般不能超过 2 分钟，很多时候需要休息一下，等血液把无氧代谢废物带走，才能继续运动。无氧运动就是机体处于缺氧的状态下进行的运动。当人们在做剧烈运动时，比如跑 100 米，10 多秒钟就跑过了终点，而起跑时吸的那口氧气，却根本还来不及到达细胞当中去参加"燃烧"。也就是说，氧气还没有起作用，运动就已经结束了。这个氧气利用的时间差决定了剧烈的、短时间的运动是无氧运动。无氧运动对于锻炼肌肉力量、提高体能和磨炼意志力都有重要意义，但无氧运动并不是健身必做的运动。

有氧运动的目的在于增强心肺耐力。在运动时，由于肌肉收缩而需要大量的营养物质和氧气，心脏的收缩次数随即增加，而且每次压送出的血液量也较平常多。有氧运动还能增加流向与记忆有关的大脑区域的血流量，从而改善有轻度认知损伤的老人的记忆力。同时，氧气的需求量也增加，呼吸次数比正常多，肺部的收缩程度也较大。所以，当运动持续，肌肉长时间收缩，心肺就必须努力供应氧气给肌肉以及运走肌肉中的废物。这种持续性的需求可提高心肺的耐力。心肺耐力增加了，身体就可从事更长时间或更高强度的运动，而且较不易疲劳。有氧运动还能增加有益于心血管健康的代谢产物，减少不利于心血管健康的代谢产物。

第五节　库珀的健身观

　　美国达拉斯库珀有氧运动中心主任肯尼斯·库珀博士可谓美国知名的预防医学专家,他长期担任美国总统的私人医生,被称为"有氧健身运动"之父。他认为每个人生命的长短和质量完全取决于个人对疾病的预防,而不是医生和其他什么人所能左右得了的;与预防相比,任何挽救生命的医疗措施都显得为时已晚。库珀凭自己的实践经验,向人们阐述了自己对健身运动的观点。

　　(1) 适度锻炼。大运动量的健身运动有可能会慢慢损伤你的身体,比如,每周跑步超过 15 英里(1 英里＝1.609 344 千米)就有些过量了。建议每周锻炼 4～5 次,每次 30 分钟。库珀认为,只要适量运动,就可以有效降低患心血管病和癌症的危险。

　　(2) 疾走健身。库珀认为疾走(每英里 12 分钟)是一项不错的健身方式,它的效果不比慢跑(每英里 9 分钟)差,而且还免除了跑步对膝关节的损伤。

　　(3) 见缝插针。不一定非要在体育馆里锻炼 30 分钟,零散时间完全可以利用起来。每天遛狗 10 分钟,洗车 10 分钟,做家务 10 分钟,一样有效果。

　　(4) 交替锻炼。比如今天骑自行车,明天慢跑,或者跑步时速度时快时慢,增强对心脏的锻炼。

　　(5) 不以体重论健康。锻炼通常能降低体重,但体重并不是问题的全部。勤于健身的胖子比坐着不动的瘦子要健康得多。不必为体重超标而忧心忡忡。

　　(6) 多管齐下。健身是一个系统工程,体育锻炼对身心健康非常必要,但并不是万能。平时还要注意饮食、戒烟戒毒、控制饮酒,精神不要过于紧张。

（7）从娃娃抓起。父母要以身作则，帮助孩子养成健身的好习惯。家长要了解孩子在学校是否有足够的体育锻炼时间；如果没有，就要通过校外锻炼进行弥补。如果学校离家不远，可以鼓励孩子步行或骑车上下学。孩子放学后要让他们远离手机、电视及电脑，督促他们做一些户外运动。把孩子的快餐食品限制在最低限度。

第五章

心 理 健 康

心身合一。人的生命由身（肉体）和心（精神）组成，前者是基础，后者是前者的升华。

病由心生。心理影响生理，心理影响病理，心理甚至影响端粒；生理影响心理，病理影响心理，躯体的不适和疾病导致诸多心理紊乱和心理疾病的发生。

养生先养心，养生的最高境界是养心；养心在静，养心就是调整心态。

情绪好，人不老。人体自我生成的积极情绪是使人健康的重要因素之一。

"使人年老的不是岁月，而是理想的失去。"

"知道为什么而活的人，便能生存。"

简单、平静、安详的生活和轻松愉快的心情是健康、长寿的基础。

第一节 情绪与健康

健康的一半是心理健康,疾病的一半是心理疾病。一切不利健康的影响因素中,最能使人短命夭亡的莫过于不良的情绪和恶劣的心境。忧虑、烦躁、恐慌、贪欲、妒忌和憎恨会引起紧张,导致肾上腺素和皮质醇分泌增加,造成心跳、呼吸加快,血压和血糖升高,免疫力下降。长期的压力、紧张、焦虑、恐慌的情绪会增加罹患癌症的风险。喜、怒、忧、思、悲、恐和惊均为致病内因。

一、情绪好,人不老

人体自我生成的积极情绪是使人健康的重要因素之一。因此,管理好自己的情绪,以适当的方式表达、疏解和宣泄情绪十分重要。

乐观于心脏健康有益。哈佛大学的研究人员对 300 名接受过外科手术的患者进行调查,发现积极乐观者手术后 6 个月因心脏病或并发症就医的比例比其他人低 50%。英国伦敦大学的研究人员用 2 年时间对 350 名 55 岁以上的人进行追踪调查,同时进行脑部扫描检查蛋白沉淀物的含量。结果显示,与乐观的人相比,那些经常追思过去或担忧未来、思想消极的人不但记忆力更差,认知退化严重,大脑中还有更多有害的蛋白沉淀物,而这些有害蛋白沉淀物与阿尔茨海默病有关。

人在愉快时,大脑会分泌使人快乐、对健康有益的激素(如内啡肽),有些酶的活性也会增强,这些物质可以调节人的情绪、改善睡眠、缓解疼痛、增强体质和机体的免疫力,所以开心是"良药"。相反,紧张、焦虑、恐惧和惊异时,机体会分泌应激的激素(如肾上腺素、去甲肾上腺素等），有些酶的活性也会减弱，所以不开心是"毒药"。一个设计巧妙简单的实验很能说明问题。把同时接种了相同数量癌细胞的小鼠分为两组：一组小鼠笼子的旁边放一只猫，另一组小鼠笼子的旁边什么也不放，两组小鼠在相同条件下饲养。结果显示笼子旁边放猫的一组小鼠比不放猫的一组小鼠的其肿瘤显著长得快。

当你感到压力时，机体会释放一种免疫抑制激素皮质醇。持续紧张会引起肾上腺功能衰竭。压力、紧张和焦虑甚至可以导致一夜白头。据称，1793年，法国大革命期间，法国国王路易十六的王后玛丽·安托瓦内特就是在走上断头台前一夜白头的；伍子胥为过关也一夜急白头。发表在英国《自然》周刊上的论文指出，毛发再生时，一些干细胞会变成赋予毛发颜色的色素生成细胞，是交感神经系统控制哺乳动物面对危险时的反应。交感神经系统是一个遍布全身各处的神经网络，它们像缠绕在毛囊周围的带子一样，距离黑素干细胞很近。当动物处于有压力的环境时，交感神经释放的去甲肾上腺素被毛囊中的干细胞吸收，在短短几天中促进色素再生的干细胞就被耗尽了。一旦它们被耗尽，就再也不能产生新的色素了。

精神愉悦胜吃良药。在愉快的情况下会释放具有增强免疫力的激素，如内啡肽。生了病，不要害怕，不少人不是"病"死的，而是"怕"死的。务必树立战胜疾病的信念，积极配合医生治疗，用平常心去生活。

情绪与疾病关系密切，比如负面情绪引起的怒火中烧，可使眼压升高，导致青光眼，甚至致盲。"生气生气，长寿没戏"，平常生活中许多人看啥都不顺眼，经常为一点小事到处抱怨，充满负能量。怒气攻心，生气动怒首先伤害的就是大脑和心脏，对肝脏也极为不利，还会引起高血压等慢性疾病。有些因情绪而起的疾病，用药物治疗通常无效。

有些人不是病死的，也不是老死的，而是被气死的。生自己的气，生别人的气；生自己的气是错上加错，生别人的气是拿别人的错来惩罚自己。丘吉尔说得好："从让一个人生气的事情的大小就能看出一个人的价值。"

一天爱因斯坦和朋友去超市购物,出来时手里提着大包小包,低着头正在想事情,出门时不小心碰到了一位年轻人,当时年轻人二话没说,就给了爱因斯坦重重一拳,爱因斯坦只说了一句"对不起"继续低头赶路,朋友连忙赶上去问爱因斯坦怎么不和他理论。爱因斯坦困惑地望了望朋友,说:"撞了人本身就是我的不对,也许那个年轻人有什么烦恼的事情正不开心,遇到我撞了他正好发泄出来不是很好吗?"朋友又问:"难道你不生气吗?"爱因斯坦回答道:"上帝把我造出来本身就是一个意外,我高兴还来不及,怎么会生气呢?"

"愁生于郁,解愁的方法在泄;郁由于静止,求泄的方法在动。"抛开悲观主义,快乐至上,在一个人的生命里,最要紧的是内心快乐。心理学研究表明,时常感到快乐和幸福大大有益于健康,可以延长寿命。一项为期5年的研究显示,那些幸福感特别强的人过早死亡的风险比其他人要低3.7%。另一项研究表明,悲观者比乐观者过早死亡的风险高出42%。所以"遇事不恼,长生不老;遇事不愁,活到白头"。显然,快乐和对生活持积极向上的态度可以减轻压力,延长寿命。统计数据表明,即使受限于社会经济地位,乐观主义者的寿命也比悲观主义者高出10%～15%。丘吉尔说得好:"乐观的人在每个危机里看到机会,悲观的人在每个机会里看到危机。当我回顾所有的烦恼时,想起一位老人的故事,他临终前说,一生中烦恼太多,但大部分担忧的事情却从来没有发生过。"所以,人一辈子不能"白活""愁活",而要"乐活"。

高薪不如高寿,高寿不如高兴。当然,过于兴奋或亢奋,也会"乐极生悲"。简单、平静、安详的生活和轻松愉快的心情是健康、长寿的基础。

二、生活不懒散,老来有爱好

勤动脑、勤动手和勤动腿是人保持良好精神状态和免疫能力的最好方法之一。尽量把时间安排得紧一点,每天都有事情做,都有完不成的工作,这样就不会感到寂寞了。别把做事当作负担,当你把做事和工作当作生活和艺术,就会享受到做事的乐趣。人体有如一台精密的机器,过度使用固然会造成机器损伤,但长期废置不用,这台机器肯定会生锈,反而越来越不中用。德国一项研究发现,退休后仍然做事可延缓老年性认知退化,做事者的认知能力比不做事者年轻1岁半。漫画家方成先生活了100岁,他说他的长寿秘诀就一个"忙"字。季羡林先生一身共有18部大部头的著作,其中13部都是在他60岁以后完成的。90多岁还跑图书馆查阅、收集资料,早出晚归,笔耕不辍。李嘉诚先生一直工作到90岁才退休,至今他的身心都还很健康,可谓"老当益壮,宁移白首之心"。当然,上述诸位先生的一生是不易复制的。

生活有趣味,老来有爱好,要充分享受生活,学会自娱自乐,享受自得其乐。一个人有爱好,尤其是老年人,就会常处在非常愉快的心情中,而愉快的心情对身心健康都十分有益。练书法、学绘画、读书看报、养花种菜等活动会使人瞬间觉得日子美好了许多。"腹有诗书气自华",西汉刘向之说:"书犹药也。"杨振宁先生说:"读书不仅可以增知识,长学问,也可以养德健身,防治疾病。"钟南山院士则跳维吾尔族舞,两撇小胡子,活脱脱一个"买买提"。

老年人不要沉溺于看手机、看电视,更不要终日无所事事。老年生活要过得有意义、有奔头,要丰富多彩,做家务、旅游、参加各种健身和社区活动、写回忆录等都有益身心,但要做到"人忙心闲"。

"减少俗务,寻求安宁",规律的生活是健康的前提,保持良好的睡眠、饮食习惯,参加适合老年人的运动,以健康为乐。遵循生物钟的规律,早睡早起不仅能增强免疫力,降低生病的风险,振作精神状态,更能拉开人与人之间事业上的差距。不少人陷入晚睡晚起,晚上睡不着,早上起不来的死循环中。早睡才能早起,早起必须早睡。曾文正公说:"早起是居家过日子的根本,看一个家庭的兴衰,只需看子孙有没有早起的习惯就可以了。"如果子孙们睡到太阳老高才起床,那代表这个家庭慢慢懈怠下来了。李嘉诚先生数十年如一日的早起习惯,无疑有助他的健康、长寿和成功。日本名作家村上春树每天早上4点半起床,工作几小时后再跑步1小时,如此坚持35年,使他创造了一个又一个奇迹,赢得了自己想要的人生。

三、智者寿,善思者智

智者寿,善思者智。用进废退,科学活动锻炼人的逻辑思维能力;艺术活动增强人的形象思维能力。我国的院士群体多长寿,其中还有不少百岁老人,就是智者寿的最好佐证。马哈蒂尔说:"每天读报,能帮助思维活跃,增强组成字句的能力。"打麻将锻炼脑力,但不要久坐不动,更不该为打麻将而熬夜,打破生活规律。2019年9月,田中力子以116岁零66天高龄被认定为世界最长寿老人,同时也是世界最长寿女性。据日媒此前报道,田中目前居住在日本福冈市,平日喜爱下棋,通常每天早晨6点起床,学习数学,练习书法。

《英国医学杂志》发表的一项研究指出,爱好艺术的人寿命更长,这是科学家们对6 000多名50岁以上英国成年人进行12年跟踪调查,并研究他们的死亡率后得出的结论。事实上,就职业而言,书画家是最长寿的。在"人生七十古来稀"的古代,虞世南、柳公权、文徵明、俞越等都享年80岁以上,年近80岁的著名书法家颜真卿若不被叛乱的淮西节度使李希烈杀害,相信也会享年80岁以上。近现代书画家齐白石、何香凝、启功、舒同等都享年90岁以上,齐白石78岁还得子。至于孙墨佛、苏居仙等人更是享年100岁以上。健在的画家韩美林生于1936年12月26日,八十岁得子,至今须发未全白。

2016年9月英国《社会科学与医学》上发表的《每天一章:读书与长寿的关系》指出,在对3 635名50岁以上美国人12年的跟踪研究中,每周阅读3.5小时以上者的死亡率为27%,不读书者为33%。耶鲁大学公共卫生学院的一项研究发现,常读书的人比从不读书的人平均多活2年。阅读可以使人保持认知能力,激发想象力,帮助读者与外部世界发生更多联系,降低痴呆风险。

美国《当代生物学》发表的德国马克斯·普朗克研究所认知与脑科学研究团队的报告指出,音乐使人快乐的原因在于音序,在于其不确定性和出其不意。科学证明,所有刺激负责创造力和想象力的右侧大脑的活动,不仅可以提升人的智力,还能延长预期寿命。

要热爱生活,多关心时事,少管闲事,少操心儿孙的事,"儿孙自有儿孙福,莫为儿孙作牛马"。不要凡事都以自己为中心,给儿女一定的生活空间,不干涉他们的生活。在孙辈的教育问题上,放手给子女,不要以"有经验"自居。

四、德者寿,胸宽者德

德者寿,胸宽者德。心胸狭窄,小事了得,大事了不得;心胸宽广,大事化小,小事化了。艰难困苦,坎坷曲折,有人埋怨命运不公,有人则视同体验。遇事不要急躁,不要急于下结论,学会换位思考,把复杂的事情尽量处理,千万不要把简单的事情复杂化。著名作家陈忠实说得好:"能享福也能受罪,能人前也能人后,能站起来也能圪蹴得下,才能活得坦然。"人要乐观、豁达,大度包容,凡事看得开,凡事想得开。多尊重理解别人,常怀宽容、感激之心。感激你的朋友,是他们给了你帮助;感激你的敌人,是他们让你变得坚强。修炼到这样一个境界,就能做到"海纳百川""不以物喜、不以己悲",就能以"每临大事有静气""阅尽世间百态,内心静如古井"的平和心境处事。

在现在的社会环境中,竞争空前激烈,人们的内心普遍受到各种压力的侵扰,压力大到一定程度就会对人的身心健康造成严重伤害。这种情况下,就需要及时对自己的身心状态进行调整。

淡泊如菊,安之若素;和谁都不争,和谁都不屑争。越计较,越痛苦。人生有多少计较,就有多少痛苦;有多少宽容,就有多少欢乐。痛苦与欢乐都是心灵的折射,就像镜子里面有什么,决定于镜子面前的事物。心里放不下,自然成了负担,负担越多,人生越不快乐。心中的伤,要自己治愈。计较的心如同口袋,宽容的心犹如漏斗。复杂的心爱计较,简单的心易快乐。

五、仁者寿,爱己及人

"仁者寿",爱己及人,爱己及人者仁。爱别人其实就是爱自己,没有爱的生活就像一片荒漠。乐善好施,助人为乐。富于同情心,己所不欲,勿施于人。积极参加公益事业,是助人为乐。正所谓"有德之君,以所乐乐人;无德之君,以所乐乐身"。一项研究表明,"施予比接受更有福",所谓"赠人玫瑰,手有余香"是有科学依据的。向他人提供力所能及的帮助的确能给自身健康带来益处。建立人与人之间的密切关系可以降低压力水平、提高免疫力和延长寿命。

六、知足惜福,家庭和睦

家庭和睦,夫妻恩爱,父慈子孝,儿孙绕膝,此谓天伦之乐。年轻时陪男人过苦日子,富裕时陪女人过好日子。执子之手,相濡以沫,白头偕老。统计表明,缺乏伴侣亲属陪伴的孤独健康者在 10 年左右死亡的可能性是其他有伴侣亲属的同样健康的人的 2 倍。夫妻恩爱这一条尤其重要。顾维钧先生之所以得享高寿,他的夫人严幼韵功不可没。列夫·托尔斯泰晚年负气出走无异于自杀,教训不可谓不深刻。荷兰心理学家 8 年间对 8 000 余人的研究显示,夫妻关系好,一方长寿,另一方也可能长寿。

七、与人分享快乐悲伤

语言是提高记忆力、释放心理压力不可或缺的因素。心理研究发现,与人交谈,特别是与睿智者交谈有助长寿。培根说过:"把快乐告诉别人,你的快乐就会加倍;把悲伤告诉别人,你的悲伤就会减半。"快乐情绪就像加油站,越说越能给身体注入活力;悲伤情绪就像垃圾,及早排泄出去,就会给大脑释放更多空间以便记忆新事物,有利于大脑保持灵活。唠叨,向关心你的人唠叨,能使人少生病。不唠叨的人把很多不顺心的事埋在心里,造成食不甘味,睡不安寝,导致神经系统和脏器功能失调,最终引起多种疾病。女性爱唠叨是因为她们更乐意与人交流,更易于适应老年生活,或许也是她们比男性长寿的原因之一。母亲在世时,我每次回家探亲,都会坐在母亲的床沿听她讲那些已讲过许多遍的往事。母亲唠叨着,我则静静地听着。至今回忆起当时的情景都很温馨。母亲以92岁高龄无疾而终,去世前2天还在自家的菜园里劳作。

每个人都有忧愁、烦恼的事情,有时候也想向别人倾诉,但要注意场合,与睿智者交谈,向关心你的人唠叨。如果你的朋友总是跟你抱怨同一件事,总是向你传递负能量,你也会不喜欢这样的朋友。

读曾国藩(1811—1872)的《挺经》《家书》和《日记》,深为他对自己和家人的严格要求而佩服。他对每天的言行进行检查、反思,不断地给自己提出更多要求,要勤俭、要谦逊、要仁恕、要诚信、要知命、要惜福等,力图将自己打造成当时的圣贤。毫无疑问,修身是他事业成功最重要的原因。我有一个想法,可能正因为曾文正公对自己各种负面情绪压抑过度,得不到释放,得不到宣泄,才导致他患了久治不愈的皮肤顽疾银屑病和其他慢性疾病,以致享年只有62岁。反观擅长打"痞子腔"、做大清"裱糊匠"的李鸿章(1823—1901)却活了79岁。另一位在巡抚骆秉章幕下惹祸几乎掉脑袋、经常与上司顶牛、被梁启超称为"五百年来第一人"的中兴名臣左宗棠(1812—1885)也活了74岁。

人有悲欢离合,遇到伤心的事情,一定要"节哀顺变",万万不可过度伤心,更不可陷入长期伤心而不能自拔的境地,缓解伤心的办法就是倾诉,找朋友或家人聊天,宣泄悲痛的情绪。配偶去世了,另一方不久也随之而去的例子屡见不鲜。殊不知,生活还要继续,好好活着,做好对方没有做完的事,完成对方的未尽之业,正是逝者的最大愿望,也是对逝者最好的纪念。如果你能从悲痛中走出来,再做一些有益的事,那就把悲剧变成了喜剧。鲁迅先生在去世前,写过一篇《死》的文章,里面说:"忘记我,管自己生活。"其未亡人许广平先生含辛茹苦把鲁迅的爱子周海婴抚育成才,多方奔走求人出版了《鲁迅全集》,更千方百计地维护鲁迅的声誉,而她自己也享年71岁才辞世。

八、亲近自然,离开熟悉的环境去旅行

到大自然中去放松心情,多接近绿色空间和蓝色空间。绿色空间和蓝色空间里空气清新、污染少,负氧离子浓度高,阳光更充足,环境更安静,视觉效果更好。徜徉于绿色空间和蓝色空间里往往能给人以心旷神怡的感觉。蓝色空间指海洋和海岸线、河流、运河、湖泊、瀑布甚至喷泉附近。

我早年爱读俄罗斯小说,小说主人公生了什么慢性病或生活中遇到了什么挫折,总会离家去欧洲旅行,他们一边练习从家庭教师那里学来的法语,与欧洲人交往,一边欣赏欧洲的草原、森林、大海和高山,几个月甚或半年之后回到俄罗斯,其健康状况和精神面貌都焕然一新。现在我国老年人退休后也可以把出国旅行作为一种休息和陶冶情操的生活方式。但旅行要根据个人的身体状况,量力而行,尤其是不能太频繁。频繁旅行必然造成睡眠质量下降、心脏休息不足,也容易诱发其他疾病。特别是长途旅行,既有乘坐交通工具所带来的疲惫,又有倒时差所带来的困扰。

九、怒不变容,喜不失节

“怒不变容,喜不失节,故为最难”,这是曹操对卞夫人的赞叹。如果能够做到控制住怒火或喜悦,而不是让愤怒或兴奋控制自己,那是一个很高的境界。“把脾气使出来,那是本能;把脾气压下去,那是本事”,“人最大的智慧莫过于控制好情绪,最愚蠢的行为莫过于用嘴伤人”。生活中有很多类似的富有哲理的语言,我们可以好好体会并用于实践,但必须注意,对愤怒或兴奋压抑过度似乎也不利于健康。

当你的邻居在深夜2点弹钢琴时你可别气恼,你可以在4点钟时叫醒他,并心平气和地告诉他你很欣赏他的演奏。这就是犹太人的处事方式。

十、五忘之乐

忘争、忘病、忘愁、忘年和忘形，此"五忘"之乐也。

上善若水。水最显著的特性是柔，甘处卑下，滋润万物而不与之争夺资源。老子认为，最完善的人格应该具有水一样的适应力，随遇而安；具有水一般的精神，坚韧负重；尽其所能地贡献力量以帮助别人，而不争权夺利。

不要纠结过去，忘却它，过去的就让它过去吧；不必担心未来，该来的就让它来吧，好的张开双臂迎接，坏的躲也躲不过；过好当下的每一天，看大江东去，让生活出彩。

首先，语言上不要同傻瓜争辩，否则就搞不清谁是傻瓜了。其次，行动上不要轻易与别人发生争执、互不相让。六尺巷的故事就是典型的"忘争"案例。"千里来书只为墙，让他三尺又何妨？万里长城今犹在，不见当年秦始皇"更成为了千古名句。

这里所谓"忘病"不是指"扛病"。有病就应该去看医生，不要把小病拖成大病。卡特的故事是典型的"忘病"案例。促成中美建交的美国前总统吉米·卡特，中国人民并不陌生。卡特在连任竞选失败后，坦然面对，仍不倦地为世界和平和慈善事业奔走，终于获得诺贝尔和平奖。而最为令人啧啧称奇的是，他在 91 岁高龄被查出恶性黑色素瘤肝、脑转移，显然已到晚期，但他仍然乐观地面对残酷的现实。在记者会上他显得精神不错，情绪饱满乐观，他说："我自己都很惊讶，我一点没有觉得绝望，或者愤怒，或者任何类似的情绪。我只是完完全全地放松。"他勇敢地面对还在试验中的免疫疗法，结果他居然用 4 个月时间成功地战胜了病魔。

我国著名语言学家周有光先生，生过肺结核，患过抑郁症，但他生活规律，饮食简单，积极乐观，享年 112 岁。他常说："老不老我不管，活着的每一天都是赚的，我从 81 岁开始，作为 1 岁，从头算起。"每当我享受用拼音输入汉字的便利，或在其他国家看到"花朵"一样复杂、难于辨认、难于书写的文字时,就不由得对他的智慧和远见卓识肃然起敬。毋庸置疑,周老先生的智慧基于其健康长寿。

现实生活中看到过很多这样的例子:两个得相同疾病的人,一个人性格开朗,另一个人性格忧郁。那个性格开朗、能用乐观的心态看待疾病的人,肯定比另外一个性格忧郁、遇事悲观的人好得快。事实上,很多人不是死于疾病本身,而是死于对疾病的担忧、畏惧和恐慌。

"忧患已空无复痛",除了心理调整、认知矫正外,加拿大麦吉尔大学的阿兰·布昌内博士正在进行"删除痛苦记忆"的研究,他发现,降压药普萘洛尔可以减轻与记忆相关的情感痛苦。

十一、不懈追求,不知老将至

中老年人不要一味地沉浸于过去的回忆,而要积极乐观地向前看,过好人生中最最黄金的二十年。人生一世,总应该做一些有意义的事情,总应该对社会有所贡献,总应该给后代留点什么。马可·波罗说得好:"使人年老的不是岁月,而是理想的失去。"尼采说得更好:"知道为什么而活的人,便能生存。"君不闻"庾信文章老更成,凌云健笔意纵横",所以生活要有目的、有所追求。文人有文人的追求,武人有武人的追求;伟人有伟人的追求,常人有常人的追求;学者有学者的追求,工匠有工匠的追求。抚养子女成人、成器,甚至成才,盖或买一栋房子,为家族续谱、建祠堂,为家乡建小学,修桥、铺路等属常人的追求,这些追求虽然说不上多么伟大,但足以支撑人们的精神。伟人有伟人的贡献,平凡人有平凡人的贡献,带一点儿伴手礼总比"一双空手见阎王"显得不那么尴尬。"人的一生中,在这个世界上能够留下点什么就不算白活。"

一项对1500名老年人的研究结果数据表明,那些持之以恒、有条不紊、遵守纪律、认真做事的人患高血压、心脏病、精神类疾病、糖尿病和关节疾病的概率也较低,其寿命比那些不怎么认真的人长11%。这些人具有自律、高效和达成使命的动力,为了实现其人生目标,他们更在意自己的健康,在其人生的任何阶段都更能尽心尽力地悉心照顾自己。即使患了某种疾病,也比一般人容易康复。美国加利福尼亚大学圣迭戈分校医学院的研究人员发表在《临床精神病学杂志》的论文称,他们对圣迭戈区1042名21～100岁的居民为期3年的调查得出,那些明白生活意义、有生活目标的人更幸福、有更良好的自我感觉,也更健康、更长寿。

苏东坡《留侯论》说:"古之所谓豪杰之士者,必有过人之节。人情有所不能忍者,匹夫见辱,拔剑而起,挺身而斗,此不足为勇也。天下有大勇者,卒然临之而不惊,无故加之而不怒。此其所挟持者甚大,而其志甚远也。"

对此,我就有深刻的体会。因为承担海洋科学的国家高技术研究发展计划("863"计划)以及所带研究生还未毕业,我直到68岁才退休。刚退休时,人一下子松弛下来了,晚上睡,白天睡,十分倦怠,精神萎靡,吃饭都不上劲。想起自己还有不少事情未能完成,一些人生计划还没有实现,实在"不甘心"。孩子们又离得远,指望不上。于是才打起精神,坚持锻炼,"不敢老",重新安排生活和工作,"莫问收获,但问耕耘",于是才有今天的忙碌,今天的相对健康。我的牙很糟糕,按牙医的治疗方案,费钱姑且不说,时间就要一年半。我一度不想治了,反正快80岁了,等死吧。考虑到还有不少事在等我去做,也考虑到母亲活了92岁,死也可能不是一时半会儿的事,活着就得吃饭呀！只好狠心花了一年多时间,支付了大笔费用,完成了种植牙、修复牙的全部治疗方案。女儿说,爸爸年轻了10岁。原先我染发,现在不染了,染了发坐公交没有人让座。去国外旅行,总有长者说自己是团里年龄最大的,我说比他至少大一轮,他们总是摇头不相信。

十二、强梁者不得其死

中老年人要自觉地减负,学会做减法。减轻各种压力,尽量避免长期紧张焦虑、承受慢性压力和孤独感。当人们紧张的时候,肾上腺会释放出去甲肾上腺素、肾上腺素等"压力激素",这些物质能使人们警觉,促使血管收缩、血压升高,从而应对紧张的事件与活动。但当人们的情绪失去控制，或长期紧张焦虑、承受慢性压力和孤独感时，"压力激素"等化学物质便会过多地产生，从而破坏人体内的动态平衡，引起血管长时间收缩，血液黏稠度增加，血脂水平升高，其代谢的废物就会黏附在血管上，久而久之便引起动脉粥样硬化。而在正常生理情况下，人体内的"快乐激素"（如内啡肽和多巴胺）和"压力激素"总是和谐地共同运作、互相制约，适时地"加油"或"刹车"，以维持人体心智、情绪和身体状况的平衡。无门慧开禅师说得好，"春有百花秋有月，夏有凉风冬有雪，若无闲事挂心头，便是人间好时节。"

老子在《道德经》中写道："强梁者不得其死。"意思是强梁因其坚硬，且负担过重，没到它该折的时候就折了。调查表明，压力过大或患有焦虑症的女性死于心脏病、卒中和肺癌的概率高出其他女性 2 倍，焦虑或压力过大的男性过早死亡的风险比其他男性高出 3 倍。不要认为老年人独居，所以更加孤独。实际上不少人孤独是因为想得太深、看得太远，不为周围的人所理解，还有少部分人本身就适应孤独的生活。甚至有人认为，孤独是人生最好的修行方式。其实最孤独、寂寞的往往是青少年和青壮年。人千万不可自我封闭，社会交往是人类的基本需求，扩大社交圈或许是疏解压力、焦虑和孤独感的好办法，实际上只要维持三条社交纽带就可以降低过早死亡的风险。研究表明，健康的社交网络与心脏、大脑、激素和免疫力的积极变化密切相关，这些积极变化可能降低罹患慢性病的风险。

孤独与独立是两回事。无论是与子女同住，还是和老伴两人生活，都要做到精神独立，千万不要一天到晚就围绕着家里几个人生活。老人应该多走出家门，有自己的朋友，有自己的兴趣和爱好。

通常认为孤独是由环境和生活经历造成的。但研究表明，孤独和肥胖之间存在因果关系。孤独的人在 15 个遗传位置上的 DNA 有不同的表达，与超重者在相同区域的基因相似。

一项对 3 万人的研究表明，孤独的危害等于酗酒或每天吸烟 15 支，甚至比不运动带来的危害更严重。一项对 40 万人的分析研究显示，孤独者的心血管疾病风险提高 29%,卒中风险增加 32%,而积极参加社会活动者的生存率提高 50%。

十三、知足常乐,无求乃安

"知足常乐,无求乃安"。淡泊名利,知足惜福,保持心理平衡。名利乃身外之物,生不带来,死不带去,千万不要为名利所拖累。精神追求要非常高远,但在物质上只要能满足基本的需求即可。物质上的追求无限大,遇到好事就伸手,遇到难处就躲闪,那势必挤压别人,一定会四处碰壁。养生首先重在养心,孟子曰:"养心莫善于寡欲。"

从心理学的观点来看,幸福是一种感觉,幸福是一种要求得到满足的感觉。幸福是容易的,也是不容易的。要想幸福,就得减少不切实际的欲望,这样才不会产生需求难以满足的痛苦。哪怕地位卑微,十分清贫,你感觉幸福,你就是幸福的;即使声名显赫,家财万贯,你感觉不幸福,你就是不幸福的。幸福也是相对的,纵向比,横向比,感觉全在你自己。

毋庸置疑,"老泄残精,人穷寿短""消除贫困,共奔小康"是维护健康和延长寿命的重大举措。美国的统计表明,收入最高和最低的 25% 的男性和女性,预期寿命相差了 8.0 年和 6.0 年,而收入最高和最低的 1% 的男性和女性,这一差距达到了 13.8 年和 8.4 年。

幸福及快乐之源,不始于拥有的多,而出于计较的少。生死疲劳,从贪欲起;少欲无为,身心自在。唐代大诗人白居易尽管体质很弱,却享年 75 岁,远远超过李白和杜甫,其秘诀是"达观生死,乐天知命",对物质的追求看得很淡,有他的诗为证,"自静其心延寿命,无求于物长精神"。路遥说得好:"人之所以痛苦,在于追求错误的东西。"深受国人敬佩的大科学家钱学森不爱钱、不恋权位,终身住陋室而得享高寿,一生值得后人奉为楷模。

我们这一代人的孩提时代、青年时代,差不多都吃过不少苦。好在生活越来越好了,大部分人都还有一些闲钱、闲情去做自己喜欢做的事情。人生"七十而从心所欲不逾矩",时间不等人,想做什么就赶紧去做,想要什么就赶紧去买,想吃什么就赶紧去吃,别说什么"等有时间""等以后",你可以等时间,但时间绝不会等你。存折上的钱只是一个数字。花掉的是钱,是财产;存起来的钱是纸,只能算遗产。在自己能力的范围内,要舍得花钱,万万不可学巴尔扎克笔下的高老头。

子曰:"君子食无求饱,居无求安,敏于事而慎于言,就有道而正焉,可谓好学也已。"孔子告诫人们,不应当过多地讲究自己的饮食与居处,而在工作方面应当勤劳敏捷,谨慎小心,经常检讨自己,请有道德的人对自己的言行加以匡正。作为君子应该克制追求物质享受的欲望,把注意力放在塑造自己道德品质方面。

十四、宁静以延寿

老子强调,归根是静,能静才能回归生命。他说:"万物芸芸,各归其根。归根曰静,静曰复命。"诸葛孔明的名言"淡泊以明志,宁静以致远"中的"明志"和"致远"的内涵似有重叠,改为"淡泊以明志,宁静以延寿"可对上本书的主题。"淡泊以明志"属于人文科学的研究范畴;"宁静以延寿"则已经获得自然科学的证据。哈佛大学医学院发表在《自然》杂志上的《神经兴奋性和"休息"蛋白对寿命的调节作用》一文指出,大脑整体神经兴奋性对动物寿命有决定性的影响,一种名为"休息"的蛋白是关键的调节因素。85 岁以上的长寿老人和认知正常的长寿老人,大脑皮质中与神经兴奋和突触功能有关的基因表达下调;百岁老人的大脑前额叶皮质中,细胞核内的"休息"蛋白水平更高。因此,提高"休息"蛋白水平,减少兴奋性神经元的活动,或许是延缓人类衰老的一种方法。神经活动对寿命的影响与胰岛素/胰岛素生长因子 1 信号通路有关。低胰岛素/胰岛素生长因子 1 信号可以显著延长线虫的寿命。如果动物恢复较高的神经兴奋性,那么,低胰岛素/胰岛素生长因子 1 信号延长线虫寿命的效果就会大打折扣。这些似乎又与前文提到的低热量摄入可以延寿有相通之处。

夜阑人静时,仰望星空,留一片寂静给自己的内心。"耐得住寂寞,才能守得住芬芳"，简单、平静、安详的生活和轻松愉快的心情是健康、长寿的基础，永不放弃对人生目标的追求则可能创造奇迹。看看我国的"两弹一星"元勋，他们习惯了长期默默无闻，很少在媒体和公众面前露面。虽然在极其艰苦的条件下为国家奉献了毕生的精力，但大多数人仍然高寿，"淡泊、宁静、追求、奉献"可能是他们健康长寿并实现人生价值最大化的秘笈。

十五、攀比心最折寿

平常心才长寿，攀比心最折寿。不必去羡慕别人，不要去嫉妒别人，更不要轻易去恨别人。被恨的人没有痛苦，恨人的却终将遍体鳞伤。学会知足，人生最大的烦恼是从没有意义的比较开始，这世界总有比你强的人，也总有不如你的人，当你哭没有鞋穿的时候，有人却没有了脚。没有怕吃亏的心，没有占别人便宜的心，没有羡慕别人的心，没有嫉妒别人的心，更没有恨别人的心，你的心还能不安吗？

笑是保持好心态的方法。笑是营养素，笑口常开，健康常在。遇事不恼，长生不老；遇事不愁，活到白头。"人生哪能多如意，万事只求半称心"，尽力调整好心态，忘却一切不如意、不称心的事，让时间去治愈一切创伤，对于将要发生什么完全顺其自然。想想生活中，你是喜欢看笑脸呢，还是喜欢看板着的脸？每天都板着脸的人，与周围的人不好处，自己也不会开心到哪里去。即使生活有再多的苦难，也总会过去的。干吗总是每天都板着脸呀。

十六、人间有味是清欢

大道至简。无淡泊无以明志，无清新则无乐趣。简单的人生淡泊清新。淡泊清新既是一种健康的生活方式，又是创造力赖以启动并持续的源泉。如此方能达到清净、智慧、超脱的境界。正所谓"此心安处是吾乡""人间有味是清欢"。

苏轼（号东坡居士）（1037—1101）的一生真是应验了算命先生所

言,"一双学士眼,半颗被贬头"。在中国文学、艺术史上群星闪耀的苍穹中,苏轼不能不算是一颗耀眼的巨星,他的诗、词、文、书法和绘画都造诣极高,淡泊清新的文人气质、宽广博大的胸怀以及乐观的"老顽童"性格,不仅造就了他跨时代的伟大,还让他得以高寿、享受人生,并给中华民族留下很多脍炙人口、传颂千秋万代的佳作名篇。苏轼知识渊博,思想豁达,在北宋理学家思想盛行的时代,他却超然世外,在三教合一的思想气氛中不断升华,豪迈旷达,而又和而不同,飘逸洒脱,即使是晚年被贬斥到距离朝廷最远的荒凉海岛,"竹杖芒鞋轻胜马,谁怕?一蓑烟雨任平生",他依然在这种逆境绝境中把生活过得有滋有味,让人生不失应有的价值。

"秃驴何在?"苏东坡问。

"东坡吃草。"小和尚答。

两句简单的对白竟成千古佳话。"海南万里真吾乡",这是一种态度,一种精神,更是一种境界。品苏轼诗词,真可以医心。苏东坡的人生哲学和积极乐观的生活态度确实值得后人借鉴。

十七、生老病死,顺其自然

悟透生死。"生老病死,自然规律",顺其自然就好了。黄泉路上无长幼,也不分富贵贫贱。必须拥有自己独立的精神境界,才可以超越生死。超越了生死,才能放下生死,轻松享受有限人生、享受生活,达到"生如夏花之绚烂,死如秋叶之静美"的境界。如此方能活得自在,活得痛快,否则,终日惴惴不安,遑论快乐。古代著名诗人袁枚是"豁达、大度、乐观"而得以享高寿的典型。

袁枚请道士算命,道士说他命中注定 63 岁得子,76 岁寿终。"不孝有三,无后为大",他等不及了,60 岁过继堂兄之子。道士算命果然灵验,63 岁时他的一位小妾为他生下一子。老来得子,自然喜不自胜。掐指一算,距他离世还有 13 年,到时候儿子也半大不小了。75 岁那年,他患久治不愈的腹泻,于是开始准备后事。他自己写好了"挽诗",意思是韩愈、苏轼、李白和杜甫都没有他活得长，他已经很知足了。当下最要紧的是向诗友们索要"挽诗"，因为他来世还是要做诗人。哪有为活人做"挽诗"的道理，诗友们不允，他又不顾病体上门催索，诗友们则对他极尽调侃，他则回之以自嘲。想不到，他在躲过 75 岁上这一劫之后，竟然活到 82 岁才去世。

十八、将优雅进行到底

注意仪表，保持挺拔的行姿，将优雅进行到底。"衣服架子"是主要的，同样的军常服，穿在仪仗队员身上，就显得飒爽英姿。

吴贻芳（1893—1985），原金陵女子大学女校长，先后主校 23 年，时人称"男有蔡元培，女有吴贻芳"。1945 年，她出席联合国成立大会，成为在《联合国宪章》上签字的第一位女性。她一生都很注意仪表，坐姿、站姿、行姿都十分优雅到位，看到她的人都叹为观止。据说，在多所高校参加的集会中，姿势最挺拔的团队必是金陵女子大学的学生。人不可能永远"颜如玉，气如兰"，但"岁月可以带走一个人年轻的面容，可气质却是一个人骨子里的永恒属性"，这是不争的事实。

总之，养生先养心，养生的最高境界是养心；养心在静，养心就是调整心态。曾文正公说："养生之道，以君逸臣劳四字为要。省思虑，除烦恼，二者皆所以清心，君逸之谓也。行步常勤，筋骨常动，臣劳之谓也。"如果能做到累身不累心，再怎么累也累不垮，甚至还很快乐。

第二节　躯体对心理的影响

一、躯体疾病对心理的影响

生理影响心理，病理影响心理，躯体的不适和疾病导致许多心理紊乱和心理疾病发生。随着衰老和身体功能减退，老年疾病发病率增高，整天不是这儿疼,就是那儿不舒服。一半左右的老年人患高血压,其他尚有冠心病、脑动脉粥样硬化、糖尿病、老年慢性支气管炎、前列腺疾病、骨关节退行性病变和癌症等。值得注意的是,近年来各种心理疾病的发病率呈上升趋势,如老年痴呆、抑郁症、焦虑症、脑器质性精神病、偏执性精神障碍、情绪危机直至精神崩溃、消极自杀。这些疾病不仅使得患者需要医疗照顾,还带来一系列家庭和社会问题,由于照顾困难,生活不便,经济负担重和身心痛苦,患者原来孤独、压抑、忧郁的老年期心理变化变得更加复杂化。

二、躯体衰老对心理的影响

衰老引起各器官功能全面进行性衰退,衰退程度因人而异。首先是特殊感觉功能下降,视力减退、老视,眼睛易疲劳;听力减退,重听耳鸣;感觉迟钝,味觉减退,这些变化增加情绪不稳定、心理烦恼,为忧郁、偏执心理提供基础。其次是肌力减退,疲乏无耐力,体质下降使老人缺乏兴趣和活力,不爱活动,安于现状和过刻板生活。随着整个躯体功能下降,多种衰老病症丛生,容易产生继发性情绪障碍和心理疾病。

主要参考文献

［1］陈守良.动物生理学［M］.4版.北京：北京大学出版社,2012.

［2］弗兰西斯·培根.盛世教育西方名著翻译委员会,译.培根散文集［M］.北京：世界图书出版公司,2010.

［3］李一冰.苏东坡传［M］.南京：江苏文艺出版社,2013.

［4］廖铭能,王艳平,张永平,等.阿魏酸钠的神经保护作用和神经发生增强作用［J］.中国细胞生物学学报,2010,32：840－849.

［5］廖铭能,于立坚,张永平,等.阿魏酸钠诱导分化的PC12细胞裂解液的无细胞滤液的抗抑郁样效果［J］.中国细胞生物学学报,2011,33(6)：608－621.

［6］罗银胜.杨绛传［M］.北京：文化艺术出版社,2004.

［7］马丁·吉尔伯特.丘吉尔传［M］.马昕,译.武汉：长江文艺出版社,2013.

［8］马润娣,西村实,西野敦子,等.γ-亚麻酸对人癌细胞蛋白质合成和脂质氧化的影响［J］.营养学报,1992,14(2)：139－142.

［9］马润娣,于立坚,西村实,等.γ-亚麻酸的抗癌活性［J］.营养学报,1993,15(4)：390－396.

［10］丘处机.养生经［M］.北京：中国纺织出版社,2007.

［11］日本睡眠学会.睡眠学［M］.东京：朝仓书店,2010.

［12］孙长灏.营养与食品卫生学［M］.7版.北京：人民卫生出版社,2012.

［13］王镜岩.生物化学［M］.3版.北京：高等教育出版社,2007.

［14］王巧利,于立坚,王一飞,等.土贝母苷甲对单纯疱疹病毒增殖和基因组复制的抑制效应［J］.病毒学报,2019,35(4)：569－577.

［15］杨建邺.杨振宁传［M］.北京：生活·读书·新知三联书店,2016.

［16］杨月欣,王光亚,潘兴昌.中国食物成分表［M］.北京：北京大学医学出版社,2002.

［17］于立坚,马娟,马润娣,等.小鼠脑室内注射神经干细胞裂解液促进谷氨酸盐诱导的兴奋性神经元损伤的修复［J］.中国细胞生物学学报,2011,33(10)：

1086－1093.

[18] 于立坚,张永平,马润娣,等.土贝母皂苷抑制对苯二胺诱发豚鼠接触性皮炎效应的研究[J].中国免疫学杂志,2016,32(2)：1626－1631.

[19] Ma J，Yu L J，Ma R D，et al. Repair of glutamate-induced excitotoxic neuronal damage mediated by intracerebroventricular transplantation of neural stem cells in adult mice[J]. Neurosci Bull，2007,23(4)：209－214.

[20] Ma R D,Song G,You W，et al. Anti-microtubule activity of tubeimoside 1 and its colchicine binding site of tubulin[J]. Cancer Chemother Pharmacol，2008,62(4)：559－568.

[21] Pizzo P A. A prescription for longevity in the 21st century：renewing purpose, building and sustaining social engagement, and embracing a positive lifestyle[J].JAMA，2020,323(5)：415－416.

[22] Yu L J,Ma R D,Jiang S B. Effects of tubeimoside 1 on HIV core protein P24 and cytopathogenesis in vitro[J]. Acta Pharmacol Sin，1994，15：103－106.

[23] Yu L J，Ma R D，Wang Y Q，et al. Potent anti-tumorigenic effect of tubeimoside 1 isolated from the bulb of Bolbostemma paniculatum (Maxim) Franquet[J]. Int J Cancer，1992，50(4)：635－638.

[24] Yu L J，Ma R D，Yu T X. Anti-tumor and anti-tumor promoting actions of macrophages and their relationship with estrogen[J].J Can Res and Treat (Oncology),1996，53：322－326.

[25] Yu L J，Zhang Y，Ma R D，et al. Potent protection of ferulic acid against excitotoxic effects of maternal intragastric administration of monosodium glutamate at a late stage of pregnancy on developing mouse fetal brain[J]. European Neuropsycho-pharmacol,2006,16：170－177.

[26] Yu T X，Ma R D，Yu L J.Structure-activity relationship of tubeimosides in anti-inflammatory, antitumor, and antitumor-promoting effects[J]. Acta Pharmacologica Silica，2001,22(5)：463－468.

[27] Yu T X，Zhao Y，Shi W C,et al.Effects of maternal oral administration of monosodium glutamate at a late stage of pregnancy on developing mouse fetal brain[J].Brain Res,1997,747(2)：195－206.